Materia medica
der Chinesischen Arzneimitteltherapie

Materia medica der Chinesischen Arzneimitteltherapie

von
Geng Junying, Huang Wenquan,
Ren Tianchi und Ma Xiufeng

mit einer Einführung
von Erich Wühr

Verlag für Traditionelle Chinesische Medizin Dr. Erich Wühr
Kötzting/Bayer.Wald

Die Deutsche Bibliothek – CIP-Einheitsaufnahme

Materia medica der Chinesischen Arzneimitteltherapie:
Ein Handbuch für die tägliche Praxis / von Geng Junying . . . Mit einer Einf. von Erich Wühr. – Kötzting/Bayer. Wald: Verl. für Traditionelle Chinesische Medizin Wühr, 1993

(Praxis der chinesischen Arzneimitteltherapie; Bd. 2)

ISBN 3-927344-04-4

NE: Geng, Junying; GT

Haftung: Sämtliche Angaben in diesem Buch sind nach bestem wissenschaftlichen Können der Autoren gemacht. Eine Gewähr übernehmen der Verlag und die Autoren nicht, insbesondere die Behandlung betreffend. Es bleibt in der alleinigen Verantwortung des Lesers, diese Angaben einer eigenen Prüfung zu unterziehen. Wenn er die Methoden, die in diesem Buch beschrieben sind, an Patienten anwenden will, so tut er dies auf eigene Verantwortung und Haftung.

ISBN 3-927344-04-4

Druck + Verlag Ernst Vögel GmbH, D-93491 Stamsried

Inhaltsverzeichnis

Einführung in die Chinesischen Arzneimitteltherapie

von Erich Wühr

Die Chinesische Arzneimitteltherapie (CAMT) ist das wichtigste und in China gebräuchlichste Therapieverfahren der Traditionellen Chinesischen Medizin (TCM). Aufgrund historischer Entwicklungen steht in westlichen Ländern die Akupunktur im Vordergrund, und wir finden häufig den synonymen Gebrauch der Begriffe „Akupunktur" und „TCM". Dies gilt es, zunächst richtigzustellen. Die Akupunktur ist neben der Chinesischen Arzneimitteltherapie, Chinesischer Manueller Therapie (Tuina-Therapie), Qigong und Chinesischer Diätetik ein Verfahren der TCM. Die Kombination aller Therapieverfahren der TCM und ihre am individuellen Patientenfall orientierte Anwendung bringt nach unseren Erfahrungen die besten Erfolge. Dies wird auch im Westen mehr und mehr anerkannt. *Die weitere, praxisorientierte Verbreitung der CAMT ist daher das Ziel dieser „Materia medica" und weiterer Bücher in unserer Reihe „Praxis der Chinesischen Arzneimitteltherapie".*

Wie alle Verfahren der TCM basiert auch die CAMT auf den grundlegenden Theorien der TCM und entsprechenden Anwendungsregeln. Diese Tatsache und die Fülle chinesischer Arzneimittel und Arzneimittelrezepturen macht die CAMT zu einem sehr komplexen Fachgebiet, das auf den ersten Blick nur schwer zugänglich erscheint. *Wir wollen in dieser Einführung einen rationellen und praxisorientierten Weg aufzeigen, wie die CAMT schnell und sicher erlernt werden kann.*

Arzneimittel werden in China, wie in anderen alten Kulturen, seit Jahrtausenden zur Behandlung von Krankheiten benutzt. Bereits vor dem ersten Klassiker der TCM, dem Huangdi Neijing, finden wir schriftliche Aufzeichnungen darüber. Auch im Huangdi Neijing selbst werden einige wenige Arzneimittel beschrieben, obwohl die theoretischen Prinzipien der Arzneimittelanwendung sich anfangs von den Prinzipien der Akupunktur unterschieden. Erst im Laufe der Jahrhunderte entwickelte sich die einheitliche Theorie der TCM, die wir heute kennen. Auch die Zahl der verwendeten Arzneimittel wuchs ständig. Jede Dynastie hatte ihre eigene Materia medica, die auf der Basis früheren Wissens weiterentwickelt wurde. Schließlich sind heute zwischen fünf- und sechstausend Arzneimittel beschrieben. Tatsächlich zur Anwendung kommen jedoch wesentlich weniger. Bereits durch Beherrschen der Anwendung von ca. 100 Arzneimitteln können gute Behandlungsresultate erzielt werden. In der vorliegenden Materia medica werden die 350 wichtigsten Arzneimittel beschrieben.

Grundlegender Prozeß der TCM und Voraussetzungen zum Erlernen der CAMT

Wenn wir uns der TCM von der praxisorientierten Seite her nähern und Gelegenheit haben, chinesische „Meister" direkt bei der Arbeit zu beobachten, erkennen wir bei allen eine gemeinsame und grundlegende Vorgehensweise, die wir „Grundlegenden Prozeß der TCM" nennen und im folgenden kurz beschreiben wollen (Abb. 1):

Abbildung 1: Grundlegender Prozeß in der TCM

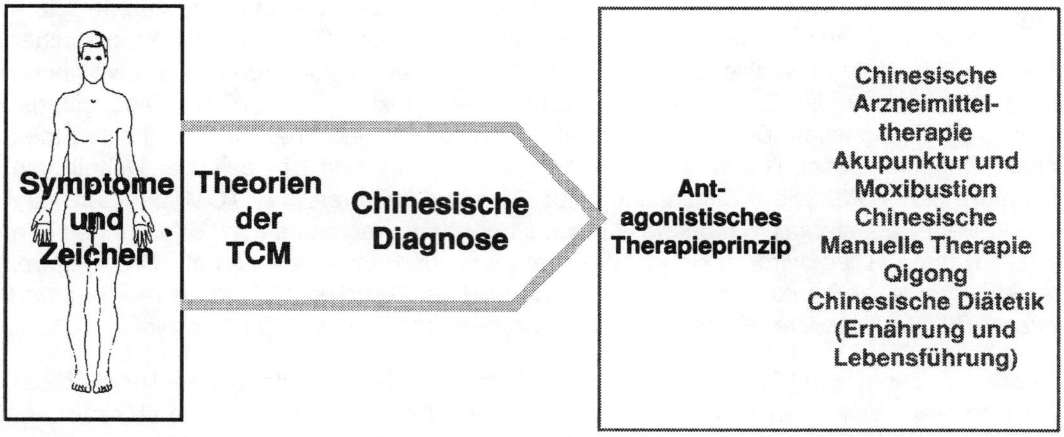

Mit Hilfe der Vier Diagnostischen Methoden (Befragen, Beobachten, Hören und Riechen sowie Betasten) werden zunächst beim Patienten Krankheitssymptome und -zeichen erhoben. Diese Zeichen und Symptome kommen nicht in zufälliger Kombination vor. Wir können wiederkehrende Kombinationen erkennen, die wir als Symptom-Muster, Disharmoniemuster oder als chinesische Syndrome bezeichnen. Unter Anwendung der Theorien der TCM werden diese verschiedenen Symptom-Muster mit bestimmten Namen benannt, was wir als Formulierung einer Chinesischen Diagnose bezeichnen. Mit anderen Worten wird das Symptom-Muster, das beim Patienten real existiert, mit einem im westlichen Sinne „unwissenschaftlichen" Code versehen, der es im Sinne der Theorien der TCM beschreibt. Der praktische Wert dieser Codierung bzw. der Chinesischen Diagnose besteht darin, daß nun ein antagonistisches Therapeutisches Prinzip formuliert werden kann; wenn z. B. die Chinesische Diagnose „Nässe-Hitze in Milz und Magen" gestellt wird, dann lautet das antagonistische Therapeutische Prinzip „Eliminierung von Nässe und Hitze aus Milz und Magen".

Aufgrund der jahrtausendelangen Erfahrung der TCM und der individuellen Erfahrungen chinesischer und westlicher „Meister" der TCM wissen wir, welche chinesischen Arzneimittel, Akupunkturpunkte und andere Verfahren angewandt werden müssen, um das Therapieprinzip zu erfüllen. In unserem Beispiel wissen wir, welche Arzneimittel, Akupunkturpunkte, diätetische Vorschriften usw. Nässe und Hitze aus Milz und Magen eliminieren.

Über den Weg der Formulierung eines „unwissenschaftlichen Codes", der das real existierende Symptom-Muster eines Patienten beschreibt, werden die Verfahren der TCM, deren Heilkraft mittlerweile unbestritten sein dürfte, an den Patienten gebracht. Dies ist der Grundlegende Prozeß der TCM. Die eigentliche intellektuelle Leistung dieses Prozesses ist dabei die Formulierung der Chinesischen Diagnose, zumal die Symptom-Muster in der Praxis selten in reiner Form, sondern in Kombinationen und Mischformen vorliegen. Die Zuordnung der Therapie ist nach exakter Diagnose „relativ" einfach. Im folgenden werden wir sehen, daß es gerade in Bezug auf die Therapie mit TCM-Verfahren unterschiedliche „Spezielle Prozesse der TCM" gibt.

Wenn wir nämlich chinesische und westliche „Meister" der TCM bei der Arbeit beobachten oder ihre Bücher lesen und ihr Vorgehen analysieren, werden wir erkennen, daß verschiedene Stilrichtungen existieren und sich der Grundlegende Prozeß der TCM an zwei Stellen individualisiert: Es gibt erstens verschiedene Stilrichtungen der Kategorisierung und Hierarchisierung von Symptomen und Zeichen als Basis der Formulierung der Chinesischen Diagnose, und zweitens verschiedene Strategien bei der Zuordnung der Therapieverfahren zu den Therapeutischen Prinzipien. Aufgrund der langen Geschichte der TCM ist die Entwicklung verschiedener Stilrichtungen auch nicht anders zu erwarten. Trotzdem gab und gibt es auch heute noch immer wieder Gelehrte, die von einer einheitlichen, in sich stimmigen und widerspruchsfreien TCM träumen und versuchen, sie als solche niederzuschreiben. Dies geschah und geschieht als Tribut an das alte, kausal-analytische Paradigma. Für uns Praktiker zählt allerdings nicht nur Logik, sondern auch Bewährung und Erfahrung. Heute sehen wir die TCM als ein praxisbewährtes System der Erfahrungsmedizin.

Die Existenz verschiedener Stilrichtungen im Taiji und Qigong ist bekannt. Es gibt sie natürlich und offensichtlich auch bei den anderen TCM-Verfahren. Wir warnen davor, andere Stilrichtungen vom Standpunkt einer bestimmten zu werten und zu kommentieren. Dies führt zu Widersprüchen. Wir messen die verschiedenen Stilrichtungen lieber an ihrem individuellen Erfolg bei unserem Patienten und in unserer Hand. Wir bleiben offen für andere Vorgehensweisen, um unser Behandlungsspektrum und damit unsere Wahlmöglichkeiten am Patienten ständig zu erweitern.

Rationeller Lernprozeß in fünf Stufen

Um das Erlernen der sehr komplexen CAMT als Behandlungsmethode zu erleichtern, schlagen wir folgenden praxisorientierten Lernprozeß in fünf Stufen vor, die wir entsprechend der Lernziele im folgenden beschreiben (Abb. 2):

Stufe 1: Fähigkeit, eine Chinesische Diagnose und die entsprechenden Therapeutischen Prinzipien zu formulieren (Lernziel 1).

Die grundlegende Voraussetzung für die Formulierung der Chinesischen Diagnose ist die Beherrschung der Theorien der TCM, v. a. der Acht Diagnostischen Prinzipien, die Fünf Grundsubstanzen, der Disharmonisierenden Faktoren und die Organe Zang Fu.

Abbildung 2: Rationeller Lernprozeß in fünf Stufen

Stufe 1	**Lernziel 1:** **Fähigkeit, eine Chinesische Diagnose und die entsprechenden Therapeutischen Prinzipien zu formulieren**
Stufe 2	**Lernziel 2:** **Kenntnis der Kategorien chinesischer Arzneimittel** **Lernziel 3:** **Fähigkeit, praxisorientiert mit der Materia medica umzugehen**
Stufe 3	**Lernziel 4:** **Fähigkeit, klassische und bewährte Rezepturen verschiedener Quellen anzuwenden** **Lernziel 5:** **Fähigkeit, klassische und bewährte Rezepturen verschiedener Quellen zu analysieren**
Stufe 4	**Lernziel 6:** **Fähigkeit, klassische und bewährte Rezepturen entsprechend des individuellen Patientenzustands bzw. des individuellen Heilungsprozesses anzupassen und zu modifizieren**
Stufe 5	**Lernziel 7:** **Fähigkeit, eigene Rezepturen zu erstellen**

Die zweite Voraussetzung für die Anwendung der CAMT sind die Vier Diagnostischen Methoden, mit deren Hilfe die Krankheitssymptome und -zeichen erhoben werden. Danach wird versucht, ein Symptom-Muster zu erkennen und eine Chinesische Diagnose zu formulieren. Hier gibt es zwei Vorgehensweisen: ein checklisten-artiges Abfragen und Erheben aller möglicher Befunde oder eine gezielte Vorgehensstrategie entsprechend einer Vorkategorisierung aller infrage kommenden Möglichkeiten durch das Hauptproblem, mit dem der Patient zu uns kommt. Letzteres ist zweifellos das rationellere und zielstrebigere

Vorgehen, das wir auch empfehlen. Ein Beispiel soll dies verdeutlichen: Wenn der Patient mit dem Hauptsymptom „Rheumatischer Gelenkschmerz" kommt, kategorisiert der chinesische Experte die Erkrankung sofort als Bi-Syndrom. Da für dieses Syndrom nur Wind-Hitze, Wind-Kälte, Wind-Nässe oder eine Kombination daraus infrage kommen, sucht und fragt der TCM-Arzt nur noch nach Symptomen und Zeichen, die eine Differenzierung dieser wenigen Möglichkeiten ermöglichen.

Die Formulierung der Therapeutischen Prinzipien ist relativ einfach und antagonistisch zur Chinesischen Diagnose (siehe oben). Die Stufe 1 ist nicht nur Voraussetzung für die CAMT, sondern für alle Behandlungsverfahren der TCM, insbesondere auch für die Chinesische Akupunktur.

Stufe 2: Kenntnis der Kategorien chinesischer Arzneimittel (Lernziel 2) und Fähigkeit, praxisorientiert mit der Materia medica umzugehen (Lernziel 3).

Basierend auf dem bekanntesten klassischen Buch der TCM-Literatur „Huangdi Neijing" (2. Jh. v. Chr.) wurden die Arzneimittel zunächst entsprechend ihrer Geschmacksrichtung und ihrem Temperaturverhalten kategorisiert. Diese Kategorisierungsart ist an der Fünf-Elemente-Theorie orientiert (Abb. 3). Zu dieser Kategorisierungsart entwickelte sich in Anlehnung an die Akupunkturtheorie die Einteilung der Arzneimittel entsprechend ihrer Funktionskreiswirkung. Im Laufe der Zeit wurden die Theorien der CAMT immer mehr an die Theorien der TCM (z. B. die Acht Diagnostischen Prinzipien) insgesamt angeglichen, bis der TCM-Arzt Wang Ang in der frühen Qing-Dynastie (17. Jh. n. Chr.) die heute übliche Kategorisierungsart entsprechend der Therapeutischen Wirkungen von Arzneimitteln (analog zu den Therapeutischen Prinzipien) formulierte. Nach dieser Kategorisierungsart ist auch die vorliegende Materia medica in Kapitel gegliedert.

Von den vier Kategorisierungsarten ist die Geschmacksrichtung in der Praxis die unwichtigste und die Therapeutische Wirkung die wichtigste. Aber die Eigenschaften eines Arzneimittels bezüglich aller vier Kategorien wirken zusammen und bestimmen die Indikationen und die Kombinationsmöglichkeiten des Arzneimittels. Entsprechend sind die Arzneimittel in dieser Materia medica beschrieben. Anwendungsrichtlinien zur Dosierung sowie Vorsichtsmaßnahmen und Kontraindikationen ergänzen die Beschreibungen. Der Anwender erhält alle praxisrelevanten Arzneimittelinformationen, die zur Analyse und Modifizierung von Rezepturen sowie zur Erstellung eigener Rezepturen notwendig sind.

Stufe 3: Fähigkeit, klassische und bewährte Rezepturen verschiedener Quellen anzuwenden (Lernziel 4) und zu analysieren (Lernziel 5)

Nach der Formulierung der Chinesischen Diagnose und der Therapeutischen Prinzipien ist es relativ einfach, klassische und bewährte Rezepturen aus der TCM-Literatur auszuwählen. Auch in den Rezeptsammlungen sind Rezepturen entsprechend den Therapeutischen Prinzipien eingeteilt, die sie erfüllen. Auf dieser relativ einfachen Stufe lassen sich bereits zufriedenstellende Ergebnisse erzielen. Aber die Anwendung klassischer und bewährter Rezepte hat auch einen intensiven Lerneffekt, wenn man wie folgt vorgeht:

Anhand der vorliegenden Materia medica lassen sich die Eigenschaften der Arzneimittel eines ausgewählten Rezepts heraussuchen. So kann der Anwender das Rezept bezüglich aller Aspekte analysieren und Wissen und Erfahrungen darüber sammeln, was der eigentliche Autor des Rezepts für ursprüngliche Therapieabsichten mit dem Rezept verfolgt hat. Besonders sinnvoll und ratsam ist das Nachschlagen von Vorsichtsmaßnahmen und Kontraindikationen der Rezeptbestandteile. Nicht oft genug kann darauf hingewiesen werden, daß die CAMT nicht harmlos und ungefährlich ist. Gerade aus diesem Grund ist es notwendig, daß sich jeder Anwender der CAMT mindestens bis auf diese Stufe vorarbeitet, bevor er CAMT an seinen Patienten benutzt.

Die Analysearbeit ist auch die Basis für die nächste Stufe des Erlernens der CAMT.

Stufe 4: Fähigkeit, klassische und bewährte Rezepturen entsprechend des individuellen Patientenzustands bzw. des individuellen Heilungsprozesses anzupassen und zu modifizieren (Lernziel 6)

Auf dieser Stufe werden klassische und bewährte Rezepturen entsprechend des individuellen Patientenzustands bzw. des individuellen Heilungsprozesses modifiziert. Dies geschieht durch Veränderung von Dosierung und Darreichungsform sowie durch Ersetzen oder Weglassen von Rezeptbestandteilen. Letzteres wird besonders dann notwendig, wenn aufgrund der Versorgungslage bestimmte Rezeptbestandteile in Deutschland nicht erhältlich sind. Hier kann die Not zur Tugend werden, wenn sich der Anwender gezwungen sieht, sich intensiv mit der Modifikation eines Rezepts zu beschäftigen, und dadurch mehr Erfahrung und Behandlungskompetenz gewinnt.

Stufe 5: Fähigkeit, eigene Rezepturen zu erstellen (Lernziel 7)

Das zunehmende Gewinnen und Dokumentieren eigener Erfahrungen in der CAMT sowie deren Vergleich und Ergänzung mit weiteren Fremderfahrungen aus Kursen, Büchern, Zeitschriften und dem Erfahrungsaustausch mit Kollegen versetzt den Anwender schließlich in die Lage, eigene Rezepturen zu erstellen. Diese Stufe bleibt aber den wirklichen Könnern der CAMT vorbehalten, da immer die Gefahr besteht, durch unbekannte Eigenschaften und Wechselwirkungen von Arzneimitteln dem Patienten zu schaden.

Toxizität von CAM

Der Toxizitätsbegriff in der CAMT ist ein anderer als in der westlichen Medizin. In der CAMT werden darunter sowohl Giftigkeit als auch unerwünschte Nebenwirkungen verstanden. Die unterschiedlichen Toxizitätsgrade sind starke, mäßige und schwache sowie keine Toxizität. Die Toxizität eines Arzneimittels kann durch besondere Bearbeitung, Aufbereitung und Darreichungsform sowie durch niedrigere Dosierung und Kombination mit anderen Arzneimitteln, die Nebenwirkungen mindern bzw. aufheben, verringert werden. Wir warnen eindringlich vor der Meinung, die CAM wären „Naturheilmittel" und deshalb unschädlich. Dem ist nicht so: Ein verantwortungsvoller Umgang mit CAM auf der Basis einer sorgfältigen Analyse und Recherche von Rezepten ist obligat. Der Anwender haftet für eventuelle Schädigungen oder Nebenwirkungen, nicht der ursprüngliche Autor einer Rezeptur.

Kombinationsprinzipien und Hierarchie innerhalb von CAM-Rezepturen

Verfügbarkeit- und Kostengründe zwingen im Westen zu besonders rationellem Umgang mit CAM. Überdies hat der geübte Verschreiber bewährter klassischer Rezepturen oft die Notwendigkeit, entweder eine althergebrachte Kombination durch wesentliche Straffung auf den Patienten abzustimmen oder überhaupt eine neue Kombination von CAM zusammenzustellen. Auf die „Kompositionslehre" klassischer Rezepturen einzugehen, würde den Rahmen dieser Einführung sprengen; es seien deshalb nur einige praktische Hinweise angeführt.

Die meisten althergebrachten CAM-Rezepturen bemühen sich um Ausgewogenheit der Wirkrichtungen ihrer Einzelbestandteile. Im Idealfall wird diese durch die Kombination von „Herrscher-", „Minister-", „Assistenten-" und „Botenarzneien" erreicht. Die Herrscherarznei ist gegen das Hauptsyndrom (meist in einem bestimmten Organ) gerichtet, unterstützt durch eine schwächere Ministerarznei. Die Assistentenarznei einer klassischen Rezeptur behandelt gleichzeitige Probleme in anderen Funktionskreisen, die Botenarznei leitet entweder die Wirkung in eine ganz bestimmte Richtung oder hilft dem Funktionskreis Milz-Pankreas bei der Aufnahme der anderen Arzneien. Eine vorzügliche Einführung zum Thema der „Komposition" von Rezepturen und eine detaillierte Diskussion klassischer Rezepturen nach diesem Viererschema ist dem Werk „Formulas and Strategies" von *Dan Bensky* (siehe Literaturempfehlungen) zu entnehmen.

Es ist jedenfalls unabdingbar, eine exakte Diagnose nach Acht Prinzipien und Organbezug zu stellen und sich über Pathogenese der Störung Gedanken zu machen – nach chinesischer Terminologie also „Wurzeln und Zweige" der Erkrankung auseinanderzuhalten. Der nächste Schritt ist dann die Formulierung eines Behandlungsplans – hier ist in der CAMT praktisch kein Unterschied zum Vorgehen bei der Auswahl von Akupunkturpunkten zu finden, die Therapieprinzipien sind im wesentlichen die gleichen (siehe Flaws, Bob: Der wirkungsvolle Akupunkturpunkt. Kötzting 1993).

Konsequenterweise setzt man dann auch in der Rezeptur Prioritäten und entscheidet, ob man allgemein auf der Yin-, Yang-, Qi- oder Blut-Ebene arbeiten, zunächst nur ein Organ behandeln oder auch gleich die Begleitstörungen abdecken will. Beispielsweise ist Milz-Schwäche häufig von Nässe begleitet, weshalb die Kombination Radix Ginseng/Poria oft zu finden ist; bei Yin-Mangel der Niere finden wir oft Leere-Hitze-Symptome in anderen Funktionskreisen, z. B. der Leber, z. B. mit Konjunktivitisneigung, weshalb gelegentlich Radix Rehmanniae praeparata und Flos Chrysanthemi kombiniert werden. Von den individuellen Umständen wird es abhängen, ob man auch zur Kombination von CAM greifen kann, die stark in eine Richtung „ziehen". Dies ist beispielsweise vertretbar, wenn kurzfristige Kontrollen und Kurskorrekturen in der Therapie möglich sind.

Bei kritischer Betrachtung althergebrachter Rezepturen ist jedenfalls einiges an Redundanz bezüglich ihrer Bestandteile zu bemerken, und viele solcher klassischer Kombinationen zeigen bei unseren Patienten auch nach deutlicher Straffung und Dosisreduktion die erwünschten Resultate.

Aufbereitung und Darreichungsformen von CAM

Anbau, Ernte, Auswahl, Speicherung und Qualität sind in der VR China weitgehend standardisiert, das heißt, es existieren genaue Vorschriften für jedes Arzneimittel. In der vorliegenden Materia medica wurden diese Vorschriften nur berücksichtigt, sofern sie Praxisbezug besitzen, z. B. wenn eine bestimmte Bearbeitungsform vor der Anwendung vorgeschrieben ist. CAM können mechanisch durch Zerkleinerung und Pulverisierung, durch Rösten in bestimmten Flüssigkeiten und durch Verwendung von Wasser bearbeitet werden. Spezielle Bearbeitungsvorschriften beeinflussen teilweise die Eigenschaften und Wirkungsweisen der Arzneimittel und sind dann von praktischer Bedeutung.

Die Darreichungsform hängt zunächst davon ab, ob das Arzneimittel äußerlich oder innerlich angewandt werden soll. Die wichtigste Darreichungsform bei uns im Westen ist das Dekokt (Abkochung). Nach der weiter unten beschriebenen Vorschrift werden die Arzneimittel und kaltes Wasser abgekocht. Andere, seltenere Darreichungsformen sind das Infus (Aufguß), Pillen, Pulver, Extrakte, Sirupe, medizinische Weine und Pflaster. Bei den sogenannten Patent-Medicines handelt es sich um bewährte und in China patentrechtlich geschützte Arzneimittelkombinationen, die als Fertigpräparate meist in Pillenform verabreicht werden. Die Verwendung von Fertigpräparaten ist im Westen aufgrund der strengen Arzneimittelgesetze oft unmöglich. Vor der Genehmigung durch die Behörden müßten Fertigpräparate einen langwierigen Prüfungsprozeß durchlaufen. Manche Fertigpräparate haben allerdings den Status von Nahrungsergänzungsstoffen und können deshalb unbeschränkt eingeführt und vertrieben werden.

Beispiel eines Rezepts mit chinesischen Arzneimitteln

In Abbildung 3 sehen sie ein Standardrezept, wie es in der Praxis erstellt und dem Patienten ausgehändigt wird.

Die Verschreibungsmenge ist so groß bemessen, daß die Portionen in der Regel 10–15 Tage lang reichen. Dann sollte sich der Patient zur Nachuntersuchung vorstellen, aufgrund der sich die Rezeptur ändern könnte. Im individuellen Fall kann ein Rezept für bis zu 30 Tagesportionen ausgestellt werden. Weniger als 10 Tage ist nicht ratsam, da eine Rezeptur oft einige Tage braucht, bis sie Wirkung zeigt, und mehr als 30 Tage ist nicht zu empfehlen, da in dieser Zeit Wirkungen auftreten, die der Kontrolle bzw. der Korrektur bedürfen.

Der Patient geht mit dem Rezept zu seiner Hausapotheke, die sich die Arzneimittel bei einem der Importeure besorgt. Adressen einiger dieser Firmen sind weiter unten aufgeführt. Es ist darauf zu achten, daß bei diesen Firmen oft erhebliche Preisunterschiede bestehen. Die Kosten für die Rezeptur werden meist nicht von den Krankenversicherungen übernommen. So spielen die Arzneimittelkosten oft die entscheidende Rolle für die Mitarbeit des Patienten. Der Anwender sollte sich deshalb bemühen, möglichst billige Bezugsquellen für seine Patienten zu organisieren. Wir möchten aber ausdrücklich darauf hinweisen, daß teilweise enorme Qualitätsunterschiede bestehen. Wir enmpfehlen, nur von Großhändlern zu beziehen, die sich einer regelmäßigen Kontrolle bezüglich Arzneimittelidentität, Reinheit und Freiheit ihrer Lieferungen von Insektiziden, Pestiziden und Aflatoxinen unterziehen.

Abbildung 3: Beispiel eines Rezepts mit chinesischen Arzneimitteln

Dr. med. dent. ERICH WÜHR
Zahnarzt
Holzapfelstraße 10 - Telefon (09941) 1227
8493 KÖTZTING

den 06.09.93

Rp.

R. Codonopsis pilosula 100g
Fr. Evodiae 100g
R. Angelicae Dahuricae 150g
Rh. Ligustici sinensis 100g
Periostracum Cicadae 50g
Rh. Ligustici Chuanxiong 150g
R. Angelicae sinensis 150g
R. Salviae miltiorrhizae 150g
in 10 Portionen,1 Port. als Tagesdosis

für
Herrn / Frau N. N.

Zubereitung eines chinesischen Arzneimitteldekokts

Die Zubereitung eines chinesischen Arzneimitteldekokts wird dem Patienten anhand eines Merkblatts erklärt und wird im folgenden beschrieben:

1. Etwa 400 ml kaltes Wasser in einen Topf geben und eine Tagesportion der Arzneimittelmischung darin ca. 60 Minuten einweichen lassen.

2. Den Topf auf kleine Flamme setzen und ca. 30 Minuten köcheln lassen, bis die Flüssigkeit auf 100 ml reduziert ist. Dieses erste Dekokt abgießen.

3. Nochmal 200–300 ml Wasser zugeben und weiter köcheln lassen, bis die Flüssigkeit wieder auf 100 ml reduziert ist. Auch dieses zweite Dekokt abgießen.

4. Beide Dekokte mischen und in zwei Protionen mit einem Abstand von 6–8 Stunden trinken.

Es spielt keine Rolle, ob das Dekokt kalt oder warm getrunken wird. Deshalb ist es sehr praktikabel, immer gleich mehrere Tagesportionen auf einmal herzustellen. Die Dekokte werden dann im Kühlschrank aufbewahrt, sollen aber warm eingenommen werden.

Literatur über CAMT

Aus der Reihe: „Praxis der Chinesischen Arzneimitteltherapie“
des Verlags für TCM Dr. Erich Wühr:

Band 1: Shang Xianmin et al.: Praktische Erfahrungen mit der Chinesischen Arzneimitteltherapie, Kötzting/Bayer. Wald 1993

Band 2: Geng Junying et al.: Materia medica der Chinesischen Arzneimitteltherapie, Kötzting/Bayer. Wald 1993

Band 3: Geng Junying et al.: Klassische und bewährte Rezepturen der Chinesischen Arzneimitteltherapie, in Vorbereitung 1994

Weitere Bände der Reihe sind in Vorbereitung.

Weitere deutschsprachige Bücher:

Paulus, Ernst und Ding Yuhe: Handbuch der traditionellen chinesischen Heilpflanzen, Heidelberg 1987

Porkert, Manfred: Klinische Chinesische Pharmakologie. Heidelberg 1978

Porkert, Manfred: Klassische Chinesische Rezeptur. Zug 1984

Stöger, Erich: Arzneibuch der chinesischen Medizin. Stuttgart 1993

Englischsprachige Bücher:

Bensky, Dan und Gamble, Andrew: Chinese Herbal Medicine Materia Medica. Seattle 1986

Bensky, Dan und Barolet, Randall: Chinese Herbal Medicine Formulas & Strategies. Seattle 1990 (Deutsche Ausgabe im Verlag für TCM Dr. Erich Wühr in Vorbereitung für 1995)

Einleitung

Eigenschaften, Funktionen und Anwendung Chinesischer Arzneimittel

Chinesische Arzneimittel werden durch vier grundlegende Kategorien entsprechend ihren Eigenschaften und Funktionen beschrieben:

1. Temperaturverhalten und Geschmacksrichtungen

Das Temperaturverhalten Chinesischer Arzneimittel wird mit kalt, heiß, warm und kühl bezeichnet. Mit diesen Begriffen wird die therapeutische Wirkung des Arzneimittels in Bezug zu den therapeutischen Prinzipien des Kühlens und des Wärmens beschrieben. Arzneimittel wie Gypsum Fibrosum, Rhizoma Anemarrhenae, Rhizoma Coptidis und Radix Rehmanniae, die Hitze-Syndrome behandeln, sind als kühl und kalt charakterisiert. Arzneimittel wie Radix Aconiti Lateralis Praeparata, die Kälte-Syndrome behandeln, werden als warm oder heiß charakterisiert. Arzneimittel, deren Temperaturverhalten weder kalt noch heiß ist, werden, wie Poria, als neutral bezeichnet.

Die Fünf Geschmacksrichtungen sind: sauer, bitter, süß, scharf-würzig und salzig. Falls keine dieser Geschmacksrichtungen zutrifft, wird das Arzneimittel als geschmackslos bezeichnet. Die alten Ärzte haben entdeckt, daß eine bestimmte Geschmacksrichtung bestimmte therapeutische Wirkungen besitzt.

Scharf-würzige Arzneimittel wirken verteilend, fördern die Zirkulation des Qi und bewegen das Blut. Zum Beispiel entlastet Herba Ephedrae das Äußere-Biao durch Auslösen von Schwitzen. Radix Aucklandiae fördert die Zirkulation des Qi. Flos Carthami bewegt das Blut. Arzneimittel mit der Geschmacksrichtung „süß“ tonisieren, harmonisieren und gleichen aus. Zum Beispiel Radix Codonopsis pilosulae füllt das Qi wieder auf. Radix Rehmanniae Praeparata nährt das Blut, Saccharum Granorum und Radix Glycyrrhizae gleichen aus und lindern Schmerz oder harmonisieren die Wirkungen von anderen Arzneimitteln. Geschmacklose Arzneimittel wandeln Nässe um und fördern den Harnfluß. Saure Arzneimittel absorbieren und kontrollieren. Zum Beispiel lindern Fructus Corni und Fructus Schisandrae spontanen Samenerguß und spontanes Schwitzen. Galla Chinensis (Wubeizi) kontrolliert Diarrhoe.

Einige Arzneimittel werden auch als adstringierend charakterisiert. Sie haben ähnliche Funktionen wie saure Arzneimittel. Zum Beispiel werden Os Draconis und Concha Ostreae bei spontanem Schwitzen benutzt. Rubrum Halloysitum und Pericarpium Punicae granati (Shiliupi) lindern Diarrhoe. Semen Euryalis und Fructus Rubi behandeln nächtliche Samenergüsse, häufigen Harnfluß und Leukorrhoe.

Bittere Arzneimittel reduzieren und trocknen, z. B. wird Radix et Rhizoma Rhei zur Förderung des Stuhlgangs und Reduzierung von Hitze benutzt. Semen Lepidii seu Descurainiae reduziert Hitze in der Lunge und lindert Asthma. Rhizoma Atractylodis und Cortex Magnoliae trocknen und transformieren trübe Nässe. Cortex Phellodendri und Rhizoma Anemarrhenae trocknen Nässe und tonisieren das Yin.

Salzige Arzneimittel erweichen Verhärtungen und Knötchen und fördern den Stuhlgang. Zum Beispiel wird Natrii Sulfas bei Verstopfung benutzt. Concha Arcae behandelt subkutane Knötchen und Skrofula.

Basierend auf diesen grundlegenden Überlegungen haben die alten Ärzte die Wirkungen von Arzneimitteln in Bezug auf die Theorie der Fünf Geschmacksrichtungen generalisiert. Arzneimittel, die verteilend wirken, sind scharf-würzig. Arzneimittel, die tonisieren, sind süß usw. Deshalb sind die Geschmacksrichtungen von Arzneimitteln, wie sie in der klassischen chinesischen Materia Medica beschrieben werden, nur angenähert, z. B. stimmen die scharfe Geschmacksrichtung von Radix Puerariae, die süße Geschmacksrichtung von Gypsum Fibrosum und die salzige Geschmacksrichtung von Radix Scrophulariae nicht mit dem tatsächlichen Geschmack des Arzneimittels im Mund überein.

Temperaturverhalten und Geschmacksrichtungen können weiter differenziert werden. Die Arzneimittel können kalt, leicht kalt und sehr kalt bzw. bitter, leicht bitter und sehr bitter usw. sein. Einige Arzneimittel wie Fructus Schisandrae werden mehreren Geschmacksrichtungen zugeordnet. In jedem Fall wird jedes Arzneimittel durch ein bestimmtes Temperaturverhalten und eine bestimmte Geschmacksrichtung kategorisiert. Beide Charakteristika werden benutzt, um die komplizierten Wirkungen von Arzneimitteln zu beschreiben. Zum Beispiel ist Herba Ephedrae scharf-würzig und warm und hat die Wirkung der Eliminierung von Wind und Kälte. Bulbus Lilii ist süß und kalt und fördert die Produktion der Körperflüssigkeiten. Radix Astragali ist süß und warm und füllt das Qi wieder auf.

2. Funktionen des Aufsteigens, Absteigens, Schwebens oder Sinkens

Diese Unterscheidungen sind eine klinisch sehr nützliche Kategorisierungsart. Arzneimittel, die aufsteigend und schwebend wirken, bewegen nach aufwärts und auswärts. Sie fördern Schwitzen, heben das Yang, verursachen Erbrechen und öffnen die Sinnesorgane, wie z. B. Folium Perillae, Radix Bupleuri und Rhizoma Cimicifugae.

Arzneimittel, die absteigend und sinkend wirken, bewegen nach unten und nach innen. Sie führen das Qi nach unten, fördern den Harnfluß und den Stuhlgang, unterdrücken das Yang und beruhigen den Geist, z. B. Semen Perillae, Haematitum und Radix et Rhizoma Rhei.

Diese Funktionen von Arzneimitteln stehen auch in Beziehung zu den Geschmacksrichtungen und dem Temperaturverhalten. Arzneimittel, die aufsteigend und schwebend wirken, müssen scharf würzig oder süß in der Geschmacksrichtung, oder warm oder heiß im Temperaturverhalten sein, während Arzneimittel, die durch Absteigen und Sinken charakterisiert sind, bitter, sauer oder salzig in der Geschmacksrichtung, und kühl und kalt im Temperaturverhalten sein müssen.

Ein weiteres damit in Verbindung stehendes Kategorisierungssystem ist die Qualität. Arzneimittelteile wie Blüten oder Blätter sind von leichter Qualität. Sie haben die Funktionen des Aufsteigens und Schwebens. Arzneimittel oder Substanzen von schwerer Qualität wie Samen, Früchte und Mineralien haben die Funktionen des Absteigens und Sinkens.

Zusätzlich kann die Art und Weise der Aufbereitung und Bearbeitung von Arzneimitteln die Geschmacksrichtung und das Temperaturverhalten wie auch die Funktionen des Arzneimittels verändern, z. B. haben geröstete Arzneimittel eine aufsteigende Funktion, mit Ingwer aufbereitete eine verteilende Funktion, in Essig geröstete eine adstringierende Funktion, mit Salz aufbereitete eine abwärtsleitende Funktion.

Die Kombination von Arzneimitteln ist ebenfalls ein wichtiger Faktor bei der Bestimmung der Funktionstendenz eines Arzneimittels und sollte bei der Zusammenstellung von Rezepten in Erwägung gezogen werden. Zum Beispiel hat Radix Platycodi eine schwebende Funktion und Radix Cyathulae eine sinkende Funktionstendenz. In Kombination verändern sich beider funktionelle Tendenzen.

3. Spezifische Wirkung von Arzneimitteln auf Funktionskreise

Ein Arzneimittel kann selektiv auf einen bestimmten Teil des Körpers wirken und eine pathologische Veränderung in einer bestimmten Leitbahn oder einem bestimmten Organ Zang Fu lindern. Die Funktionskreise, auf die ein Arzneimittel wirkt, hängen von den korrespondierenden Symptomen ab, die es lindert. Zum Beispiel fördert Herba Ephedrae Schwitzen, lindert Asthma und erleichtert den Harnfluß. Es ist indiziert bei Fieber, Frösteln und Fehlen von Schweiß infolge von äußerem Wind und Kälte, Dysurie, Ödemen usw. Entsprechend den Theorien von den Organen Zang Fu und den Leitbahnen kann abgeleitet werden, daß das Arzneimittel auf die Funktionskreise Lunge und Blase wirkt. Fructus Jujubae tonisiert das Qi der Milz und des Magens. Es ist bei Appetitlosigkeit und lockerem Stuhl infolge von Schwäche der Milz und des Magens indiziert. Wir sprechen von einer spezifischen Wirkung des Arzneimittels auf die Funktionskreise Milz und Magen.

Die Geschmacksrichtungen, das Temperaturverhalten und die Wirkung auf die Funktionskreise werden dazu herangezogen, die therapeutischen Wirkungen von Arzneimitteln zu verstehen. Dadurch können sie so kombiniert werden, daß sie einander ergänzen.

4. Toxizität

Die Toxizität von Chinesischen Arzneimitteln wird in folgende Grade eingeteilt: sehr giftig, mäßig giftig, leicht giftig, ungiftig. Mit Toxizität von Arzneimitteln im chinesischen Sinne sind sowohl Nebenwirkungen des Arzneimittels als auch giftige Wirkungen auf den Stoffwechsel gemeint. Durch Aufbereitung und Bearbeitung sowie Dosierung und Kombination mit anderen Arzneimitteln kann die Toxizität eines Arzneimittels gemildert werden.

5. Kombination von Arzneimitteln

Zwei oder mehrere Arzneimittel werden kombiniert, um ihre therapeutischen Wirkungen zu steigern oder zu fördern, die Toxizität und Nebenwirkungen zu minimieren, sich einer individuellen komplexen klinischen Situation anzupassen oder ihre Wirkung zu verändern. Die möglichen Wechselwirkungen von Arzneimitteln können allgemein wie folgt klassifiziert werden:

1. Gegenseitige Verstärkung: Zwei oder mehrere Arzneimittel mit ähnlichen Eigenschaften werden kombiniert, um ihre therapeutischen Wirkungen zu steigern.
2. Gegenseitige Unterstützung: Zwei oder mehrere Arzneimittel werden kombiniert angewandt, wobei eines das Hauptarzneimittel und das andere das unterstützende Arzneimittel ist, welches die therapeutische Wirkung des ersteren verstärkt.
3. Gegenseitige Hemmung: Zwei oder mehrere Arzneimittel werden kombiniert, um Toxizität und Nebenwirkungen eines der beiden zu minimieren. Zu den „19 sich gegenseitig hemmenden Arzneimitteln" gehören: Semen Crotonis hemmt Semen Pharbitidis, Flos Caryophillatae hemmt Radix Curcumae, Cortex Ginseng hemmt Excrementum Trogopterorum, Cortex Cinnamomi hemmt Rubrum Halloysitum usw.
4. Gegenseitige Unterdrückung: Zwei oder mehrere Arzneimittel werden kombiniert, wobei eines die therapeutische Wirkung des anderen reduziert.
5. Gegenseitiger Antagonismus: Zwei oder mehrere Arzneimittel minimieren oder neutralisieren jeweils die therapeutische Wirkung des anderen. Schwere Nebenwirkungen können auftreten, wenn zwei inkompatible Arzneimittel kombiniert werden. Traditionell werden „18 inkompatible Arzneimittel" und „19 sich gegenseitig hemmende Arzneimittel" beschrieben. Zu den „18 inkompatiblen Arzneimitteln" gehören: Bulbus Fritillariae Cirrhosae, Rhizoma Pinaelliae, Rhizoma Bletillae, Fructus Trichosanthis und Radix Ampelopsis (Bailian) sind inkompatibel mit Radix Aconiti. Herba Asari, Radix Paeoniae Rubra, Radix Paeoniae Alba, Radix Ginseng, Radix Glehniae, Radix Salviae Multiorrhizae und Radix Scrophulariae sind inkompatibel mit Rhizoma Veratri nigri (Lilu), Radix Euphorbiae seu Knoxiae, Flos Genkwa, Radix Kansui und Sargassum sind inkompatibel mit Radix Glycyrrhizae.

6. Vorsichtsmaßnahmen und Kontraindikationen

1. Vorsichtsmaßnahmen und Kontraindikationen bezüglich der Kombination von Arzneimitteln: Hier sind die „18 inkompatiblen Arzneimittel" und die „19 sich gegenseitig hemmenden Arzneimittel" zu berücksichtigen.
2. Vorsichtsmaßnahmen und Kontraindikationen während der Schwangerschaft: Während der Schwangerschaft sind Arzneimittel mit starken therapeutischen Wirkungen oder Toxizität, vor allem Semen Crotonis, Semen Pharbitidis, Radix Euphorbiae seu Knoxiae und Rhizoma Sparganii kontraindiziert. Scharf-würzige und heiße Arzneimittel, die die Zirkulation von Qi fördern und die Stauung von Qi und Blut auflösen, sollten während der Schwangerschaft mit Vorsicht angewandt werden, z. B. Semen Persicae, Flos Carthami, Radix et Rhizoma Rhei, Radix Aconiti Lateralis Praeparata.
3. Vorsichtsmaßnahmen und Kontraindikationen bei der Nahrungsaufnahme: Bestimmte Nahrungsmittel können die therapeutischen Wirkungen von Arzneimittel beeinflussen und zu einigen Unnormalitäten führen. Generell ist es ratsam, keine rohen, kalten, fettigen, stark schmeckenden oder würzigen Speisen während der Periode der Arzneimitteleinnahme zu essen. In der Traditionellen Medizin-Literatur finden wir, daß Radix Dichroae nicht zusammen mit Zwiebeln, Radix Rehmanniae und Radix Polygoni Multiflori nicht zusammen mit Zwiebeln, Knoblauch und Rüben, Herba Menthae nicht zusammen mit Schildkrötenfleisch, Poria nicht zusammen mit Essig und Carapax Trionycis nicht zusammen mit dreifarbigem Amarant eingenommen werden dürfen.

Kapitel 1

Arzneimittel zur Behandlung äußerer Syndrome

Arzneimittel zur Behandlung äußerer Syndrome eliminieren äußere disharmonisierende Faktoren von der Oberfläche des Körpers. Sie haben einen würzig-scharfen Geschmack, verursachen Schwitzen und entlasten das Äußere-Biao des Körpers. Sie werden in warm-scharfe und kühl-scharfe Arzneimittel eingeteilt.

Die warm-scharfen Arzneimittel eliminieren Wind-Kälte,
die kühl-scharfen Arzneimittel eliminieren Wind-Hitze.

Einige der Arzneimittel haben zusätzliche Funktionen wie die Behandlung von Ödemen, Husten und Asthma, die Entwicklung von Masern vom Körperinneren zum Ausbruch eines Exanthems an der Körperoberfläche, die Förderung der verteilenden Funktion der Lunge und die Stärkung des Wasserhaushalts.

Einige Arzneimittel eliminieren Wind und Nässe und lindern Schmerzen. Insgesamt sollten diese Arzneimittel mit Vorsicht angewendet werden.

Eine Überdosierung kann schweres Schwitzen und Verbrauch von Yang-Qi und Körperflüssigkeiten-Jinye verursachen und so den Körper schwächen. Sie sind deshalb kontraindiziert bei fortgeschrittenen Stadien, fiebriger Erkrankungen, die mit Erschöpfung der Körperflüssigkeiten-Jinye, chronischen Karbunkeln, Blasen-Dysfunktion und Blutverlust einhergehen.

1A. Arzneimittel zum Wärmen des Äußeren-Biao

Die Hauptfunktionen von warm-scharfen Arzneimitteln sind die Eliminierung von Wind und von Kälte. Sie sind bei äußeren Wind-Kälte-Syndromen mit Fieber, Frösteln, Fehlen von Schweiß, Kopfschmerzen, dünnem und weißem Zungenbelag und oberflächlichem und gespanntem Puls indiziert. Zusätzlich können diese Arzneimittel zur Behandlung von Husten, Asthma, Ödemen und Schmerz infolge von Wind-Nässe angewendet werden. Als warm-scharfe Arzneimittel können sie starkes Schwitzen verursachen. Deshalb sollte die Dosierung genau beachtet werden.

1. Herba Ephedrae (Mahuang)

Botanischer Name:

1. Ephedra sinica Stapf
2. Ephedra equisetina

Früheste Literaturquelle:

Shennong Bencao Jing

Geschmacksrichtung und Temperaturverhalten:

scharf-würzig und bitter, warm

Funktionskreise:

Lunge und Blase

Therapeutische Wirkungen:

1. Fördern von Schwitzen
2. Lindern von Asthma
3. Fördern des Harnflusses

Indikationen und Kombinationen:

1. Äußere Wind-Kälte, die sich in Frösteln, Fieber, Kopfschmerz, allgemeinen Körperschmerzen, Nasenverstopfung, Fehlen von Schweiß, dünnem und weißem Zungenbelag und oberflächlichem und gespanntem Puls manifestiert. Herba Ephedrae wird mit Ramulus Cinnamomi in dem Rezept Mahuang Tang angewendet.

2. Husten und Asthma infolge von äußerem Wind und Kälte. Herba Ephedrae wird mit Semen Armeniacae in der Rezeptierung Sanniu Tang verschrieben.

3. Ödeme bei äußerem Disharmoniemuster. Diese Erkrankung ist der westlichen Krankheitskategorie von akuten, nephritischen Ödemen ähnlich. Herba Ephedrae wird mit Gypsum fibrosum in der Rezeptierung Yuepi Tang kombiniert.

Dosierung:

1,5–10 g

Vorsichtsmaßnahmen und Kontraindikationen:

Dieses Arzneimittel verursacht starkes Schwitzen. Es sollte bei Leere-Disharmoniemustern mit Schwitzen oder Asthma mit Husten infolge von Fehlfunktion der Niere bei der Aufnahme des von der Lunge kommenden Qi mit Vorsicht angewandt werden.

2. Ramulus Cinnamomi (Guizhi)

Botanischer Name:

Cinnamomum cassia Presl

Früheste Literaturquelle:

Shennong Bencao Jing

Geschmacksrichtung und Temperaturverhalten:

scharf-würzig und süß, warm

Funktionskreise:

Herz, Lunge und Blase

Therapeutische Wirkungen:

1. Fördern von Schwitzen und Entlasten des Äußeren-Biao
2. Fördern der Blutzirkulation
3. Erwärmen der Leitbahnen und Zerstreuen von Kälte

Indikationen und Kombinationen:

1. Äußere Wind-Kälte. Die Kombination mit Herba Ephedrae steigert die diaphoretische Wirkung von Ramulus Cinnamomi.

2. Wind-Kälte bei äußerer Leere, die sich in Schwitzen, Aversion gegen Wind, Fieber und oberflächlichem und langsamem Puls manifestiert. Ramulus Cinnamomi wird mit Radix Paeoniae alba in der Rezeptierung Guizhi Tang angewendet.

3. Arthritische Schmerzen verursacht durch äußeren Wind, Kälte und Nässe, die sich in Entzündungen und Schmerzen der Gelenke, der Extremitäten, Schultern und Rücken manifestieren. Ramulus Cinnamomi wird mit Radix Aconiti lateralis praeparata angewendet.

4. Yang-Mangel des Herzens und der Milz, der sich als Herzklopfen, Ödeme und Kurzatmigkeit manifestiert. Ramulus Cinnamomi wird mit Poria und Rhizoma Atractylodis macrocephalae angewendet.

5. Schwäche des Yang in der Brust (einschließlich der westlichen Krankheitskategorie der Angina Pectoris), die sich als Brustschmerz, Herzklopfen oder intermittierender Puls manifestiert. Ramulus Cinnamomi wird mit Bulbus Allii macrostemi und Fructus Trichosanthis kombiniert.

6. Bauchschmerzen bei Amenorrhoe infolge von äußerer Kälte und Stauung des Blutes. Ramulus Cinnamomi wird mit Semen Persicae, Cortex Moutan und Poria in dem Rezept Guizhi Fuling Wan benutzt.

Dosierung:

3–10 g

Vorsichtsmaßnahmen und Kontraindikationen:

Das Arzneimittel ist bei fiebrigen Hitzekrankheiten und bei Yin-Mangel mit Hitze-Zeichen kontraindiziert. Es sollte bei Schwangeren mit Vorsicht angewendet werden.

3a. Folium Perillae (Zisuye)

Botanischer Name:

Perilla frutescens (L.) Britt.

Früheste Literaturquelle:

Benjing Jizhu

Geschmacksrichtung und Temperaturverhalten:

scharf-würzig und warm

Funktionskreise:

Lunge und Milz

Therapeutische Wirkungen:

1. Entlasten des Äußeren-Biao und Eliminieren von Kälte
2. Fördern des Flusses von Qi in Milz und Magen
3. Behandeln von Fisch- und Krabbenvergiftung

Indikationen und Kombinationen:

1. Erkältungen vom Wind-Kälte-Typ, die sich als Fieber, Frösteln, Kopfschmerz, Nasenverstopfung und Husten manifestieren. Folium Perillae wird mit Rhizoma Zingiberis recens, Pericarpium Citri reticulatae, Rhizoma Cyperi und Semen Armeniacae in der Rezeptur Xing Su San angewendet.

2. Stauung des Qi in Milz und Magen, die sich als Übelkeit, Erbrechen, Völlegefühl in Brust oder Bauch manifestiert. Folium Perillae wird mit Herba Agastachis bei Symptomen und Zeichen von Kälte kombiniert. Falls mehr Hitze-Symptome und Zeichen vorliegen, kann Folium Perillae mit Rhizoma Coptidis verschrieben werden. In Fällen mit Stauung von Qi und Anhäufung von Schleim wird Folium Perillae mit Rhizoma Pinelliae und Cortex Magnoliae officinalis benutzt. Bei Erbrechen während der Schwangerschaft wird Folium Perillae in Kombination mit Pericarpium Citri reticulatae und Fructus Amomi verwendet.

3. Fisch- und Krabbenvergiftung, die sich als Erbrechen, Diarrhoe und Bauchschmerz manifestieren. Folium Perillae wird mit Rhizoma Zingiberis recens und Radix Angelicae dahuricae angewendet.

Dosierung:

3–10 g

Vorsichtsmaßnahmen und Kontraindikationen:

Das Arzneimittel sollte nicht zu lange gekocht werden.

3b. Caulis Perillae (Sugeng)

Caulis Perillae ist der Stamm von Perilla frutescens. Die Geschmacksrichtung ist scharf-würzig und süß. Das Temperaturverhalten ist warm. Das Arzneimittel wirkt auf die Funktionskreise Lunge, Milz und Magen. Es fördert den Fluß von Qi in Brust und Zwerchfell (Erleichterung von Spannungsgefühl und Schmerz in der Brust, Bauch und in der Kostalregion) und wirkt antiabortiv. Caulis Perillae wird normalerweise mit Rhizoma Cyperi und Pericarpium Citri Reticulatae kombiniert. Die Dosierung beträgt 5–10 g. Das Arzneimittel sollte nicht zu lange gekocht werden.

4a. Rhizoma Zingiberis recens (Shengjiang)

Botanischer Name:

Zingiber officinale Willd. Rosc

Früheste Literaturquelle:

Mingyi Bielu

Geschmacksrichtung und Temperaturverhalten:

scharf und warm

Funktionskreise:

Lunge, Milz und Magen

Therapeutische Wirkungen:

1. Fördern von Schwitzen und Entlasten des Äußeren-Biao
2. Wärmen der Milz und des Magens und Lindern von Erbrechen
3. Wärmen der Lungen und Lindern von Husten

Indikationen und Kombinationen:

1. Äußere Wind-Kälte, die sich als Frösteln, Fieber, Kopfschmerz und Nasenverstopfung manifestiert. Das Arzneimittel wird angewendet, um die Diaphorese zu stärken.
2. Erbrechen infolge von Kälte im Magen. Rhizoma Zingiberis recens wird oft mit Rhizoma Pinelliae angewendet. Bei Erbrechen infolge von Hitze im Magen wird es mit Caulis Bambusae und Rhizoma Coptidis kombiniert.

Dosierung:

3–10 g

Vorsichtsmaßnahmen und Kontraindikationen:

Das Arzneimittel ist bei Yin-Mangel mit übermäßiger Hitze im Inneren kontraindiziert.

4b. Exocarpium Zingiberis recens (Shengjiangpi)

Exocarpium Zingiberis Recens ist die Haut von Rhizoma Zingiberis. Es ist scharf und kühl. Das Arzneimittel harmonisiert die Milz und fördert die Flüssigkeitsausscheidung. Es ist hauptsächlich bei Ödemen indiziert und wird oft mit Poria und Cortex Mori bei der Behandlung von Ödemen kombiniert. Die Dosierung beträgt 3–10 g.

5. Herba Elsholtziae (Xiangru)

Botanischer Name:

Elsholtzia splendens Nakai ex F. Maekawa

Früheste Literaturquelle:

Mingyi Bielu

Geschmacksrichtung und Temperaturverhalten:

scharf und leicht warm

Funktionskreise:

Lunge und Magen

Therapeutische Wirkungen:

1. Fördern von Schwitzen und Entlasten des Äußeren-Biao
2. Eliminieren von Nässe und Harmonisieren von Milz und Magen
3. Regulieren des Wasserhaushalts und Auflösen von Ödemen

Indikationen und Kombinationen:

1. Äußere Wind-Kälte, die im Sommer auftritt und sich als Frösteln, Fieber, Kopfschmerz, Fehlen von Schweiß, Bauchschmerzen, Erbrechen und Diarrhoe manifestiert. Herba Elsholtziae wird mit Semen Dolichoris angewendet.

2. Ödeme und Dysurie. Herba Elsholtziae wird mit Rhizoma Atractylodis macrocephalae kombiniert.

Dosierung:

3–10 g

Vorsichtsmaßnahmen und Kontraindikationen:

Das Arzneimittel ist bei äußeren Leere-Disharmoniemustern mit Schwitzen kontraindiziert.

6. Herba Schizonepetae (Jingjie)

Botanischer Name:

Schizonepeta tenuifolia Briq.

Früheste Literaturquelle:

Shennong Bencao Jing

Geschmacksrichtung und Temperaturverhalten:

scharf und warm

Funktionskreise:

Lunge und Leber

Therapeutische Wirkungen:

1. Entlasten des Äußeren-Biao und Eliminieren von Wind
2. Stillen von Blutungen

Indikationen und Kombinationen:

1. Äußere Wind-Kälte, die sich als Kopfschmerz, Frösteln, Fieber und Fehlen von Schweiß manifestiert. Herba Schizonepetae wird mit Radix Ledebouriellae und Rhizoma seu Radix Notopterygii angewendet.

2. Äußere Wind-Hitze, die sich als Fieber, Kopfschmerz, Halsentzündung mit leichtem Schwitzen oder Fehlen von Schweiß manifestiert. Herba Schizonepetae wird mit Fructus Forsythiae, Herba Menthae und Radix Platycodi in der Rezeptur Yin Qiao San kombiniert.

3. Masern oder juckende Hauteruptionen. Herba Schizonepetae wird mit Herba Menthae, Periostracum Cicadae und Fructus Arctii verschrieben, um den Ausschlag an die Körperoberfläche zu bringen und das Jucken zu erleichtern.

4. Hämorrhagische Erkrankungen wie Epistaxis, Blut im Stuhl und Gebärmutterblutung. Geröstetes Herba Schizonepetae wird mit anderen Arzneimitteln zum Stillen der Blutung verwendet.

Dosierung:

3–10 g

Vorsichtsmaßnahmen und Kontraindikationen:

Zum Stillen von Blutungen soll das Arzneimittel in der gerösteten Aufbereitungsform angewendet werden.

7. Radix Ledebouriellae (Fangfeng)

Botanischer Name:

Ledebouriella divaricata (Turcz.) Hiroe

Früheste Literaturquelle:

Shennong Bencao Jing

Geschmacksrichtung und Temperaturverhalten:

scharf und süß, warm

Funktionskreise:

Lunge, Leber, Milz und Blase

Therapeutische Wirkungen:

1. Entlasten des Äußeren-Biao und Eliminieren von Wind
2. Eliminieren von Wind-Nässe und Lindern von Schmerz
3. Lösen von Spasmen

Indikationen und Kombinationen:

1. Äußere Wind-Kälte, die sich als Fieber, Frösteln, Kopfschmerz und allgemeine Körperschmerzen manifestiert. Radix Ledebouriellae wird mit Herba Schizonepetae und Rhizoma seu Radix Notopterygii angewendet.

2. Äußere Wind-Hitze, die sich als Fieber, Halsentzündung, gerötete Augen und Kopfschmerz manifestiert. Radix Ledebouriellae wird mit Herba Schizonepetae, Radix Scutellariae, Herba Menthae und Fructus Forsythiae kombiniert.

3. Bi-Syndrom (Schmerzhaftes Stauungssyndrom infolge Wind-Kälte-Nässe), das sich als Gelenkschmerz (Arthritis) und Spasmen in den Extremitäten manifestiert. Radix

Ledebouriellae wird mit Rhizoma seu Radix Notopterygii und Radix Angelicae sinensis verschrieben.

4. Urtikaria und Hautjucken. Radix Ledebouriellae wird mit Radix Sophorae flavescentis und Periostracum Cicadae in der Rezeptur Xiaofeng San verwendet.

Dosierung:

3–10 g

Vorsichtsmaßnahmen und Kontraindikationen:

Das Arzneimittel sollte bei Spasmen infolge von Blut-Mangel mit Vorsicht angewendet werden. Es ist bei Patienten mit Yin-Mangel mit Hitze-Symptomen und -zeichen kontraindiziert.

8. Rhizoma seu Radix Notopterygii (Qianghuo)

Botanischer Name:

1. Notopterygium incisium Ting ex H.T. Chang
2. Notopterygium forbesii Boiss.

Früheste Literaturquelle:

Yaoxing Lun

Geschmacksrichtung und Temperaturverhalten:

scharf und bitter, warm

Funktionskreise:

Niere und Blase

Therapeutische Wirkungen:

1. Entlasten des Äußeren-Biao und Eliminieren von Kälte
2. Eliminieren von Wind und Nässe
3. Lindern von Schmerz

Indikationen und Kombinationen:

1. Äußere Wind-Kälte, die sich durch Frösteln, Fieber, Kopfschmerz und schwere allgemeine Körperschmerzen manifestiert. Rhizoma seu Radix Notopterygii wird mit Radix Ledebouriellae, Radix Angelicae dahuricae und Rhizoma Atractylodis angewendet.

2. Bi-Syndrom (Schmerzhaftes Stauungssyndrom infolge Wind-Kälte-Nässe), das sich als Gelenkschmerz und -entzündung, Schulterschmerz und Schmerz im oberen Rücken manifestiert. Rhizoma seu Radix Notopterygii wird mit Radix Ledebouriellae und Rhizoma Curcumae longae kombiniert.

Dosierung:

3–10 g

Vorsichtsmaßnahmen und Kontraindikationen:

Das Arzneimittel ist bei Gelenkschmerzen infolge von Blut-Mangel und bei Kopfschmerz infolge von Yin-Mangel kontraindiziert.

9. Radix Angelicae dahuricae (Baizhi)

Botanischer Name:

Dahurian angelica root

Früheste Literaturquelle:

Shennong Bencao Jing

Geschmacksrichtung und Temperaturverhalten:

scharf und warm

Funktionskreise:

Lunge und Magen

Therapeutische Wirkungen:

1. Eliminieren von Wind und Entlasten des Äußeren-Biao
2. Reduzieren von Schwellungen, Ableitung von Eiter und Eliminieren von Nässe
3. Lindern von Schmerz

Indikationen und Kombinationen:

1. Äußere Wind-Kälte, die sich als Kopfschmerz, Schmerz in der Supraorbitalregion und Nasenverstopfung manifestiert. Radix Angelicae dahuricae wird mit Bulbus Allii fistulosi, Semen Sojae praeparatum und Rhizoma Zingiberis recens angewendet.

2. Dicker und klebriger Nasenschleim (wie bei Rhinitis und Sinusitis). Radix Angelicae dahuricae wird mit Fructus Xanthii und Flos Magnoliae in der Rezeptur Canger San kombiniert.

3. Beulen, Karbunkel, Ulzerationen und Hauterkrankungen. Radix Angelicae dahuricae wird mit Fructus Trichosanthis, Bulbus Fritillariae cirrhosae und Herba Taraxaci verschrieben.

4. Leukorrhoe vom Nässe-Kälte-Typ, die sich als wäßrige, weiße und starke Leukorrhoe ohne starken Geruch manifestiert. Radix Angelicae dahuricae wird mit Rhizoma Atractylodis macrocephalae, Os Sepiae seu Sepiellae und Poria verwendet.

5. Leukorrhoe vom Nässe-Hitze-Typ, die sich durch dicke, gelbe und reichliche Leukorrhoe mit starkem Geruch manifestiert. Radix Angelicae dahuricae wird mit Cortex Phellodendri, Semen Plantaginis und Radix Sophorae flavescentis angewendet.

Dosierung:

3–10 g

Vorsichtsmaßnahmen und Kontraindikationen:

Das Arzneimittel ist bei Yin-Mangel kontraindiziert.

10. Rhizoma Ligustici (Gaoben)

Botanischer Name:

1. Ligusticum sinense oliver
2. Ligusticum jeholense Nakai et Kitag

Früheste Literaturquelle:

Shennong Bencao Jing

Geschmacksrichtung und Temperaturverhalten:

scharf und warm

Funktionskreis:

Blase

Therapeutische Wirkungen:

1. Eliminieren von Kälte und Entlasten des Äußeren-Biao
2. Eliminieren von Wind und Nässe
3. Lindern von Schmerz

Indikationen und Kombinationen:

1. Kopfschmerz infolge von äußerem Wind und Kälte, der sich als Scheitelkopfschmerz und Migräne manifestiert. Rhizoma Ligustici wird mit Radix Angelicae dahuricae und Radix Ligustici chuanxiong angewendet.

2. Bi-Syndrom (Schmerzhaftes Stauungssyndrom infolge Wind-Kälte-Nässe), das sich als Gelenkschmerz und Schmerz in den Extremitäten manifestiert. Rhizoma Lugustici wird mit Radix Ledebouriellae, Rhizoma seu Radix Notopterygii, Radix Clematidis und Rhizoma Atractylodis kombiniert.

Dosierung:

2–10 g

Vorsichtsmaßnahmen und Kontraindikationen:

Das Arzneimittel ist bei Hitze-Mustern und bei Kopfschmerzen infolge von Blut-Mangel kontraindiziert.

11. Fructus Xanthii (Cangerzi)

Botanischer Name:

Xanthium sibiricum Patr.

Früheste Literaturquelle:

Shennong Bencao Jing

Geschmacksrichtung und Temperaturverhalten:

scharf und bitter, warm und leicht giftig

Funktionskreis:

Lunge

Therapeutische Wirkungen:

1. Öffnen der Nasenhöhle
2. Eliminieren von Wind und Nässe
3. Lindern von Schmerz

Indikationen und Kombinationen:

1. Rhinorrhoe, die sich als Kopfschmerz, Nasenverstopfung, Nasenausfluß und Verlust des Geruchsinns manifestiert. Fructus Xanthii wird mit Flos Magnoliae und Radix Angelicae dahuricae in der Rezeptur Canger San verschrieben.

2. Bi-Syndrom (Schmerzhaftes Stauungssyndrom infolge Wind-Nässe), das sich als Gelenkschmerz und Spasmen der Extremitäten manifestiert. Fructus Xanthii wird mit Radix Clematidis, Cortex Cinnamomi, Rhizoma Atractylodis und Rhizoma Ligustici chuanxiong angewendet.

Dosierung:

3–10 g

Vorsichtsmaßnahmen und Kontraindikationen:

Das Arzneimittel ist bei Kopfschmerz infolge von Blut-Mangel kontraindiziert. Aufgrund der Giftigkeit sollte eine Überdosierung vermieden werden (Erbrechen, Bauchschmerz und Diarrhoe).

12. Flos Magnoliae (Xinyi)

Botanischer Name:

1. Magnolia biondii Pamp.
2. Magnolia denudata Desr.
3. Magnolia Sprengeri Pamp.

Früheste Literaturquelle:

Shennong Bencao Jing

Geschmacksrichtung und Temperaturverhalten:

scharf und warm

Funktionskreise:

Lunge und Magen

Therapeutische Wirkungen:

1. Eliminieren von Wind und Kälte
2. Öffnen der Nasenhöhle

Indikationen und Kombinationen:

Rhinorrhoe, die sich als Nasenverstopfung, Kopfschmerz, Nasenausfluß und Verlust des Geruchsinns manifestiert. Bei Rhinorrhoe vom Kälte-Typ mit weißem, wäßrigem und reichlichem Nasenauswurf wird Flos Magnoliae mit Herba Asari, Radix Angelicae dahuricae und Fructus Xanthii angewendet. Bei Rhinorrhoe vom Hitze-Typ mit gelbem, dickem und spärlichem Nasensekret wird Flos Magnoliae mit Herba Menthae und Radix Scutellariae kombiniert.

Dosierung:

3–10 g

Vorsichtsmaßnahmen und Kontraindikationen:

Überdosierung verursacht Rötung der Augen und Benommenheit.

13. Bulbus Allii fistulosi (Congbai)

Botanischer Name:

Allium fistulosum L.

Früheste Literaturquelle:

Shennong Bencao Jing

Geschmacksrichtung und Temperaturverhalten:

scharf und warm

Funktionskreise:

Lunge und Magen

Therapeutische Wirkungen:

1. Entlasten des Äußeren-Biao und Auslösen von Schwitzen
2. Eliminieren der Kälte und Stärken des Yang-Qi
3. Eliminieren von Toxinen

Indikationen und Kombinationen:

1. Frühstadium von äußerer Wind-Kälte (Frühstadium von Erkältungen). Bulbus Allii fistulosi wird mit Rhizoma Zingiberis recens und Semen Sojae praeparatum angewendet.

2. Bauchschmerzen infolge von Stauung des Qi durch Kälte oder Retention von Urin infolge von Dysfunktion des Qi der Blase. Bulbus Allii fistulosi wird zur äußeren Anwendung am Nabel erhitzt.

3. Beulen, Karbunkel, Ulzerationen und Hautkrankheiten. Bulbus Allii fistulosi wird zerstampft, mit Honig gemischt und auf das betroffene Körpergebiet äußerlich aufgetragen.

Dosierung:

3–10 g

Vorsichtsmaßnahmen und Kontraindikationen:

Das Arzneimittel sollte mit Honig gemischt nicht eingenommen werden.

14. Herba Coriandri (Husui)

Botanischer Name:

Coriandrom saticum L.

Früheste Literaturquelle:

Jiayou Bencao

Geschmacksrichtung und Temperaturverhalten:

scharf und warm

Funktionskreise:

Lunge und Magen

Therapeutische Wirkungen:

Fördern von Schwitzen und Leiten von Ausschlag an die Körperoberfläche

Indikationen und Kombinationen:

Im Frühstadium von Masern infolge von äußerer Wind und Kälte, das sich als Fieber, Fehlen von Schweiß und Masern ohne Ausschlag manifestiert. Herba Coriandri wird mit Herba Spirodelae und Rhizoma Cimicifugae angewendet. Ein Aufguß des Arzneimittels dient zur äußeren Behandlung der Ausschläge.

Dosierung:

3–6 g

Vorsichtsmaßnahmen und Kontraindikationen:

Das Arzneimittel ist bei Masern ohne Ausschlag auf der Oberfläche infolge von übermäßiger innerer Hitze kontraindiziert.

15. Cacumen Tamaricis (Chengliu)

Botanischer Name:

Tamarix chinensis Lour

Früheste Literaturquelle:

Kaibao Bencao

Geschmacksrichtung und Temperaturverhalten:

scharf und neutral

Funktionskreise:

Lunge, Magen und Herz

Therapeutische Wirkungen:

Fördern von Schwitzen und Leiten von Ausschlag an die Körperoberfläche

Indikationen und Kombinationen:

Frühstadium von Masern infolge von äußerer Wind und Kälte, das sich als Masern ohne Ausschlag manifestiert. Cacumen Tamaricis werden mit Fructus Arctii und Periostracum Cicadae in der Rezeptur Zhuye Liu Bang Tang verschrieben.

Dosierung:

3–10 g

Vorsichtsmaßnahmen und Kontraindikationen:

Das Arzneimittel ist bei Masern mit Ausschlag kontraindiziert. Überdosierung kann Ruhelosigkeit verursachen.

1B. Arzneimittel zum Kühlen des Äußeren-Biao

Diese Arzneimittel sind kühl und scharf. Sie wirken nicht stark genug, um Schweiß zu verursachen und sind bei äußerer Wind-Hitze indiziert, die sich als hohes Fieber, leichtes Frösteln, Durst, Halsentzündung, spärliches Schwitzen oder Fehlen von Schweiß mit dünnem und gelbem Zungenbelag sowie oberflächlichem und schnellem Puls manifestiert. Einige dieser Arzneimittel sind auch bei der Förderung der Entwicklung von Ausschlägen bei Masern und bei Beulen und Karbunkeln der Haut wirksam.

16. Herba Menthae (Bohe)

Botanischer Name:

Mentha haplocalyx Briq.

Früheste Literaturquelle:

Xinxiu Bencao

Geschmacksrichtung und Temperaturverhalten:

scharf und kühl

Funktionskreise:

Lunge und Leber

Therapeutische Wirkungen:

1. Zerstreuung von Wind-Hitze und Klären von Kopf und Augen
2. Fördern des freien Flusses des Qi der Leber
3. Leiten von Ausschlägen an die Körperoberfläche

Indikationen und Kombinationen:

1. Äußere Wind-Hitze, die sich als Fieber, Kopfschmerz, leichter Aversion auf Wind und Kälte, Halsentzündung und rote Augen manifestiert. Herba Menthae wird mit Radix Platycodi, Fructus Arctii und Flos Chrysanthemi angewendet.

2. Frühstadium von Masern mit leichtem Ausschlag. Herba Menthae wird mit Fructus Arctii und Radix Puerariae kombiniert.

3. Stauung von Qi der Leber, die sich als Völlegefühl und Schmerz in der Brust und Rippenregion manifestiert. Herba Menthae wird mit Radix Paeoniae alba und Radix Bupleuri in der Rezeptur Xiaoyao San verschrieben.

Dosierung:

3–10 g

Vorsichtsmaßnahmen und Kontraindikationen:

Das Arzneimittel sollte nicht zu lange gekocht werden.

17. Fructus Arctii (Niubangzi)

Botanischer Name:

Arctium lappa L.

Früheste Literaturquelle:

Mingyi Bielu

Geschmacksrichtung und Temperaturverhalten:

scharf und bitter, kalt

Funktionskreise:

Lunge und Magen

Therapeutische Wirkungen:

1. Eliminieren von Wind-Hitze und Heilen des Rachens
2. Eliminieren von Toxinen und Leiten von Ausschlag an die Körperoberfläche

Indikationen und Kombinationen:

1. Halsentzündung infolge von äußerem Wind und Hitze. Fructus Arctii wird mit Radix Platycodi, Herba Menthae und Herba Schizonepetae in der Rezeptur Niubang Tang verschrieben.

2. Unvollständige Entwicklung von Ausschlägen bei Masern. Um die Ausschläge an die Körperoberfläche zu leiten, wird Fructus Arctii mit Rhizoma Cimicifugae, Radix Puerariae und Herba Menthae angewendet.

3. Toxische Hitze, die sich als Schwellung, Karbunkel und Mumps manifestiert. Fructus Arctii wird mit Herba Violae und Flos Chrysanthemi Indici kombiniert.

Dosierung:

3–10 g

Vorsichtsmaßnahmen und Kontraindikationen:

Dieses Arzneimittel soll mit Vorsicht angewendet werden. Es ist bei Patienten mit Diarrhoe kontraindiziert.

18. Periostracum Cicadae (Chantui)

Zoologischer Name:

Cryptotympana pustulata Fabricius

Früheste Literaturquelle:

Mingyi Bielu

Geschmacksrichtung und Temperaturverhalten:

süß und kalt

Funktionskreise:

Lunge und Leber

Therapeutische Wirkungen:

1. Eliminieren von Wind und Hitze
2. Leiten von Ausschlag an die Körperoberfläche und Lindern von Jucken
3. Klären der Augen
4. Lösen von Spasmen

Indikationenen und Kombinationen:

1. Äußere Wind-Hitze, die sich als Fieber, Kopfschmerz, Halsschmerzen und heisere Stimme manifestiert. Periostracum Cicadae wird mit Semen Sterculiae lychnopherae, Fructus Arctii und Radix Platycodi angewendet.

2. Frühstadium von Masern ohne Ausschlag. Periostracum Cicadae wird mit Radix Puerariae und Fructus Arctii kombiniert.

3. Jucken infolge von äußerem Wind. Periostracum Cicadae wird mit Fructus Tribuli und Herba Schizonepetae verwendet.

4. Wind-Hitze in der Leber-Leitbahn, die sich als gerötete Augen, wäßrige Augen und verschwimmender Gesichtssinn manifestiert. Periostracum Cicadae wird mit Flos Chrysanthemi und Herba Equiseti hiemalis in der Rezeptur Chan Hua San verschrieben.

5. Krämpfe und Spasmen infolge von Tetanus oder hohem Fieber. Periostracum Cicadae wird mit Scorpio, Bombyx Batryticatus, Ramulus Uncariae cum Uncis und Flos Chrysanthemi angewendet.

Dosierung:

3–10 g

Vorsichtsmaßnahmen und Kontraindikationen:

Dieses Arzneimittel soll während der Schwangerschaft mit Vorsicht angewendet werden.

19. Semen Sojae praeparatum (Douchi)

Botanischer Name:

Glycine max (L.) Merr.

Früheste Literaturquelle:

Mingyi Bielu

Geschmacksrichtung und Temperaturverhalten:

scharf, süß und leicht bitter, kalt.

Funktionskreise:

Lunge und Magen

Therapeutische Wirkungen:

1. Entlasten des Äußeren-Biao
2. Lindern von Ruhelosigkeit

Indikationen und Kombinationen:

1. Äußere Wind-Kälte. Semen Sojae praeparatum wird mit Bulbus Allii fistulosi in der Rezeptur Cong Chi Tang verschrieben.

2. Äußere Wind-Hitze. Semen Sojae praeparatum wird mit Fructus Arctii und Fructus Forsythiae angewendet.

3. Reizbarkeit, Ruhelosigkeit und Schlaflosigkeit nach fiebrigen Erkrankungen. Semen Sojae praeparatum wird mit Fructus Gardeniae in der Rezeptur Zhizi Chi Tang kombiniert.

Dosierung:

10–15 g

20. Folium Mori (Sangye)

Botanischer Name:

Morus alba L.

Früheste Literaturquelle:

Shennong Bencao Jing

Geschmacksrichtung und Temperaturverhalten:

süß und bitter, kalt

Funktionskreise:

Lunge und Leber

Therapeutische Wirkungen:

1. Eliminieren von Wind und Hitze
2. Kühlen von Hitze in der Leber und Heilen der Augen

Indikationen und Kombinationen:

1. Äußere Wind-Hitze, die sich als Fieber, Kopfschmerz, Halsschmerz und Husten manifestiert. Folium Mori wird mit Flos Chrysanthemi, Radix Platycodi, Herba Menthae und Fructus Forsythiae in der Rezeptur Sang Ju Yin verschrieben.

2. Trockenheit und Hitze in der Lunge, die sich als Husten mit Sputum und trockener Nase und Mund manifestieren. Folium Mori wird mit Semen Armeniacae, Bulbus Fritillariae cirrhosae und Radix Ophiopogonis in der Rezeptur Sang Xing Tang kombiniert.

3. Aufbrausendes Leber-Feuer, das sich als gerötete, schmerzhafte und wäßrige Augen manifestiert. Folium Mori wird mit Flos Chrysanthemum, Semen Sennae und Semen Plantaginis angewendet.

4. Yin-Mangel der Leber, die sich in Benommenheit und verschwimmendem Gesichtssinn manifestiert. Folium Mori wird mit Fructus Ligustri lucidi, Fructus Lycii und Semen Sesami kombiniert.

Dosierung:

5–10 g

21a. Flos Chrysanthemi (Juhua)

Botanischer Name:

Chrysanthemum morifolium Ramat.

Früheste Literaturquelle:

Shennong Bencao Jing

Geschmacksrichtung und Temperaturverhalten:

scharf, süß und bitter, leicht kalt

Funktionskreise:

Lunge und Leber

Therapeutische Wirkungen:

1. Eliminieren von Wind und Hitze
2. Eliminieren von Toxinen und Klären der Augen
3. Beruhigen der Leber

Indikationen und Kombinationen:

1. Äußere Wind-Hitze, die sich als Fieber, Kopfschmerz, Frösteln und Halsentzündung manifestiert. Flos Chrysanthemi wird mit Folium Mori, Herba Menthae und Radix Platycodi in der Rezeptur Xang Ju Yin verschrieben.

2. Wind-Hitze in der Leber-Leitbahn oder aufflammendes Leber-Feuer, die sich als gerötete, geschwollene und schmerzhafte Augen manifestieren. Flos Chrysanthemi wird mit Folium Mori, Periostracum Cicadae und Spica Prunellae angewendet.

3. Yin-Mangel der Leber und der Nieren, der sich als Benommenheit und verschwimmender Gesichtssinn manifestiert. Flos Chrysanthemi wird mit Fructus Lycii und Fructus Ligustri lucidi in der Rezeptur Qi Ju Dihuang Wan kombiniert.

4. Überaktivität des Leber-Yang, die sich als Benommenheit, Vertigo und verschwimmender Gesichtssinn manifestiert. Flos Chrysanthemi wird mit Semen Sennae, Ramulus Uncariae cum Uncis und Radix Paeoniae alba angewendet.

Dosierung:

10–15 g

Vorsichtsmaßnahmen und Kontraindikationen:

Die gelbe Flos Chrysanthemi ist hauptsächlich bei äußerer Wind-Hitze indiziert, während die weiße Flos Chrysanthemi benutzt wird, um die Leber zu beruhigen, den Wind zu zerstreuen und die Augen zu klären.

21b. Flos Chrysanthemi indici (Yejuhua)

Es wird die ganze Blüte benutzt. Ihr Geschmack ist scharf und bitter, ihr Temperaturverhalten leicht kalt. Das Arzneimittel wirkt auf Lunge und Leber. Es wird dazu benutzt, die Hitze zu kühlen und Toxine in Furunkeln, Karbunkeln und bei Halsentzündung zu eliminieren. Sie wird hauptsächlich in Kombination mit Herba Taraxaci, Herba Violae und Flos Lonicerae angewendet. Die Dosierung beträgt 10–18 g. Bei äußerer Anwendung soll die Dosierung entsprechend angepaßt werden.

22. Fructus Viticis (Manjingzi)

Botanischer Name:

1. Vitex trifolia L. var. simplicifolia cham.
2. Vitex trifolia L.

Früheste Literaturquelle:

Shennong Bencao Jing

Geschmacksrichtung und Temperaturverhalten:

scharf und bitter, neutral

Funktionskreise:

Leber, Magen und Blase

Therapeutische Wirkungen:

1. Eliminieren von Wind und Hitze
2. Klären und Heilen von Kopf und Augen

Indikationen und Kombinationen:

1. Kopfschmerz (auch einseitig) infolge von äußerer Wind und Hitze. Fructus Vicitis wird mit Radix Ledebouriellae, Flos Chrysanthemi und Radix Ligustici chuanxiong angewendet.

2. Aufsteigendes Leber-Yang, das sich als gerötete, schmerzhafte und geschwollene Augen, übermäßiger Tränenfluß, Benommenheit und verschwimmender Gesichtssinn manifestiert. Fructus Viticis wird in Kombination mit Flos Chrysanthemi, Periostracum Cicadae und Fructus Tribuli gegeben.

3. Bi-Syndrom (Schmerzhaftes Stauungssyndrom infolge Wind-Nässe), das sich als Gelenkschmerz und Krämpfen oder Schweregefühl der Extremitäten manifestiert. Fructus Viticis wird mit Radix Ledebouriellae, Radix Gentianae macrophyllae und Fructus Chaenomelis verschrieben.

Dosierung:

6–12 g

Vorsichtsmaßnahmen und Kontraindikationen:

Das Arzneimittel sollte bei Kopfschmerzen oder Augenproblemen infolge von Yin- oder Blut-Mangel mit Vorsicht benutzt werden.

23a. Radix Puerariae (Gegen)

Botanischer Name:

1. Pueraria lobata (willd.) Ohwi
2. Pueraria thomsonii Benth.

Früheste Literaturquelle:

Shennong Bencao Jing

Geschmacksrichtung und Temperaturverhalten:

scharf und süß, kühl

Funktionskreise:

Milz und Magen

Therapeutische Wirkungen:

1. Entlasten des Äußeren-Biao
2. Leiten von Ausschlag an die Körperoberfläche bei Masern
3. Aufwärtsleiten des Yang, um Diarrhoe zu lindern
4. Eliminieren von Hitze und Fördern der Produktion von Körperflüssigkeit

Indikationen und Kombinationen:

1. Äußere Wind-Kälte, die sich durch Steifheit im oberen Rücken oder Nacken, Fehlen von Schweiß, Aversion gegen Wind, Fieber und Kopfschmerz manifestieren. Radix Puerariae wird mit Herba Ephedrae, Ramulus Cinnamomi und Radix Paeoniae alba in der Rezeptur Gegen Tang verschrieben.

2. Äußere Wind-Hitze, die sich als Kopfschmerz, Fieber, schmerzhafte Augen und trockene Kehle manifestieren. Radix Puerariae wird mit Radix Bupleuri und Radix Scutellariae in der Rezeptur Chai Ge Jieji Tang kombiniert.

3. Frühstadium von Masern mit unvollständiger Entwicklung der Ausschläge, Fieber und Frösteln. Radix Puerariae wird mit Rhizoma Cimicifugae in der Rezeptur Shengma Gegen Tang angewendet.

4. Dysenterie vom Nässe-Hitze-Typ. Radix Puerariae wird mit Rhizoma Coptidis und Radix Scutellariae in der Rezeptur Gegen Huangqin Huanglian Tang verschrieben.

5. Diarrhoe infolge von Leere der Milz. Radix Puerariae wird mit Radix Codonopsis pilosulae, Rhizoma Atractylodis macrocephalae und Radix Aucklandiae in der Rezeptur Qiwei Baishu San verschrieben.

6. Durst bei fiebrigen Erkrankungen oder Diabetes. Radix Puerariae wird mit Radix Ophiopogonis, Radix Trichosanthis und Radix Rehmanniae angewendet.

Dosierung:

10–20 g

Bemerkung:

Zur Behandlung von Diarrhoe wird das Arzneimittel in gerösteter Form angewendet.

23b. Flos Puerariae (Gehua)

Das Arzneimittel ist süß und neutral. Die therapeutischen Wirkungen sind Entlasten bei Alkoholvergiftung, die sich als Kopfschmerz, Benommenheit, Durst, Völle- und Spannungsgefühl im Bauch und der Magenregion sowie Erbrechen manifestiert. Dabei wird Flos Puerariae in Kombination mit Radix Codonopsis pilosulae, Fructus Amomi cardamomum und Pericarpium Citri reticulatae angewendet. Die Dosierung des Arzneimittels beträgt 3-12 g.

24. Radix Bupleuri (Chaihu)

Botanischer Name:

1. Bupleurum scorzoneraefollium wild
2. Bupleurum chinense DC.

Früheste Literaturquelle:

Shennong Bencao Jing

Geschmacksrichtung und Temperaturverhalten:

bitter und scharf, leicht kalt

Funktionskreise:

Perikard, Leber, Gallenblase und Dreifacher Erwärmer

Therapeutische Wirkungen:

1. Entlasten des Äußeren-Biao und Eliminieren von Hitze
2. Beruhigen der Leber, um Stauung des Qi zu entlasten
3. Aufwärtsleiten des Yang-Qi

Indikationen und Kombinationen:

1. Fieber infolge von äußeren disharmonisierenden Faktoren. Radix Bupleuri wird mit Radix Glycyrrhizae angewendet.

2. Schüttelfrost beim kleinen Yang-Syndrom. Radix Bupleuri wird mit Radix Scutellariae kombiniert.

3. Stauung des Leber-Qi, die sich als Spannungsgefühl und Schmerzen in der Brust- und Rippenregion und unregelmäßiger Menstruation manifestiert. Radix Bupleuri wird mit Rhizoma Cyperi, Fructus Aurantii und Pericarpium Citri reticulatae Viride in der Rezeptur Chaihu Sugan San verschrieben.

4. Stauung des Leber-Qi und Blut-Mangel. Radix Bupleuri wird mit Radix Angelicae sinensis und Radix Paeoniae alba in der Rezeptur Xiaoyao San kombiniert.

5. Absteigendes Qi der Milz und des Magens, das sich als chronische Diarrhoe, Prolaps des Rektums, Gastroptosis und Prolaps des Uterus manifestiert. Radix Bupleuri wird mit Radix Ginseng, Radix Astragali seu Hedysari und Rhizoma Atractylodis macrocephalae in der Rezeptur Buzhong Yiqi Tang verschrieben.

Dosierung:

3–10 g

Vorsichtsmaßnahmen und Kontraindikationen:

Das Arzneimittel ist bei Disharmoniemustern der Überaktivität des Leber-Yang oder des Yin-Mangels kontraindiziert.

25. Rhizoma Cimicifugae (Shengma)

Botanischer Name:

1. Cimicifuga foetida L.
2. Cimicifuga dahurica (Turcz) Maxim.
3. Cimicifuga heracleifolia Kom.

Früheste Literaturquelle:

Shennong Bencao Jing

Geschmacksrichtung und Temperaturverhalten:

scharf und süß, leicht kalt

Funktionskreise:

Milz, Lunge, Dickdarm und Magen

Therapeutische Wirkungen:

1. Entlasten des Äußeren-Biao und Ausleiten von Ausschlag an die Körperoberfläche bei Masern
2. Eliminieren von Hitze und Toxinen
3. Aufwärtsleiten des Yang-Qi

Indikationen und Kombinationen:

1. Frühstadium von Masern mit unvollständiger Entwicklung der Ausschläge. Rhizoma Cimicifugae wird mit Radix Puerariae in der Rezeptur Shengma Gegen Tang verschrieben.

2. Übermäßige Hitze in der Magen-Leitbahn, die sich als Kopfschmerz, geschwollenes und schmerzhaftes Zahnfleisch, schmerzende Zähne und Ulzerationen der Zunge und Mundschleimhaut manifestiert. Rhizoma Cimiciufugae wird mit Rhizoma Coptidis, Radix Rehmanniae, Gypsum fibrosum und Cortex Moutan in der Rezeptur Qingwei San kombiniert.

3. Halsentzündung durch äußeren Wind und Hitze. Rhizoma Cimicifugae wird mit Radix Scrophulariae, Radix Platycodi und Fructus Arctii in der Rezeptur Niubang Tang angewendet.

4. Absinkendes Qi der Milz und des Magens, das sich als chronische Diarrhoe, Prolaps des Rektums, Gastroptosis und Prolaps des Uterus manifestiert. Rhizoma Cimicifugae wird mit Radix Ginseng, Radix Scutellariae und Rhizoma Atractylodis macrocephalae in der Rezeptur Buzhong Yiqi Tang verschrieben.

5. Beulen, Karbunkel, Furunkel und Hauterkrankungen. Rhizoma Cimicifugae wird mit Herba Taraxaci, Flos Lonicerae, Fructus Forsythiae und Radix Paeoniae rubra angewendet.

Dosierung:

3–10 g

Vorsichtsmaßnahmen und Kontraindikationen:

Das Arzneimittel ist kontraindiziert bei Patienten mit Atemschwierigkeiten, mit vollständig entwickeltem Ausschlag bei Masern und bei Leere-Disharmoniemustern mit Hitzesymptomen und -zeichen.

26. Herba Spirodelae (Fuping)

Botanischer Name:

Spirodela polyrrhiza (L.) Schield.

Früheste Literaturquelle:

Shennong Bencao Jing

Geschmacksrichtung und Temperaturverhalten:

scharf und kalt

Funktionskreise:

Lunge und Blase

Therapeutische Wirkungen:

1. Fördern von Schwitzen und Entlasten des Äußeren-Biao
2. Ausleiten von Ausschlag an die Körperoberfläche bei Masern und Lindern von Juckreiz
3. Eliminieren von Wasser und Reduzieren von Schwellungen

Indikationen und Kombinationen:

1. Äußere Wind-Hitze. Herba Spirodelae wird mit Herba Schizonepetae, Herba Menthae und Fructus Forsythiae angewendet.

2. Masern ohne ständige Entwicklung der Ausschläge. Herba Spirodelae wird mit Herba Menthae, Fructus Arctii und Periostracum Cicadae kombiniert.

3. Unvollständige Ausschläge vom Wind-Hitze-Typ und Jucken der Haut. Herba Spirodelae wird mit Herba Menthae und Fructus Arctii verschrieben.

4. Ödeme und Schwierigkeiten beim Harnfluß in Verbindung mit äußeren Disharmoniemustern. Herba Spirodelae kann als Einzelarzneimittel verwendet werden.

Dosierung:

3–10 g

Vorsichtsmaßnahmen und Kontraindikationen:

Das Arzneimittel ist kontraindiziert bei Patienten mit schwacher Konstitution und spontanem Schwitzen.

27. Herba Equiseti hiemalis (Muzei)

Botanischer Name:

Equisetum hiemale L.

Früheste Literaturquelle:

Jiayou Bencao

Geschmacksrichtung und Temperaturverhalten:

süß und bitter, neutral

Funktionskreise:

Lunge und Leber

Therapeutische Wirkungen:

1. Zerstreuen von Wind und Eliminieren von Hitze
2. Klären der Augen und Behandeln von Sehstörungen
3. Stillen von Blutungen

Indikationen und Kombinationen:

1. Äußere Wind-Hitze oder Wind und Hitze in der Leber-Leitbahn, die sich als gerötete Augen, übermäßiger Tränenfluß, verschwimmender Gesichtssinn und Hornhauttrübung manifestieren. Herba Equiseti hiemalis wird mit Periostracum Cicadae, Flos Eriocauli, Spica Prunellae und Fructus Tribuli angewendet.

2. Hämorrhoidalblutungen. Herba Equiseti hiemalis wird mit Radix Scutellariae und Radix Sanguisorbae kombiniert.

Dosierung:

3–10 g

Vorsichtsmaßnahmen und Kontraindikationen:

Das Arzneimittel soll während der Schwangerschaft mit Vorsicht angewendet werden.

Kapitel 2

Arzneimittel zum Eliminieren von Hitze

Diese Arzneimittel beseitigen hauptsächlich innere Hitze. Disharmoniemuster der inneren Hitze schließen Disharmoniemuster der äußeren Hitze infolge von äußeren disharmonisierenden Faktoren und Hitze-Disharmoniemuster, verursacht durch Retention von Nahrung, aus. Entsprechend den therapeutischen Wirkungen und Indikationen der Arzneimittel können sie wie folgt klassifiziert werden:

A. Arzneimittel, die Hitze eliminieren und Feuer reduzieren:

Diese Arzneimittel sind hauptsächlich indiziert bei Hitze-Disharmoniemustern auf der Qi-Ebene.

B. Arzneimittel zum Eliminieren von Hitze und Nässe:

Diese Arzneimittel sind bitter und trocken im Geschmack und hauptsächlich bei inneren Disharmoniemustern von übermäßiger Hitze ohne Verbrauch der Körperflüssigkeiten indiziert.

C. Arzneimittel, die das Blut kühlen:

Diese Arzneimittel werden zur Kühlung von Hitze im Blut benutzt.

D. Arzneimittel, die Hitze eliminieren und Toxine ausleiten:

Diese Arzneimittel sind hauptsächlich bei Disharmoniemustern von übermäßiger toxischer Hitze wie bei epidemischen Erkrankungen, toxischer Dysenterie, Hautbeulen und Karbunkeln indiziert.

E. Arzneimittel, die Hitze eliminieren, die durch Leere des Yin verursacht wurden:

Diese Arzneimittel sind bei inneren Hitze-Syndromen infolge von Yin-Mangel, z. B. bei Schwitzen am Nachmittag, indiziert.

Im allgemeinen sind alle diese Arzneimittel in ihrem Temperaturverhalten kühl und kalt. Die Wirkung kann die normale Funktion von Milz und Magen schwächen. Deshalb sollten sie bei Patienten mit Appetitlosigkeit, Schwäche der Milz und des Magens oder Diarrhoe mit Vorsicht angewandt werden. Zusätzlich dienen sie als unterstützende Arzneimittel in Kombination mit giftigen Arzneimitteln oder Arzneimitteln, die das Yin nähren.

2A. Arzneimittel, die Hitze eliminieren und Feuer reduzieren

Diese Arzneimittel sind hauptsächlich bei Hitze-Syndromen auf der Qi-Ebene infolge von äußerer Hitze indiziert, die sich als hohes Fieber, Schwitzen, Durst, Delirium, Reizbarkeit, spärlicher, dunkelgelber Urin, gelber und trockener Zungenbelag, wogender und kräftiger Puls manifestieren, sowie bei übermäßiger Hitze in der Lunge, übermäßiger Hitze im Magen und übermäßiger Hitze im Herzen.

28. Gypsum fibrosum (Shigao)

Mineralname:

Calcium sulphate

Früheste Literaturquelle:

Shennong Bencao Jing

Geschmacksrichtung und Temperaturverhalten:

süß und scharf, sehr kalt

Funktionskreise:

Lunge und Magen

Therapeutische Wirkungen:

1. Eliminieren von Hitze und Reduzieren von Feuer
2. Beruhigen von Reizbarkeit und Lindern von Durst

Indikationen und Kombinationen:

1. Übermäßige Hitze auf der Qi-Ebene infolge von äußerer disharmonisierender Hitze, die sich als hohes Fieber, Reizbarkeit, Durst, reichlicher Schweiß und wogender, schneller und kräftiger Puls manifestiert. Gypsum fibrosum wird mit Rhizoma Anemarrhenae in der Rezeptur Baihu Tang verschrieben.

2. Übermäßige Hitze sowohl auf der Qi- als auch auf der Blut-Ebene infolge von Invasion durch äußere disharmonisierende Hitze, die sich als kontinuierlich hohes Fieber und fleckige Papeln manifestiert. Gypsum fibrosum wird mit Radix Scrophulariae und Cornu Rhinocerotis angewendet.

3. Husten und Asthma verursacht durch Hitze in der Lunge, die sich als Husten und Asthma in Kombination mit Fieber, Durst und Verlangen nach Trinken manifestiert. Gypsum fibrosum wird mit Herba Ephedrae und Semen Armeniacae in der Rezeptur Ma Xing Shi Gan Tang kombiniert.

4. Aufbrausendes Magen-Feuer, das sich als Kopfschmerz und geschwollenes und schmerzhaftes Zahnfleisch manifestiert. Gypsum fibrosum wird mit Radix Rehmanniae und Rhizoma Anemarrhenae in der Rezeptur Yunu Jian verwendet.

5. Ekzeme, Verbrennungen und Abszesse. Gypsum fibrosum wird mit Indigo naturalis und Cortex Phellodendri angewendet.

Dosierung:

15–60 g

Vorsichtsmaßnahmen und Kontraindikationen:

Das Arzneimittel ist bei Schwäche des Magens kontraindiziert.

29. Rhizoma Anemarrhenae (Zhimu)

Botanischer Name:

Anemarrhena asphodeloides Bge.

Früheste Literaturquelle:

Shennong Bencao Jing

Geschmacksrichtung und Temperaturverhalten:

süß und bitter, kalt

Funktionskreise:

Lungen, Magen und Niere

Therapeutische Wirkungen:

1. Eliminieren von Hitze und Reduzieren von Feuer
2. Nähren des Yin und Befeuchten von Trockenheit

Indikationen und Kombinationen:

1. Übermäßige Hitze auf der Qi-Ebene. Rhizoma Anemarrhenae wird mit Gypsum fibrosum in der Rezeptur Baihu Tang verschrieben.

2. Husten infolge von Hitze in der Lunge oder trockener Husten infolge von Yin-Mangel. Rhizoma Anemarrhenae wird mit Bulbus Fritillariae cirrhosae in der Rezeptur Ermu San angewendet.

3. Yin-Mangel der Lunge und der Niere mit Hitze-Symptomen und Zeichen, die sich als Fieber am Nachmittag, Schwitzen in der Nacht und fiebrige Empfindungen an den Handinnenflächen, Fußsohlen und prästernal manifestieren. Rhizoma Anemarrhenae wird mit Cortex Phellodendri kombiniert.

4. Diabetes, die sich als extremer Durst und Hunger und reichlicher Urin manifestiert. Rhizoma Anemarrhenae wird mit Radix Trichosanthis, Fructus Schisandrae, Radix Ophiopogonis und Radix Puerariae in der Rezeptur Yuye Tang verschrieben.

Dosierung:

6–12 g

Vorsichtsmaßnahmen und Kontraindikationen:

Dieses Arzneimittel ist bei Diarrhoe infolge von Schwäche der Milz kontraindiziert.

30. Rhizoma Phragmitis (Lugen)

Botanischer Name:

Phragmites communis Trin.

Früheste Literaturquelle:

Mingyi Bielu

Geschmacksrichtung und Temperaturverhalten:

süß und kalt

Funktionskreise:

Lunge und Magen

Therapeutische Wirkungen:

1. Eliminieren von Hitze und Beruhigen von Reizbarkeit
2. Fördern der Produktion von Körperflüssigkeiten und Lindern von Durst
3. Lindern von Erbrechen

Indikationen und Kombinationen:

1. Fiebrige Erkrankungen, die sich als Durst, Reizbarkeit und Fieber manifestieren. Rhizoma Phragmitis wird mit Gypsum fibrosum, Radix Ophiopogonis und Radix Trichosanthis angewendet.

2. Hitze im Magen mit Erbrechen und Aufstoßen. Rhizoma Phragmitis wird mit Saft aus Rhizoma Zingiberis recens, Caulis Bambusae und Folium Eriobotryae kombiniert.

3. Hitze in der Lunge, die sich als Husten, Auswurf von dickem und gelbem Sputum und Lungenabszeß manifestiert. Rhizoma Phragmitis wird mit Flos Lonicerae, Herba Houttuyniae und Semen Benincasae verschrieben.

Dosierung:

15–30 g

Vorsichtsmaßnahmen und Kontraindikationen:

Dieses Arzneimittel sollte bei Patienten mit Kälte und Leere in Magen und Milz mit Vorsicht angewendet werden.

31. Radix Trichosanthis (Tianhuafen)

Botanischer Name:

1. Trichosanthes kirilowii Maxim.
2. Trichosanthes japonica Regel.

Früheste Literaturquelle:

Shennong Bencao Jing

Geschmacksrichtung und Temperaturverhalten:

bitter und leicht süß, kalt

Funktionskreise:

Lunge und Magen

Therapeutische Wirkungen:

1. Eliminieren von Hitze und Fördern der Produktion von Körperflüssigkeiten
2. Reduzieren von Schwellung und Eliminieren von Eiter

Indikationen und Kombinationen:

1. Durst bei fiebrigen Erkrankungen. Radix Trichosanthis wird mit Radix Glehniae, Radix Ophiopogonis und Rhizoma Phragmitis angewendet.

2. Extremer Durst bei Diabetes. Radix Trichosanthis wird mit Radix Puerariae, Fructus Schisandrae und Rhizoma Anemarrhenae kombiniert.

3. Trockener Husten infolge von Hitze in der Lunge. Radix Trichosanthis wird mit Cortex Mori, Bulbus Fritillariae cirrhosae und Radix Platycodi verschrieben.

4. Hautbeulen und Karbunkel. Radix Trichosanthis wird mit Fructus Forsythiae, Herba Taraxaci, Bulbus Fritillariae cirrhosae und Flos Lonicerae angewendet.

Dosierung:

10–15 g

Vorsichtsmaßnahmen und Kontraindikationen:

Dieses Arzneimittel sollte bei Schwangerschaft mit Vorsicht benutzt werden.

32. Folium Bambusae (Zhuye)

Botanischer Name:

Phyllostachy nigra (Lodd.) Munro var. henonis (Mitf.) Stapf ex Rendle

Früheste Literaturquelle:

Mingyi Bielu

Geschmacksrichtung und Temperaturverhalten:

süß und kalt

Funktionskreise:

Herz, Lunge und Magen

Therapeutische Wirkungen:

1. Eliminieren von Hitze und Beruhigen von Reizbarkeit
2. Fördern der Urinbildung

Indikationen und Kombinationen:

1. Durst bei fiebrigen Erkrankungen. Folium Bambusae wird mit Gypsum fibrosum, Radix Ophiopogonis in der Rezeptur Zhuye Shigao Tang verschrieben.

2. Aufbrausendes Herz-Feuer, das sich als Ulzerationen im Mund oder auf der Zunge manifestiert oder Herz-Feuer, das den Dünndarm belastet und sich als tröpfelnder Harnfluß manifestiert. Folium Bambusae wird mit Caulis Clematidis und Radix Rehmanniae in der Rezeptur Daochi San kombiniert.

Dosierung:

6–15 g

33. Herba Lophatheri (Danzhuye)

Botanischer Name:

Lophatherum gracile Brongn.

Früheste Literaturquelle:

Bencao Gangmu

Geschmacksrichtung und Temperaturverhalten:

süß und geschmacklos, kalt

Funktionskreise:

Herz, Magen und Dünndarm

Therapeutische Wirkungen:

1. Eliminieren von Hitze und Fördern des Harnflusses
2. Eliminieren von Hitze aus dem Herzen und Beruhigen von Reizbarkeit

Indikationen und Kombinationen:

1. Fiebrige Erkrankungen, die sich als Reizbarkeit, Durst und Fieber manifestieren. Herba Lophatheri wird mit Gypsum fibrosum und Rhizoma Anemarrhenae angewendet.

2. Hitze in Herz, Magen und Dünndarm, die sich als Ulzerationen im Mund und auf der Zunge und spärliches schmerzhafter Harnfluß manifestiert. Herba Lophatheri wird mit Radix Rehmanniae und Caulis Clematidis kombiniert.

Dosierung:

5–10 g

Vorsichtsmaßnahmen und Kontraindikationen:

Das Arzneimittel sollte während der Schwangerschaft mit Vorsicht benutzt werden.

34. Fructus Gardeniae (Zhizhi)

Botanischer Name:

Gardenia jaminoides Ellis

Früheste Literaturquelle:

Shennong Bencao Jing

Geschmacksrichtung und Temperaturverhalten:

bitter und kalt

Funktionskreise:

Herz, Leber, Lunge, Magen und Dreifacher Erwärmer

Therapeutische Wirkungen:

1. Eliminieren von Hitze und Reduzieren von Feuer
2. Kühlen des Blutes und Eliminieren von Toxinen
3. Eliminieren von Nässe

Indikationen und Kombinationen:

1. Fiebrige Erkrankungen, die sich in hohem Fieber, Reizbarkeit, Delirium und Bewußtlosigkeit manifestieren. Fructus Gardeniae wird mit Semen Sojae praeparatum, Fructus Forsythiae und Radix Scutellariae angewendet.

2. Gelbsucht mit Fieber und Dysurie. Fructus Gardeniae wird mit Herba Artemisiae scopariae, Radix et Rhizoma Rhei und Cortex Phellodendri kombiniert.

3. Extravasation verursacht durch Hitze im Blut, die sich als Erbrechen von Blut, Bluthusten und Blut im Urin manifestiert. Fructus Gardeniae wird mit Rhizoma Imperatae, Radix Rehmanniae und Radix Scutellariae verschrieben.

4. Hautbeulen und Karbunkel. Fructus Gardeniae wird mit Rhizoma Coptidis, Radix Scutellariae und Flos Lonicerae verwendet.

Dosierung:

3–10 g

Vorsichtsmaßnahmen und Kontraindikationen:

Das Arzneimittel ist bei Patienten mit Schwäche der Milz und der Diarrhoe kontraindiziert.

35. Spica Prunellae (Xiakucao)

Botanischer Name:

Prunella vulgaris L.

Früheste Literaturquelle:

Shennong Bencao Jing

Geschmacksrichtung und Temperaturverhalten:

bitter und scharf, kalt

Funktionskreise:

Leber und Gallenblase

Therapeutische Wirkungen:

1. Reduzieren von Feuer in der Leber
2. Auflösen von subkutanen Knoten

Indikationen und Kombinationen:

1. Aufbrausendes Leber-Feuer, das sich in geröteten, schmerzhaften, geschwollenen und wäßrigen Augen, Kopfschmerz und Benommenheit manifestiert. Spica Prunellae wird mit Concha Haliotidis und Flos Chrysanthemi angewendet.

2. Anhäufung von Schleim-Feuer, die sich in Skrofula, Lipomen, geschwollenen Drüsen oder Kropf manifestiert. Spica Prunellae wird mit Concha Ostreae, Radix Scrophulariae und Caulis Laminariae kombiniert.

Dosierung:

10–15 g

Vorsichtsmaßnahmen und Kontraindikationen:

Dieses Arzneimittel soll bei Patienten mit Schwäche des Magens und der Milz mit Vorsicht angewendet werden.

36. Flos Eriocaulonis (Gujingcao)

Botanischer Name:

Eriocaulon buergerianum koern.

Früheste Literaturquelle:

Kaibao Bencao

Geschmacksrichtung und Temperaturverhalten:

süß und neutral

Funktionskreise:

Leber und Magen

Therapeutische Wirkungen:

1. Eliminieren von Hitze und Eliminieren von Wind
2. Klären der Augen

Indikationen und Kombinationen:

Wind-Hitze in der Leber-Leitbahn, die sich in geröteten, schmerzhaften, geschwollenen Augen, übermäßigem Tränenfluß, Photophobie und kornealer Opazität manifestiert. Flos Eriocauli wird in Kombination wird Herba Schizonepetae, Radix Gentianae und Radix Paeoniae rubra angewendet.

Dosierung:

6–15 g

Vorsichtsmaßnahmen und Kontraindikationen:

Das Arzneimittel ist bei Patienten mit Blut-Mangel kontraindiziert.

37. Flos Buddlejae (Mimenghua)

Botanischer Name:

Buddleja officinalis Maxim.

Früheste Literaturquelle:

Kaibao Bencao

Geschmacksrichtung und Temperaturverhalten:

süß und leicht kalt

Funktionskreis:

Leber

Therapeutische Wirkungen:

1. Eliminieren von Hitze in der Leber
2. Klären der Augen und Reduzieren von Hornhauttrübung

Indikationen und Kombinationen:

1. Hitze in der Leber, die sich in geröteten, schmerzhaften und geschwollenen Augen, Photophobie, übermäßigem Tränenfluß und Hornhauttrübung manifestiert. Flos Buddlejae wird mit Flos Chrysanthemi, Concha Haliotidis und Fructus Tribuli angewendet.

2. Yin-Mangel der Leber mit aufsteigendem Yang, der sich als Benommenheit, verschwimmender Gesichtssinn, trockene Augen und Hornhauttrübung manifestiert. Flos Buddlejae wird mit Fructus Lycii und Semen Astragali complanati kombiniert.

Dosierung:

6–10 g

38. Semen Celosiae (Qingxiangzi)

Botanischer Name:

1. Celosia argentea L.
2. Celosia cristata L.

Früheste Literaturquelle:

Shennong Bencao Jing

Geschmacksrichtung und Temperaturverhalten:

bitter und leicht kalt

Funktionskreis:

Leber

Therapeutische Wirkungen:

1. Eliminieren von Hitze in der Leber
2. Klären der Augen und Reduzieren Hornhauttrübung

Indikationen und Kombinationen:

Aufbrausendes Leber-Feuer, das sich in geröteten, schmerzhaften und geschwollenen Augen, verschwimmendem Gesichtssinn und Hornhauttrübung manifestiert. Semen Celosiae wird mit Semen Sennae, Flos Chrysanthemi und Semen Plantaginisa ngewendet.

Dosierung:

3–15 g

2B. Arzneimittel, die Hitze eliminieren und Nässe trocknen

Arzneimittel, die Hitze eliminieren und Nässe trocknen, sind bitter und kalt. Sie sind bei Nässe-Hitze-Disharmoniemustern indiziert, die sich als Fieber, klebriger Zungenbelag, spärlicher Urin, Gelbsucht, Dysenterie und Diarrhoe, Furunkel, Ekzeme, abnormaler Vaginalausfluß und trüber Urin manifestieren. Die Arzneimittel dieser Kategorie schwächen den Magen und verbrauchen das Yin. Sie sollten deshalb bei Fällen mit Schwäche von Milz und Magen oder Mangel an Körperflüssigkeiten mit Vorsicht angewendet werden. Falls notwendig, können sie mit Arzneimitteln zur Nährung des Yin kombiniert werden.

39. Radix Scutellariae (Huangqin)

Botanischer Name:

Scutellaria baicalensis Georgi

Früheste Literaturquelle:

Shennong Bencao Jing

Geschmacksrichtung und Temperaturverhalten:

bitter und kalt

Funktionskreise:

Lunge, Gallenblase, Magen und Dickdarm

Therapeutische Wirkungen:

1. Eliminieren von Hitze und Nässe
2. Reduzieren von Feuer und Eliminieren von Toxinen
3. Stillen von Blutungen und Beruhigen des Fötus

Indikationen und Kombinationen:

1. Nässe-Hitze-Syndrome:

   a) Fiebrige Erkrankungen vom Nässe-Hitze-Typ: Radix Scutellariae wird mit Talcum und Medulla Tetrapanacis angewendet.

   b) Gelbsucht: Radix Scutellariae wird mit Fructus Gardeniae, Herba Artemisiae scopariae und Folium Bambusae kombiniert.

   c) Dysenterie und Diarrhoe: Radix Scutellariae wird mit Rhizoma Coptidis verschrieben.

   d) Hautbeulen, Karbunkel und Furunkel: Radix Scutellariae werden mit Flos Lonicerae und Radix Trichosanthis verwendet.

2. Husten infolge von Hitze in der Lunge. Radix Scutellariae wird mit Cortex Mori und Rhizima Anemarrhenae angewendet.

3. Hämorrhagien infolge von Hitze im Blut, die sich als Bluterbrechen, Epistaxis, Blut im Urin und Gebärmutterblutung manifestiert. Radix Scutellariae wird geröstet und mit Radix Rehmanniae, Rhizoma Imperatae und Cacumen Biotae kombiniert.

4. Drohende Fehl- oder Frühgeburt („ruheloser Fötus"). Radix Scutellariae wird mit Radix Angelicae sinensis und Rhizoma Atractylodis macrocephalae kombiniert.

Dosierung:

3–10 g

Vorsichtsmaßnahmen und Kontraindikationen:

Das Arzneimittel ist bei Patienten mit Kälte vom Leere-Typ der Milz und des Magens kontraindiziert. Das rohe Arzneimittel wird benutzt, um den Fötus durch Eliminieren von Hitze zu beruhigen. Das in Wein geröstete Arzneimittel wird zum Stillen von Blutungen, und das verkohlte Arzneimittel zum Eliminieren von Hitze im Oberen Erwärmer verwendet.

40. Rhizoma Coptidis (Huanglian)

Botanischer Name:

1. Coptis chinensis Franch.C.
2. Coptis diltoidea C. Y. Cheng et Hsiao
3. Coptis teetoides C. Y. Cheng

Früheste Literaturquelle:

Shennong Bencao Jing

Geschmacksrichtung und Temperaturverhalten:

bitter und kalt

Funktionskreise:

Herz, Leber, Magen und Dickdarm

Therapeutische Wirkungen:

1. Eliminieren von Hitze und Nässe
2. Reduzieren von Feuer und Eliminieren von Toxinen

Indikationen und Kombinationen:

1. Nässe-Hitze-Disharmoniemuster:

a) Nässe-Hitze, die den Mittleren Erwärmer blockiert und sich als Völlegefühl im Epigastrium und Erbrechen manifestiert. Rhizoma Coptidis wird mit Radix Scutellariae, Rhizoma Pinelliae und Rhizoma Zingiberis angewendet.

b) Anhäufung von Nässe-Hitze im Darm, die sich als Diarrhoe oder Dysenterie manifestiert: Rhizoma Coptidis wird mit Radix Scutellariae und Radix Puerariae kombiniert. Falls daraufhin Tenesmus auftritt, wird Rhizoma Coptidis mit Radix Aucklandiae in der Rezeptur Xiang Lian Wan verschrieben.

2. Leber-Feuer, das den Magen angreift und sich in Erbrechen manifestiert. Rhizoma Coptidis wird mit Fructus Evodiae verschrieben. Falls Hitze im Magen das Erbrechen verursacht, wird Rhizoma Coptidis mit Caulis Bambusae kombiniert.

3. Fiebrige Erkrankungen, die sich in hohem Fieber, Reizbarkeit, Bewußtlosigkeit und Delirium manifestieren. Rhizoma Coptidis wird mit Gypsum fibrosum und Fructus Gardeniae angewendet.

4. Hautbeulen, Karbunkel und Furunkel. Rhizoma Coptidis wird mit Radix Scutellariae, Flos Lonicerae, Fructus Forsythiae und Fructus Gardeniae verschrieben.

5. Übermäßiges Feuer im Magen. Falls Hungergefühl nach ausreichender Nahrungsaufnahme auftritt, wird Rhizoma Coptidis mit Radix Rehmanniae und Radix Trichosanthis kombiniert. Bei Zahnschmerzen wird Rhizoma Coptidis mit Rhizoma Cimicifugae und Radix Rehmanniae verwendet.

Dosierung:

2–10 g

Vorsichtsmaßnahmen und Kontraindikationen:

Das Arzneimittel sollte mit Vorsicht benutzt werden, da hohe Dosierungen den Magen schwächen können.

41. Cortex Phellodendri (Huangbai)

Botanischer Name:

1. Phellodendron amurense Rupr.
2. Phellodendron chinense Schneid

Früheste Literaturquelle:

Shennong Bencao Jing

Geschmacksrichtung und Temperaturverhalten:

bitter und kalt

Funktionskreise:

Niere, Blase und Dickdarm

Therapeutische Wirkungen:

1. Eliminieren von Hitze und Nässe
2. Reduzieren von Feuer und Eliminieren von Toxinen

Indikationen und Kombinationen:

1. Nässe-Hitze-Disharmoniemuster:

   a) Anhäufung von Nässe-Hitze im Darm, die sich als Diarrhoe und Dysenterie manifestiert: Cortex Phellodendri wird mit Radix Pulsatillae, Rhizoma Coptidis und Radix Scutellariae angewendet.

   b) Innere Anhäufung von Nässe-Hitze, die sich als Gelbsucht manifestiert: Cortex Phellodendri wird mit Fructus Gardeniae und Herba Artemisiae Scopariae kombiniert.

   c) Abwärtsfließen von Nässe-Hitze, die sich als trüber Urin und gelber, dicker Leukorrhoe manifestiert: Cortex Phellodendri wird mit Semen Plantaginis, Folium Bambusae und Caulis Clematidis verschrieben.

   d) Hautbeulen, die durch Nässe im unteren Teil des Körpers verursacht werden: Cortex Phellodendri wird mit Rhizoma Atractylodis verwendet.

2. Hautbeulen, Karbunkel, Furunkel und Ekzeme. Cortex Phellodendri wird mit Radix Scutellariae und Fructus Gardeniae kombiniert. Zur äußeren Anwendung wird Cortex Phellodendri zerstampft und als Pulver mit Talcum vermischt.

3. Yin-Mangel mit Hitze-Symptomen und -zeichen, der sich als nächtlicher Samenerguß und Schwitzen in der Nacht manifestiert. Cortex Phellodendri wird mit Rhizoma Anemarrhenae und Radix Rehmanniae kombiniert.

Dosierung:

3–10 g

Vorsichtsmaßnahmen und Kontraindikationen:

Das Arzneimittel ist bei Patienten mit Schwäche und Kälte in Milz und Magen kontraindiziert.

42. Radix Gentianae (Longdancao)

Botanischer Name:

1. Gentiana scabra Bge.
2. Gentiana triflora Pall.
3. Gentiana manshurica Kitag.

Früheste Literaturquelle:

Shennong Bencao Jing

Geschmacksrichtung und Temperaturverhalten:

bitter und kalt

Funktionskreise:

Leber, Gallenblase und Magen

Therapeutische Wirkungen:

1. Eliminieren von Hitze und Nässe
2. Reduzieren von Feuer in der Leber

Indikationen und Kombinationen:

1. Nässe-Hitze-Disharmoniemuster:

   a) Gelbsucht vom Nässe-Hitze-Typ: Radix Gentianae wird mit Herba Artemisiae Scopariae und Fructus Gardeniae angewendet.

   b) Leukorrhoe vom Nässe-Hitze-Typ, die sich als Schmerzen und Schwellung der Genitalien und Ekzeme manifestiert: Radix Gentianae wird mit Cortex Phellodendri, Radix Sophorae flavescentis und Semen Plantaginis kombiniert.

2. Aufbrausendes Leber-Feuer, das sich als Kopfschmerz, Spannungsgefühl im Kopf, gerötete Augen, Taubheit und Schmerz in der Rippenregion manifestiert. Radix Gentianae wird mit Radix Scutellariae, Fructus Gardeniae, Radix Bupleuri und Caulis Clematidis verschrieben.

3. Fieber, Spasmen und Krämpfe. Radix Gentianae wird mit Ramulus Uncariae cum Uncis und Calculus Bovis kombiniert.

Dosierung:

3–10 g

Vorsichtsmaßnahmen und Kontraindikationen:

Das Arzneimittel ist bei Patienten mit Schwäche und Kälte in Milz und Magen kontraindiziert.

43. Radix Sophorae flavescentis (Kushen)

Botanischer Name:

Sophora flavescens Ait.

Früheste Literaturquelle:

Shennong Bencao Jing

Geschmacksrichtung und Temperaturverhalten:

bitter und kalt

Funktionskreise:

Herz, Leber, Magen, Dickdarm und Blase

Therapeutische Wirkungen:

1. Eliminieren von Hitze und Nässe
2. Fördern des Harnflusses
3. Eliminieren von Wind und Lindern von Jucken

Indikationen und Kombinationen:

1. Nässe-Hitze-Disharmoniemuster:

a) Gelbsucht vom Nässe-Hitze-Typ: Radix Sophorae flavescentis wird mit Cortex Phellodendri, Fructus Gardeniae, Radix Gentianae und Herba Artemisiae scopariae angewendet.

b) Diarrhoe und Dysenterie vom Nässe-Hitze-Typ: Radix Sophorae flavescentis wird mit Radix Aucklandiae und Radix Glycyrrhizae kombiniert.

c) Leukorrhoe und Ekzeme der Genitalien vom Nässe-Hitze-Typ: Radix Sophorae flavescentis wird mit Cortex Phellodendri, Fructus Cnidii und Radix Gentianae verschrieben.

2. Hauterkrankungen einschließlich Jucken der Haut, Krätze und Impetigo. Radix Sophorae flavescentis kann intern und äußerlich angewendet werden. Das Arzneimittel wird mit Radix Angelicae sinensis, Cortex Dictamni radicis, Fructus Kochiae und Radix Paeoniae rubra verwendet.

3. Schmerzhafter Harnfluß verursacht durch Nässe-Hitze. Radix Sophorae flavescentis wird mit Herba Taraxaci und Folium Pyrrosiae kombiniert.

Dosierung:

3–10 g

Vorsichtsmaßnahmen und Kontraindikationen:

Das Arzneimittel darf auf keinen Fall mit Rhizoma Veratri nigri (Lilu) kombiniert werden. Es ist bei Patienten mit Schwäche und Kälte in Milz und Magen kontraindiziert.

2C. Arzneimittel, die Hitze eliminieren und das Blut kühlen

Arzneimittel, die Hitze eliminieren und das Blut kühlen, sind bei Disharmoniemustern infolge von übermäßiger Hitze auf der Blut-Ebene indiziert. Die klinischen Manifestationen zeigen sich in verschiedenen hämorrhagischen Erkrankungen einschließlich Epistaxis, Blut im Stuhl, Blut im Urin, blutiges Erbrechen oder Auswurf, Bluthusten und Zahnfleischbluten. Diese Arzneimittel werden auch bei Fieber mit Bewußtlosigkeit, tiefroter Zunge und schnellem Puls angewendet. Ihre Geschmacksrichtung ist bitter und süß-salzig, ihr Temperaturverhalten ist kalt.

44. Cornu Rhinocerotis (Xijiao)

Zoologischer Name:

1. Rhinoceros unicornis L.
2. Rhinoceros sondaicus Desmarest
3. Rhinoceros sumatrensis (Fischer)

Früheste Literaturquelle:

Shennong Bencao Jing

Geschmacksrichtung und Temperaturverhalten:

bitter und salzig, kalt

Funktionskreise:

Herz, Leber und Magen

Therapeutische Wirkungen:

1. Eliminieren von Hitze und Lösen von Krämpfen
2. Kühlen des Blutes und Eliminieren von Toxinen

Indikationen und Kombinationen:

1. Hämorrhagische Erkrankungen infolge von Extravasation durch Hitze, die sich als blutiges Erbrechen, Epistaxis und subkutane Blutungen manifestieren. Cornu Rhinocerotis wird mit Radix Rehmanniae, Cortex Moutan und Radix Paeoniae rubra angewendet.

2. Fieber, Bewußtlosigkeit Delirium und Krämpfe. Cornu Rhinocerotis wird mit Folium Isatidis, Gypsum fibrosum und Cornu Saigae tataricae kombiniert.

Dosierung:

1,5–6 g

Vorsichtsmaßnahmen und Kontraindikationen:

Cornu Rhinocerotis sollte nicht mit Radix Aconiti Kusnezoffii (Caowu) und Radix Aconiti praeparata (Chuanwu) vermischt werden. Bei Schwangerschaft soll es mit Vorsicht angewendet werden.

Bemerkung:

Obwohl Cornu Rhinocerotis ein traditionelles Arzneimittel ist, kann es aufgrund seiner Knappheit durch Cornu Bubali ersetzt werden.

45. Radix Rehmanniae (Shengdihuang)

Botanischer Name:

Rehmannia gultinosa Libosch

Früheste Literaturquelle:

Shennong Bencao Jing

Geschmacksrichtung und Temperaturverhalten:

süß und bitter, kalt

Funktionskreise:

Herz, Leber und Nieren

Therapeutische Wirkungen:

1. Eliminieren von Hitze und Kühlen des Blutes
2. Nähren des Yin und Fördern der Produktion der Körperflüssigkeiten

Indikationen und Kombinationen:

1. Äußere Hitze auf der Ebene des Nahrungs-Qi und des Blutes, die sich als trockener Mund und tiefrote Zunge mit spärlichem Belag manifestiert. Radix Rehmanniae wird mit Radix Scrophulariae, Cornu Rhinocerotis und Radix Ophiopogonis angewendet.

2. Verbrauch von Yin und Körperflüssigkeiten im Spätstadium von fiebrigen Erkrankungen, die sich als Fieber in der Nacht und am Morgen nachlassend ohne Schwitzen manifestieren. Radix Rehmanniae wird mit Rhizoma Anemarrhenae, Herba Artemisiae annuae und Carapax Trionycis kombiniert.

3. Hämorrhagien infolge von Extravasation durch Hitze, die sich als Erbrechen mit Blut, Epistaxis, Blut im Urin, Blut im Stuhl und funktionelle Gebärmutterblutung manifestiert. Radix Rehmanniae wird mit Cacumen Biotae und rohem Folium Nelumbinis verschrieben.

4. Fiebrige Erkrankung mit übermäßiger toxischer Hitze im Blut, Epistaxis und fleckigen Papeln. Radix Rehmanniae wird mit Cornu Rhinocerotis, Cortex Moutan und Radix Paeoniae rubra benutzt.

5. Fiebrige Erkrankung mit Verbrauch der Körperflüssigkeiten, die sich als rote Zunge, trockener Mund, Durst und übermäßiges Trinken manifestiert. Radix Rehmanniae wird mit Rhizoma Polygonati odorati, Radix Ophiopogonis, Radix Glehniae, Herba Dendrobii angewendet. Bei Verstopfung wird Radix Rehmanniae mit Radix Scrophulariae und Radix Ophiopogonis kombiniert.

Dosierung:

9–30 g

Vorsichtsmaßnahmen und Kontraindikationen:

Dieses Arzneimittel ist bei Patienten mit Leere und übermäßiger Nässe in der Milz, Völlegefühl im Bauch oder Diarrhoe kontraindiziert.

46. Radix Scrophulariae (Xuanshen)

Botanischer Name:

Scrophularia ningpoensiis Hemsl.

Früheste Literaturquelle:

Shennong Bencao Jing

Geschmacksrichtung und Temperaturverhalten:

bitter und süß-salzig, kalt

Funktionskreise:

Lunge, Magen und Nieren

Therapeutische Wirkungen:

1. Eliminieren von Hitze und Nähren des Yin
2. Eliminieren von Toxinen und Auflösen von subkutanen Knoten

Indikationen und Kombinationen:

1. Halsentzündung, verursacht durch äußeren Wind. Radix Scrophulariae wird mit Fructus Arctii, Radix Platycodi und Herba Menthae angewendet.

2. Halsentzündung, verursacht durch übermäßige innere Hitze. Radix Scrophulariae wird mit Radix Ophiopogonis, Radix Platycodi und roher Radix Glycyrrhizae kombiniert.

3. Hautbeulen, Karbunkel und Furunkel. Radix Scrophulariae wird mit Flos Lonicerae und roher Radix Glycyrrhizae verwendet.

4. Skrofula, Kropf und subkutane Knötchen. Radix Scrophulariae wird mit Bulbus Fritillariae cirrhosae und Concha Ostreae verschrieben.

5. Fiebrige Erkrankungen, verursacht durch äußere disharmonisierende Faktoren auf der Ebene des Nahrungs-Qi und des Blutes:

   a) Durst, Fieber, Schlaflosigkeit, tiefrote Zunge mit spärlichem Belag: Radix Scrophulariae wird mit Radix Rehmanniae und Radix Ophiopogonis angewendet.

   b) Hohes Fieber, Bewußtlosigkeit und fleckige Papeln: Radix Scrophulariae wird mit Rhizoma Anemarrhenae, Gypsum fibrosum und Cornu Rhinocerotis kombiniert.

6. Verstopfung infolge von Trockenheit im Darm. Radix Scrophulariae wird mit Radix Rehmanniae und Radix Ophiopogonis verschrieben.

Dosierung:

10–15 g

Vorsichtsmaßnahmen und Kontraindikationen:

Radix Scrophulariae ist bei Patienten mit Schwäche der Milz und des Magens kontraindiziert und sollte nicht mit Rhizoma Veratri nigri (Lilu) kombiniert werden.

47. Cortex Moutan (Mudanpi)

Botanischer Name:

Paeonia suffruticosa Andr.

Früheste Literaturquelle:

Shennong Bencao Jing

Geschmacksrichtung und Temperaturverhalten:

bitter und scharf, leicht kalt

Funktionskreise:

Herz, Leber und Nieren

Therapeutische Wirkungen:

1. Eliminieren von Hitze und Kühlen des Blutes
2. Stärken des Blutes und Auflösen von Stauung des Blutes

Indikationen und Kombinationen:

1. Fiebrige Erkrankung, verursacht durch äußere Hitze auf der Blut-Ebene, die sich als Fieber, Erbrechen von Blut, Epistaxis, Blut im Urin, fleckige Papeln und tiefrote Zunge manifestiert. Cortex Moutan wird mit Radix Rehmanniae, Cornu Rhinocerotis und Radix Paeoniae rubra angewendet.

2. Spätstadium von fiebrigen Erkrankungen mit Erschöpfung der Körperflüssigkeiten oder Yin-Mangel, das sich als Fieber in der Nacht und am Morgen nachlassend ohne Schwitzen, roter Zunge mit spärlichem Belag und fadenförmigem schnellen Puls manifestiert. Cortex Moutan wird mit Rhizoma Anemarrhenae, Radix Rehmanniae, Carapax Trionycitis und Herba Artemisiae annuae kombiniert.

3. Stauung des Blutes, die sich als Amenorrhoe, Dismenorrhoe, verhärtete Ansammlungen und Klumpen, Tumoren und Knötchen manifestiert. Cortex Moutan wird mit Semen Persicae, Ramulus Cinnamomi, Radix Paeoniae rubra und Poria in der Rezeptur Guizhi Fuling Wan kombiniert.

4. Hautbeulen, Karbunkel und Furunkel. Cortex Moutan wird mit Flos Lonicerae, Fructus Forsythiae benutzt.

Dosierung:

6–12 g

Vorsichtsmaßnahmen und Kontraindikationen:

Das Arzneimittel sollte während übermäßiger Menstruation oder Schwangerschaft mit Vorsicht angewendet werden.

48. Radix Paeoniae rubra (Chishao)

Botanischer Name:

1. Paeonia lactiflora pall.
2. Paeonia veitchii Lynch

Früheste Literaturquelle:

Shennong Bencao Jing

Geschmacksrichtung und Temperaturverhalten:

bitter und leicht kalt

Funktionskreis:

Leber

Therapeutische Wirkungen:

1. Eliminieren von Hitze und Kühlen des Blutes
2. Auflösen von Stauung des Blutes und Reduzieren von Schwellung

Indikationen und Kombinationen:

1. Fiebrige Erkrankungen, verursacht durch äußere Hitze auf der Ebene des Nahrungs-Qi und des Blutes, die sich als fleckige Papeln, Erbrechen von Blut, Epistaxis und tiefrote Zunge manifestieren. Radix Paeoniae rubra wird mit Radix Rehmanniae und Cortex Moutan angewendet.
2. Stauung des Blutes, das sich als Dysmenorrhoe, Amenorrhoe, akute Entzündung mit geröteter Schwellung und Schmerz durch äußere Verletzung manifestiert. Radix Paeoniae rubra wird mit Radix Ligustici chuanxiong, Radix Angelicae sinensis, Semen Persicae und Flos Carthami kombiniert.
3. Hautbeulen, Karbunkel und Furunkel. Radix Paeoniae rubra wird mit Flos Lonicerae und Fructus Forsythiae verschrieben.

Dosierung:

3–10 g

Vorsichtsmaßnahmen und Kontraindikationen:

Dieses Arzneimittel sollte nicht mit Rhizoma Veratri nigri (Lilu) kombiniert werden.

49. Radix Lithospermi seu Arnebiae (Zicao)

Botanischer Name:

1. Lithospermun erythrorhizon sieb. et zucc.
2. Arnebia euchroma (Royle Johnst)
3. Macrotomia euchroma

Früheste Literaturquelle:

Shennong Bencao Jing

Geschmacksrichtung und Temperaturverhalten:

süß und kalt

Funktionskreise:

Herz und Leber

Therapeutische Wirkungen:

1. Kühlen des Blutes und Stärken des Blutes
2. Eliminieren von Toxinen und Leiten von Ausschlag an die Körperoberfläche
3. Fördern der Darmperistaltik und Befeuchten des Darms

Indikationen und Kombinationen:

1. Unvollständige Entwicklung von Ausschlag bei Masern infolge von toxischer Hitze im Blut. Radix Lithospermi seu Arnebiae wird mit Periostracum Cicadae und Fructus Arctii angewendet.
2. Fleckige Papeln bei fiebrigen Erkrankungen. Radix Lithospermi seu Arnebiae wird mit Radix Paeoniae rubra, Cortex Moutan, Flos Lonicerae und Fructus Forsythiae kombiniert.
3. Vorbeugung von Masern. Radix Lithospermi seu Arnebiae wird mit Radix Glycyrrhizae verschrieben.
4. Hautbeulen, Karbunkeln, Verbrennungen und Erfrierungen. Radix Lithospermi seu Arnebiae wird mit Radix Angelicae sinensis, Radix Angelicae dahuricae und Sanguis Draconis in der Rezeptur Shengji Yuhong Gao äußerlich angewendet.

Dosierung:

3–10 g

Vorsichtsmaßnahmen und Kontraindikationen:

Dieses Arzneimittel ist bei Patienten mit Schwäche der Milz und Diarrhoe kontraindiziert.

2D. Arzneimittel, die Hitze eliminieren und Toxine ausleiten

Diese Arzneimittel sind bei Disharmoniemustern infolge von äußerer toxischer Hitze einschließlich Hautbeulen, Karbunkeln, Furunkeln, fleckigen Papeln, Erysipel, Halsentzündung und Dysenterie indiziert. Einige dieser Arzneimittel können helfen, das Wachstum von Tumoren zu hemmen und das Gift von Schlangenbissen auszuleiten.

50a. Flos Lonicerae (Jinyinhua)

Botanischer Name:

1. Lonicera japonica Thunb. L.
2. Lonicera hypoglauca Miq.
3. Lonicera confusa DC.
4. Lonicera dsystyla Rehd.

Früheste Literaturquelle:

Mingyi Bielu

Geschmacksrichtung und Temperaturverhalten:

süß und kalt

Funktionskreise:

Lunge, Magen und Dickdarm

Therapeutische Wirkungen:

Eliminieren von Hitze und Ausleiten von Toxinen

Indikationen und Kombinationen:

1. Fiebrige Erkrankungen:

   a) Äußere Hitze auf der Ebene des Abwehr-Qi und des Qi, die sich als Fieber, Durst, leichte Aversion gegen Wind und Kälte und Halsentzündung manifestiert. Flos Lonicerae wird mit Fructus Forsythiae und Fructus Arctii angewendet.

   b) Äußere Hitze auf der Qi-Ebene, die sich als hohes Fieber, extremer Durst und in wogendem schnellen Puls manifestiert. Flos Lonicerae wird mit Gypsum fibrosum und Rhizoma Anemarrhenae kombiniert.

   c) Äußere Hitze auf der Ebene des Nahrungs-Qi und des Blutes, die sich als fleckige Papeln auf einer tiefroten und trockenen Zunge, Reizbarkeit und Schlaflosigkeit manifestiert. Flos Lonicerae wird mit Cortex Moutan und Radix Rehmanniae verschrieben.

2. Hautbeulen, Karbunkel und Furunkel. Flos Lonicerae wird als Einzelarzneimittel oder in Kombination mit Herba Taraxaci, Flos Chrysanthemi und Flos Forsythiae benutzt.

3. Diarrhoe durch toxische Hitze. Flos Lonicerae wird mit Rhizoma Coptidis und Radix Pulsatillae kombiniert.

Dosierung:

10–15 g

Vorsichtsmaßnahmen und Bemerkungen:

Dieses Arzneimittel kann auch äußerlich angewendet werden.

50b. Caulis Lonicerae (Rendongteng)

Caulis Lonicerae hat einen ähnlichen Geschmack und Temperaturverhalten wie Flos Lonicerae. Die Kombination von Caulis Lonicerae, Fructus Forsythiae und Herba Taraxaci ist bei Hautbeulen, Karbunkeln und Furunkeln indiziert. Bei Gelenkschmerzen vom Wind-Hitze-Nässe-Typ, die sich als gerötete, heiße und schmerzhafte, geschwollene Gelenke mit Bewegungseinschränkung manifestieren, wird Caulis Lonicerae mit Ramulus Mori und Fructus Chaenomelis angewendet. Die Dosierung beträgt 16–20 g.

51. Fructus Forsythiae (Lianqiao)

Botanischer Name:

Forsythia suspensa (Thunb.) Vahl

Früheste Literaturquelle:

Shennong Bencao Jing

Geschmacksrichtung und Temperaturverhalten:

bitter und leicht kalt

Funktionskreise:

Herz, Lunge und Gallenblase

Therapeutische Wirkungen:

1. Eliminieren von Hitze und Ausleiten von Toxinen
2. Auflösen von Karbunkeln und Knoten

Indikationen und Kombinationen:

1. Fiebrige Erkrankungen:

   a) Äußere Hitze auf der Ebene des Abwehr-Qi, die sich als Kopfschmerz, Fieber, Durst und Halsentzündung manifestiert. Fructus Forsythiae wird mit Fructus Arctii und Herba Menthae kombiniert.

   b) Äußere Hitze, die in das Perikard eintritt und sich als hohes Fieber, Reizbarkeit und Bewußtlosigkeit manifestiert. Fructus Forsythiae wird mit Cornu Rhinocerotis und Semen Nelumbinis kombiniert.

2. Hautbeulen, Karbunkel und Furunkel. Fructus Forsythiae wird mit Flos Chrysanthemi indici und Flos Lonicerae verschrieben.

3. Skrofula. Fructus Forsythiae wird mit Spica Prunellae, Radix Scrophulariae und Bulbus Fritillariae cirrhosae benutzt.

Dosierung:

6–10 g

Vorsichtsmaßnahmen und Kontraindikationen:

Dieses Arzneimittel ist bei Patienten mit Hitze im Blut infolge von Yin-Mangel und Diarrhoe infolge von Schwäche der Milz kontraindiziert.

52. Herba Taraxaci (Pugongying)

Botanischer Name:

1. Taraxacum mongolicum Hand.-Mazz.
2. Taraxacum sinicum Kitag.

Früheste Literaturquelle:

Xinxiu Bencao

Geschmacksrichtung und Temperaturverhalten:

bitter und süß, kalt

Funktionskreise:

Magen und Leber

Therapeutische Wirkungen:

1. Eliminieren von Hitze und Ausleiten von Toxinen
2. Eliminieren von Nässe

Indikationen und Kombinationen:

1. Hautbeulen, Karbunkel und Furunkel. Herba Taraxaci wird mit Herba Violae, Flos Chrysanthemi indici und Flos Lonicerae angewendet.

2. Gelbsucht vom Nässe-Hitze-Typ. Herba Taraxaci wird mit Herba Artemisiae scopariae kombiniert.

3. Trüber Urin. Herba Taraxaci wird mit Herba Lysimachiae und Rhizoma Imperatae verschrieben.

Dosierung:

10–30 g

Vorsichtsmaßnahmen und Kontraindikationen:

Eine Überdosierung dieses Arzneimittels kann eine leichte Diarrhoe verursachen.

53. Herba Violae (Zihuadiding)

Botanischer Name:

1. Viola yedoensis Mak.
2. Viola prionantha Bge.
3. Viola patrini DC.

Früheste Literaturquelle:

Bencao Gangmu

Geschmacksrichtung und Temperaturverhalten:

bitter und scharf, kalt

Funktionskreise:

Herz und Leber

Therapeutische Wirkungen:

Eliminieren von Hitze und Ausleiten von Toxinen

Indikationen und Kombinationen:

1. Hautbeulen, Karbunkel und Furunkel. Herba Violae wird mit Herba Taraxaci, Flos Chrysanthemi indici und Flos Lonicerae angewendet.
2. Schlangenbiß. Der Saft des frischen Arzneimittels wird oral eingenommen oder äußerlich benutzt.

Dosierung:

10–16 g

Vorsichtsmaßnahmen und Kontraindikationen:

Das Arzneimittel ist bei Patienten mit Kälte vom Leere-Typ kontraindiziert.

54. Folium Isatidis (Daqingye)

Botanischer Name:

Isatis indigotia Fort.

Früheste Literaturquelle:

Mingyi Bielu

Geschmacksrichtung und Temperaturverhalten:

bitter und sehr kalt

Funktionskreise:

Herz, Lunge und Magen

Therapeutische Wirkungen:

Eliminieren von Hitze und Ausleiten von Toxinen

Indikationen und Kombinationen:

1. Halsentzündung, Erysipel, Hautbeulen, Karbunkel und Furunkel. Folium Isatidis wird mit Radix Scrophulariae und Flos Lonicerae angewendet.
2. Hohes Fieber mit fleckigen Papeln. Folium Isatidis wird mit Cortex Moutan kombiniert.

Dosierung:

10–15 g

Vorsichtsmaßnahmen und Kontraindikationen:

Das Arzneimittel ist bei Patienten mit Schwäche und Kälte in Milz und Magen kontraindiziert.

55. Calculus Bovis (Niuhuang)

Zoologischer Name:

Bos taurus domesticus Gmelin

Früheste Literaturquelle:

Shennong Bencao Jing

Geschmacksrichtung und Temperaturverhalten:

bitter und kalt

Funktionskreise:

Leber und Herz

Therapeutische Wirkungen:

1. Eliminieren von Hitze und Ausleiten von Toxinen
2. Eliminieren von Wind und Auflösen von Krämpfen
3. Lösen von Schleim und Fördern der Wiederbelebung

Indikationen und Kombinationen:

1. Bewußtlosigkeit und Krämpfe, verursacht durch hohes Fieber. Calculus Bovis wird mit Rhizoma Coptidis, Cornu Rhinocerotis und Moschus in der Rezeptur Angong Niuhuang Wan verschrieben.

2. Halsentzündung oder Geschwüre und Hautbeulen infolge von Anhäufung toxischer Hitze. Calculus Bovis wird mit Indigo naturalis und Flos Lonicerae angewendet.

Dosierung:

0,2–0,5 g

Vorsichtsmaßnahmen und Kontraindikationen:

Dieses Arzneimittel ist während der Schwangerschaft kontraindiziert.

56. Herba Houttuyniae (Yuxingcao)

Botanischer Name:

Houttuynia cordate Thunb.

Früheste Literaturquelle:

Mingyi Bielu

Geschmacksrichtung und Temperaturverhalten:

scharf und leicht kalt

Funktionskreis:

Lunge

Therapeutische Wirkungen:

Eliminieren von Hitze und Ausleiten von Toxinen

Indikationen und Kombinationen:

1. Lungenabszeß, der sich als blutiger Husten mit eitrigem Sputum manifestiert. Herba Houttuyniae wird mit Radix Platycodi und Semen Coicis angewendet.
2. Hitze in der Lunge, die sich als Husten mit dickem und gelbem Sputum manifestiert. Herba Houttuyniae wird mit Cortex Mori und Fructus Trichosanthis kombiniert.
3. Hautbeulen und Schwellung infolge von toxischer Hitze. Herba Houttuyniae wird mit Herba Taraxaci und Fructus Forsythiae kombiniert.

Dosierung:

15–30 g

57. Cortex Dictamni radicis (Baixianpi)

Botanischer Name:

Dictamnus dasycarpus Turcz.

Früheste Literaturquelle:

Shennong Bencao Jing

Geschmacksrichtung und Temperaturverhalten:

bitter und kalt

Funktionskreise:

Milz und Magen

Therapeutische Wirkungen:

1. Eliminieren von Hitze und Ausleiten von Toxinen
2. Eliminieren von Nässe und Lindern von Juckreiz

Indikationen und Kombinationen:

Hautbeulen und Geschwüre oder Jucken der Haut. Cortex Dictamni radicis wird mit Radix Sophorae flavescentis, Cortex Phellodendri und Rhizoma Atractylodis angewendet.

Dosierung:

6–10 g

58. Radix Rhapontici seu Echinopsis (Loulu)

Botanischer Name:

1. Rhaponticum uniflorum (L.) DC.
2. Echinops latifolius Tausch.

Früheste Literaturquelle:

Shennong Bencao Jing

Geschmacksrichtung und Temperaturverhalten:

bitter und kalt

Funktionskreis:

Magen

Therapeutische Wirkungen:

1. Eliminieren von Hitze und Ausleiten von Toxinen
2. Reduzieren von Schwellung
3. Fördern der Laktation

Indikationen und Kombinationen:

1. Hautbeulen, Karbunkeln und Schwellung oder Schwellung und Schmerzen der Mammae. Radix Rhapontici seu Echinopsis wird mit Herba Taraxaci, Fructus Trichosanthis und Fructus Forsythiae angewendet.

2. Postpartaler Milchstau mit Spannungsgefühl in den Mammae. Radix Rhapontici seu Echinopsis wird mit Semen Vaccariae, Squama Manitis und Medulla Tetrapanacis kombiniert.

Dosierung:

3–12 g

59. Indigo naturalis (Qingdai)

Botanischer Name:

Ein blaues Puderpräparat aus:

1. Baphicacanthus cusia (Acanthaceae)
2. Indigofera suffruticosa Mill. (Leguminosae)
3. Polygonum tinctorim Ait. (Polygonaceae
4. Isatis indigotica Fort. (Cruciferae)

Früheste Literaturquelle:

Yaoxing Lun

Geschmacksrichtung und Temperaturverhalten:

salzig und kalt

Funktionskreise:

Leber, Lunge und Magen

Therapeutische Wirkungen:

1. Eliminieren von Hitze und Ausleiten von Toxinen
2. Kühlen des Blutes und Reduzieren von Schwellung

Indikationen und Kombinationen:

1. Eruptionen infolge von toxischer Hitze im Blut. Indigo naturalis wird mit Gypsum fibrosum und Radix Rehmanniae in der Rezeptur Qingdai Shigao Tang verschrieben.

2. Hämorrhagische Erkrankung infolge von Extravasation durch Hitze, die sich als Erbrechen von Blut, Epistaxis und Husten mit Blut und Sputum manifestiert. Indigo naturalis wird mit Cacumen Biotae und Rhizoma Imperatae angewendet.

3. Krämpfe bei Kindern infolge von hohem Fieber. Indigo naturalis wird mit Calculus Bovis und Ramulus Uncariae cum Uncis in der Rezeptur Liang Jing Wan kombiniert.

4. Hitze in der Lunge, die sich als Husten, Asthma und Husten mit dickem, gelbem Sputum manifestiert. Indigo naturalis wird mit Fructus Trichosanthis, Bulbus Fritillariae cirrhosae und Pumice in der Rezeptur Qingdai Haishi Wan angewendet.

5. Akute Mumps, Hautbeulen und Karbunkel. Indigo naturalis wird mit Radix Scrophulariae, Flos Lonicerae und Fructus Forsythiae verschrieben.

Dosierung:

1,5–3 g

Vorsichtsmaßnahmen und Kontraindikationen:

Dieses Arzneimittel ist bei Patienten mit Kälte im Magen kontraindiziert.

60. Radix Pulsatillae (Baitouweng)

Botanischer Name:

Pulsatilla chinensis (Bge.) Regel

Früheste Literaturquelle:

Shennong Bencao Jing

Geschmacksrichtung und Temperaturverhalten:

bitter und kalt

Funktionskreis:

Dickdarm

Therapeutische Wirkungen:

1. Eliminieren von Hitze und Ausleiten von Toxinen
2. Kühlen des Blutes und Lindern von Dysenterie

Indikationen und Kombinationen:

Dysenterie, die sich als Fieber, Bauchschmerz, blutiger und eitriger Stuhl und Tenesmus manifestiert. Radix Pulsatillae wird mit Cortex Phellodendri und Rhizoma Coptidis in der Rezeptur Baitouweng Tang kombiniert.

Dosierung:

6–15 g

61. Herba Portulacae (Machixian)

Botanischer Name:

Portulaca oleracea L.

Früheste Literaturquelle:

Xinxiu Bencao

Geschmacksrichtung und Temperaturverhalten:

sauer und kalt

Funktionskreise:

Dickdarm und Leber

Therapeutische Wirkungen:

1. Eliminieren von Hitze und Ausleiten von Toxinen
2. Kühlen des Blutes und Lindern von Dysenterie

Indikationen und Kombinationen:

Dysenterie, die sich als Fieber, Bauchschmerz, blutiger und eitriger Stuhl und Tenesmus manifestiert. Herba Portulacae wird mit Radix Scutellariae und Rhizoma Coptidis angewendet. Außerdem kann es zur Behandlung dieser Erkrankung als Einzelarzneimittel eingesetzt werden.

Dosierung:

30–60 g (doppelte Dosierung beim frischen Arzneimittel)

62. Herba Andrographitis (Chuanxinlian)

Botanischer Name:

Andrographis paniculata (Burm. f.) Nees

Früheste Literaturquelle:

Lingnan Caoyao Lu

Geschmacksrichtung und Temperaturverhalten:

bitter und kalt

Funktionskreise:

Lunge, Magen, Dickdarm und Dünndarm

Therapeutische Wirkungen:

1. Eliminieren von Hitze und Ausleiten von Toxinen
2. Eliminieren von Nässe

Indikationen und Kombinationen:

1. Frühstadium von fiebrigen Erkrankungen vom Hitze-Typ, das sich als Fieber, Kopfschmerz und Halsentzündung manifestiert. Herba Andrographitis wird mit Flos Lonicerae, Radix Platycodi und Fructus Arctii angewendet.

2. Hitze in der Lunge, die sich in Husten, Asthma oder Husten mit gelbem Sputum manifestiert. Herba Andrographitis wird mit Herba Houttuyniae, Radix Platycodi und Fructus Trichosanthis kombiniert.

3. Dysenterie infolge von Nässe und Hitze. Herba Andrographitis wird mit Herba Portulacae eingesetzt.

Dosierung:

6–15 g

Vorsichtsmaßnahmen und Kontraindikationen:

Überdosierung dieses Arzneimittels über längere Zeit kann das Magen-Qi schwächen.

2E. Arzneimittel, die Hitze eliminieren, die durch Yin-Mangel verursacht wird

Diese Arzneimittel sind bei Hitze-Disharmoniemuster durch Yin-Mangel indiziert, der sich als Fieber, Fieber am Nachmittag, fiebrige Empfindungen an Handflächen, Fußsohlen und auf der Brust, nächtliches Schwitzen, rote Zunge mit spärlichem Belag und gespannter schneller Puls manifestieren.

Diese Arzneimittel werden oft mit Arzneimitteln kombiniert, die das Yin nähren. Zusätzlich sind einige dieser Arzneimittel im Spätstadium fiebriger Erkrankungen durch äußere Hitze indiziert, in dem das Yin und die Körperflüssigkeiten geschädigt sind und die Hitze nach innen vorgedrungen ist. Die Zeichen und Symptome sind Fieber, nächtliches Fieber und am Morgen nachlassendes Fieber ohne Schwitzen.

Im allgemeinen sind diese Arzneimittel nicht zur Behandlung von Fieber bei Erkältungen und bei Patienten von Yin- und Blut-Mangel ohne Hitze-Zeichen geeignet.

63. Herba Artemisiae annuae (Qinghao)

Botanischer Name:

Artemisia annua L.

Früheste Literaturquelle:

Shennong Bencao Jing

Geschmacksrichtung und Temperaturverhalten:

bitter und scharf, kalt

Funktionskreise:

Leber, Gallenblase und Niere

Therapeutische Wirkungen:

1. Eliminieren von Hitze, die durch Yin-Mangel verursacht wird
2. Kühlen des Blutes und Eliminieren von Sommer-Hitze
3. Lindern von Malaria

Indikationen und Kombinationen:

1. Malaria. Herba Artemisiae annuae wird als Einzelarzneimittel oder in Kombination mit Radix Scutellariae und Rhizoma Pinelliae in der Rezeptur Hao Qin Qingdan Tang angewendet.

2. Spätstadium fiebriger Erkrankungen mit Schädigung des Yin und der Körperflüssigkeiten durch Hitze, das sich als Fieber, nächtliches Fieber und am Morgen nachlassendes Fieber ohne Schwitzen, rote Zunge mit spärlichem Belag und gespannter, schneller Puls manifestiert. Herba Artemisiae annuae wird mit Carapax Trionycis, Cortex Moutan und Radix Rehmanniae in der Rezeptur Qinghao Biejia Tang kombiniert.

3. Hitze-Zeichen infolge von Yin-Mangel, die sich als Fieber am Nachmittag und nächtliches Schwitzen manifestieren. Herba Artemisiae annuae wird mit Radix Gentianae macrophyllae, Carapax Trionycis und Rhizoma Anemarrhenae verschrieben.

4. Sommer-Hitze, die sich als Fieber, Benommenheit und Kopfschmerz manifestiert. Herba Artemisiae annuae wird mit Semen Phaseoli radiati und Folium Nelumbinis angewendet.

Dosierung:

3–10 g

Vorsichtsmaßnahmen und Kontraindikationen:

Das Arzneimittel sollte nicht zu lange gekocht werden.

64. Radix Cynanchi (Baiwei)

Botanischer Name:

1. Cynanchum atratum Bge.
2. Cynanchum versicolor Bge.

Früheste Literaturquelle:

Shennong Bencao Jing

Geschmacksrichtung und Temperaturverhalten:

bitter und salzig, kalt

Funktionskreise:

Magen und Leber

Therapeutische Wirkungen:

1. Eliminieren von Hitze und Kühlen des Blutes
2. Fördern des Harnflusses und Lindern von Infektionen des Harntrakts

Indikationen und Kombinationen:

1. Innere Hitze und Yin-Mangel, die sich als Fieber am Nachmittag und nächtliches Schwitzen oder als fiebrige Erkrankung infolge von äußerer Hitze auf der Ebene des Nahrungs-Qi und des Blutes manifestieren und mit persitierendem Fieber verbunden sind. Radix Cynanchi wird mit Cortex Lycii und Radix Rehmanniae angewendet.

2. Postpartales Fieber, verursacht durch Yin-Mangel. Radix Cynanchi wird mit Radix Ginseng und Radix Angelicae sinensis kombiniert.

3. Infektion des Harntrakts, die sich in Hitze-Zeichen oder blutigem Urin manifestiert. Radix Cynanchi wird mit Herba Lophatheri, Caulis Clematidis und Talcum verschrieben.

4. Hautbeulen, Karbunkel, Halsentzündung und Schlangenbiß. Radix Cynanchi wird äußerlich und innerlich angewendet.

Dosierung:

3–12 g

65. Cortex Lycii (Digupi)

Botanischer Name:

1. Lycium chinensis Mill.
2. Lycium barbarum L.

Früheste Literaturquelle:

Shennong Bencao Jing

Geschmacksrichtung und Temperaturverhalten:

süß oder geschmacklos, kalt

Funktionskreise:

Lunge und Niere

Therapeutische Wirkungen:

1. Kühlen des Blutes
2. Eliminieren von Hitze in der Lunge

Indikationen und Kombinationen:

1. Hitze im Blut und Yin-Mangel, die sich als Fieber am Nachmittag und nächtliches Schwitzen manifestieren. Cortex Lycii wird mit Rhizoma Anemarrhenae und Carapax Trionycis angewendet.

2. Hitze in der Lunge und Yin-Mangel, die sich als Husten, Asthma und blutigen Husten manifestieren. Cortex Lycii wird mit Rhizoma Imperatae und Cacumen Biotae kombiniert.

Dosierung:

6–15 g

Vorsichtsmaßnahmen und Kontraindikationen:

Dieses Arzneimittel ist bei Patienten mit Fieber infolge von Erkältung oder Schwäche der Milz mit Diarrhoe kontraindiziert.

66. Radix Stellariae (Yinchaihu)

Botanischer Name:

Stellaria dichotoma L. var. lanceolata Bge.

Früheste Literaturquelle:

Bencao Gangmu Shiyi

Geschmacksrichtung und Temperaturverhalten:

süß und leicht

Funktionskreise:

Leber und Magen

Therapeutische Wirkungen:

1. Eliminieren von Hitze, die durch Yin-Mangel verursacht wird
2. Eliminieren von Hitze bei Kindern, die durch Fehlernährung verursacht wird

Indikationen und Kombinationen:

1. Hitze-Zeichen infolge von Yin-Mangel, die sich als Fieber am Nachmittag oder nächtliches Schwitzen manifestieren. Radix Stellariae wird mit Herba Artemisiae annuae, Carapax Trionycis und Cortex Lycii in der Rezeptur Qinggu San verschrieben.

2. Fehlernährung bei Kindern, die sich als geschwollener Bauch und Abmagerung manifestiert. Radix Stellariae wird mit Fructus Gardeniae, Radix Codonopsis pilosulae und Radix Scutellariae in der Rezeptur Chaihu Qinggan Tang kombiniert.

Dosierung:

3–10 g

Vorsichtsmaßnahmen und Kontraindikationen:

Das Arzneimittel ist bei Fieber infolge von äußerem Wind oder Kälte oder bei Patienten mit Blut-Mangel ohne Zeichen von Hitze kontraindiziert.

Kapitel 3

Arzneimittel, die den Stuhlgang regulieren

Diese Arzneimittel stimulieren oder befeuchten den Dickdarm und fördern die Darmperistaltik. Sie sind hauptsächlich bei Verstopfung indiziert. Durch ihre abführende Funktion wird der Darm entleert, disharmonisierende Hitze oder Kälte ausgeleitet und werden Ödeme aufgelöst.

Entsprechend ihren therapeutischen Wirkungen und Indikationen werden die Arzneimittel in drei Kategorien eingeteilt:

Arzneimittel, die Stuhl abführen (3A),
Arzneimittel, die den Darm befeuchten (3B) und
Arzneimittel, die Wasser umwandeln (3C).

Bemerkungen zur Anwendung:

a) Bei Kombination von inneren und äußeren Disharmoniemustern werden diese Arzneimittel zusammen mit Arzneimitteln, die das Äußere-Biao entlasten, angewandt. Alternativ dazu können Arzneimittel, die das Äußere-Biao entlasten, zuerst verabreicht werden, um dann mit abführenden Arzneimitteln das innere Disharmoniemuster zu behandeln.

b) Bei schwacher Körperabwehr werden diese Arzneimittel zusammen mit tonisierenden Arzneimitteln kombiniert.

c) Die Arzneimittel sollen bei Schwäche des Körpers infolge chronischer Erkrankung, während Menstruation und Schwangerschaft mit Vorsicht angewandt werden.

d) Da die Arzneimittel Diarrhoe verursachen können, sollten sie sofort abgesetzt werden, wenn sich die Darmtätigkeit normalisiert hat.

3A. Abführende Arzneimittel

Diese Arzneimittel verursachen Diarrhoe. Sie sind bitter und kalt und haben die therapeutische Wirkung der Reduzierung von Feuer und Förderung des Stuhlgangs. Sie sind bei Retention von Stuhl infolge von Anhäufung übermäßiger Hitze im Magen und im Darm angezeigt. Sie werden oft mit Arzneimitteln, die die Zirkulation des Qi fördern und Arzneimitteln, die die Hitze eliminieren und den Stuhl abwärtsleiten, kombiniert.

67. Radix et Rhizoma Rhei (Dahuang)

Botanischer Name:

1. Rheum palmatum L.
2. Rheum officinale Baill.
3. Rheum tanguticum Maxim. ex Balf.

Früheste Literaturquelle:

Shennong Bencao Jing

Geschmacksrichtung und Temperaturverhalten:

bitter und kalt

Funktionskreise:

Milz, Magen, Dickdarm und Leber

Therapeutische Wirkungen:

1. Fördern des Stuhlgangs
2. Reduzieren von Feuer und Eliminieren von Toxinen
3. Stärken des Blutes

Indikationen und Kombinationen:

1. Verstopfung:

a) Verstopfung durch Anhäufung von Hitze: Radix et Rhizoma Rhei wird mit Natrii sulfas in der Rezeptur Da Chengqi Tang angewendet.

b) Verstopfung durch Anhäufung von Kälte: Radix et Rhizoma Rhei wird mit Radix Aconiti lateralis praeparata und Rhizoma Zingiberis in der Rezeptur Wenpi Tang kombiniert.

c) Verstopfung durch Anhäufung von Hitze und Schädigung des Yin: Radix et Rhizoma Rhei wird mit Radix Rehmanniae, Radix Scrophulariae und Radix Ophiopogonis in der Rezeptur Zengye Chengqi Tang verschrieben.

2. Extravasation von Blut infolge von Hitze im Blut, die sich als Erbrechen von Blut und Epistaxis manifestiert, oder infolge von Aufbrausen von Feuer, das sich als gerötete, schmerzhafte und geschwollene Augen, Halsentzündung und schmerzhaftes und geschwollenes Zahnfleisch manifestiert. Diese zwei Disharmoniemuster werden durch eine Kombination von Radix et Rhizoma Rhei, Rhizoma Coptidis und Radix Scutellariae in der Rezeptur Xiexin Tang behandelt.

3. Hautbeulen, Karbunkel und Furunkel. Radix et Rhizoma Rhei wird mit Semen Persicae und Cortex Moutan benutzt.

4. Stauung des Blutes, die sich als Amenorrhoe, postpartale Retention von Lochien, postpartaler Bauchschmerz, in abdominalen Ansammlungen und traumatischer Verletzung manifestiert. Radix et Rhizoma Rhei werden mit Radix Ligustici chuanxiong, Semen Persicae, Flos Carthami und Cortex Moutan verwendet.

Dosierung:

3–12 g

Vorsichtsmaßnahmen und Kontraindikationen:

Das rohe Arzneimittel wirkt stark auf die Förderung des Stuhlgangs. In Wein gekocht ist es gut zur Stärkung des Blutes. Das verkohlte Arzneimittel wird bei hämorrhagischen Erkrankungen angewendet. Zu langes Kochen des Arzneimittels schwächt die abführende Funktion. Während der Menstruation und der Schwangerschaft ist das Arzneimittel kontraindiziert.

68. Natrii sulfas (Mangxiao)

Mineralname:

1. Mirabilite
2. Glauber's salz
3. Sodium sulfate

Früheste Literaturquelle:

Mingyi Bielu

Geschmacksrichtung und Temperaturverhalten:

salzig und bitter, kalt

Funktionskreise:

Magen und Dickdarm

Therapeutische Wirkungen:

1. Fördern des Stuhlgangs
2. Aufweichung von Verhärtungen
3. Eliminieren von Hitze

Indikationen und Kombinationen:

1. Verstopfung. Natrii sulfas wird mit Radix et Rhizoma Rhei in der Rezeptur Dachengqi Tang angewendet.

2. Halsentzündung, Geschwüre im Mund, gerötete Augen oder Hautbeulen. Natrii sulfas wird mit Sodium boratum (Pengsha) und Borneloum syntheticum zur äußeren Anwendung kombiniert.

Dosierung:

10–15 g

Vorsichtsmaßnahmen und Kontraindikationen:

Das Arzneimittel ist während der Schwangerschaft kontraindiziert.

69. Folium Sennae (Fanxieye)

Botanischer Name:

1. Cassia angustifolia Vahl
2. Cassia acutifolia Delile

Früheste Literaturquelle:

Yaoxue Dacidian

Geschmacksrichtung und Temperaturverhalten:

süß und bitter, kalt

Funktionskreis:

Dickdarm

Therapeutische Wirkung:

Fördern des Stuhlgangs

Indikationen und Kombinationen:

Verstopfung. Folium Sennae wird als Einzelarzneimittel oder in Kombination mit Fructus Aurantii imaraturus und Cortex Magnoliae officinalis angewendet.

Dosierung:

1,5–3 g bei leichter Verstopfung, 3–10 g bei schwerer Verstopfung

Vorsichtsmaßnahmen und Kontraindikationen:

Das Arzneimittel ist während der Menstruation, der Schwangerschaft und der Stillperiode kontraindiziert.

70. Herba Aloes (Luhui)

Botanischer Name:

1. Aloe vera L.
2. Aloe ferox Mill.

Früheste Literaturquelle:

Yaoxing Lun

Geschmacksrichtung und Temperaturverhalten:

bitter und kalt

Funktionskreise:

Leber und Dickdarm

Therapeutische Wirkungen:

1. Fördern des Stuhlgangs
2. Eliminieren der Hitze der Leber
3. Abtöten von Würmern

Indikationen und Kombinationen:

1. Verstopfung in Verbindung mit übermäßigem Feuer in der Leber-Leitbahn, die sich als Verstopfung, Benommenheit, Kopfschmerz und Reizbarkeit manifestiert. Herba Aloes wird mit Radix Gentianae, Fructus Gardeniae, Indigo naturalis und Radix Angelicae sinensis in der Rezeptur Danggui Luhui Wan verschrieben.

2. Bauchschmerz, verursacht durch Würmer, mit schaler Gesichtsfarbe und Abmagerung. Herba Aloes wird zum Abtöten der Würmer in der Rezeptur Feier Wan angewendet.

Dosierung:

1–2 g

Vorsichtsmaßnahmen und Kontraindikationen:

Das Arzneimittel wird mit anderen Arzneimitteln in Pillen oder Pulvern kombiniert und sollte nicht als Dekokt verwendet werden. Es ist während der Schwangerschaft und in Fällen mit Schwäche der Milz und des Magens, die sich als Appetitlosigkeit oder Diarrhoe manifestiert, kontraindiziert.

3B. Arzneimittel, die den Darm befeuchten

Diese Arzneimittel sind meistens Samen von Pflanzen, die Öl beinhalten, das den Darm befeuchtet und den Stuhl bewegt. Sie sind bei Verstopfung infolge von Mangel an Körperflüssigkeiten bei alten Menschen oder bei Schwäche des Körpers infolge von chronischer Erkrankung indiziert. Diese Kategorie von Arzneimitteln wird oft in Kombination mit Arzneimitteln angewendet, die das Blut nähren und die Zirkulation des Qi fördern, um so die Funktion der Befeuchtung des Darms zum Zweck eines normalen Stuhlgangs zu stärken.

71. Fructus Cannabis (Huomaren)

Botanischer Name:

Cannabis sativa L.

Früheste Literaturquelle:

Shennong Bencao Jing

Geschmacksrichtung und Temperaturverhalten:

Süß und neutral

Funktionskreise:

Milz und Dickdarm

Therapeutische Wirkungen:

Befeuchten des Darms und Fördern des Stuhlgangs

Indikationen und Kombinationen:

1. Verstopfung infolge von Trockenheit im Darm: Fructus Cannabis wird mit Radix Angelicae sinensis, Radix Rehmanniae praeparata und Semen Armeniacae in der Rezeptur Yixue Runchang Wan verschrieben.
2. Verstopfung mit Hämorrhoiden infolge von Trockenheit und Hitze im Dickdarm: Fructus Cannabis wird mit Radix et Rhizoma Rhei und Cortex magnoliae in der Rezeptur Maziren Wan angewendet.

Dosierung:

10–30 g

Vorsichtsmaßnahmen und Kontraindikationen:

Dieses Arzneimittel ist bei Patienten mit Diarrhoe kontraindiziert.

72. Semen Pruni (Yuliren)

Botanischer Name:

1. Prunus japonica Thunb.
2. Prunus humilis Bge.
3. Prunus tomentosa Thunb.

Früheste Literaturquelle:

Shennong Bencao Jing

Geschmacksrichtung und Temperaturverhalten:

scharf und bitter, neutral

Funktionskreise:

Dünndarm und Dickdarm

Therapeutische Wirkungen:

1. Befeuchten des Darms und Fördern des Stuhlgangs
2. Fördern des Harnflusses und Reduzieren von Ödemen

Indikationen und Kombinationen:

1. Verstopfung infolge von Trockenheit im Darm: Semen Pruni wird zusammen mit Semen Armeniacae, Semen Persicae und Semen Biotae in der Rezeptur Wuren Wan angewendet.

2. Ödeme: Semen Pruni wird mit Cortex Mori, Semen Phaseoli und Rhizoma Imperatae in der Rezeptur Yuliren Tang kombiniert.

Dosierung:

5–12 g

Vorsichtsmaßnahmen und Kontraindikationen:

Dieses Arzneimittel ist bei Patienten mit Mangel an Körperflüssigkeiten oder während der Schwangerschaft kontraindiziert.

3C. Arzneimittel, die Wasser umwandeln

Diese Arzneimittel führen Wasser ab. Sie verursachen eine Ausscheidung von Wasser mit dem Stuhl. Einige dieser Arzneimittel fördern den Harnfluß und sind bei Patienten mit Ödemen in den Extremitäten, Aszites, Völlegefühl in der Brust und Asthma infolge von Schleim-Nässe indiziert.

Diese Arzneimittel sind giftig. Überdosierung oder Einnahme über einen langen Zeitraum kann sehr schädlich für den Körper sein. Wenn die Symptome sich gebessert haben, sollen die Arzneimittel sofort abgesetzt werden.

73. Flos Genkwa (Yuanhua)

Botanischer Name:

Daphne genkwa Sieb. et Zucc.

Früheste Literaturquelle:

Shennong Bencao Jing

Geschmacksrichtung und Temperaturverhalten:

scharf-bitter, warm und toxisch

Funktionskreise:

Lunge, Niere und Dickdarm

Therapeutische Wirkungen:

1. Umwandeln von Wasser und Lindern von Husten
2. Lösen von Schleim und Lindern von Husten
3. Abtöten von Würmern

Indikationen und Kombinationen:

1. Ödeme im Gesicht oder am Körper, Aszites und Retention von Flüssigkeit in der Brust: Flos Genkwa wird mit Radix Kansui und Radix Euphorbiae seu Knoxiae in der Rezeptur Shizao Tang angewendet.

2. Plötzlicher Husten und chronische Bronchitis vom Kälte-Nässe-Typ: Flos Genkwa wird mit Fructus Jujubae kombiniert.

3. Schorf und Dermatomykosen: Flos Genkwa wird zu Puder zerstampft und mit Schwefelarsenpulver (Vorsicht: toxisch) sowie Schweineschmalz zur äußeren Anwendung vermischt.

Dosierung:

1,5–3 g

Vorsichtsmaßnahmen und Kontraindikationen:

Dieses Arzneimittel darf nicht mit Radix Glycyrrhizae kombiniert werden. Während der Schwangerschaft ist Flos Genkwa kontraindiziert.

74. Radix Kansui (Gansui)

Botanischer Name:

Euphorbia kansui T. N. Liou ex T. P. Wang

Früheste Literaturquelle:

Shennong Bencao Jing

Geschmacksrichtung und Temperaturverhalten:

bitter und süß, kalt und toxisch

Funktionskreise:

Lunge, Nieren und Dickdarm

Therapeutische Wirkungen:

1. Umwandeln von Wasser und Reduzieren von Ödemen
2. Auflösen von Knoten und Reduzieren von Schwellungen

Indikationen und Kombinationen:

1. Ödeme und Völlegefühl im Bauch: Radix Kansui wird mit Semen Pharbitidis in der Rezeptur Erqi Tang kombiniert.

2. Aszites: Radix Kansui wird mit Radix Euphorbiae seu Knoxiae und Flos Genkwa in der Rezeptur Shizao Tang angewendet.

3. Retention von Wasser oder Flüssigkeit in der Brust: Radix Kansui wird mit Radix et Rhizoma Rhei und Natrii sulfas in der Rezeptur Da Xianxiong Tang verschrieben.

4. Hautbeulen, Karbunkel und Furunkel: Radix Kansui wird zu Pulver zerstampft und mit Wasser zur äußeren Anwendung vermischt.

Dosierung:

0,5–1 g

Vorsichtsmaßnahmen und Kontraindikationen:

Das Arzneimittel wird am besten in Pillen oder Pulverform angewendet. Es darf nicht mit Radix Glycyrrhizae kombiniert werden. Radix Kansui ist bei Schwangerschaft kontraindiziert.

75. Radix Euphorbiae seu Knoxiae (Daji)

Botanischer Name:

1. Euphorbia pekinesis Rupr.
2. Knoxia valerianoides Thorel et Pitard

Früheste Literaturquelle:

Shennong Bencao Jing

Geschmacksrichtung und Temperaturverhalten:

bitter und scharf, kalt und giftig

Funktionskreise:

Lunge, Niere und Dickdarm

Therapeutische Wirkungen:

1. Umwandeln von Wasser und Reduzieren von Ödemen
2. Auflösen von Knoten und Reduzieren von Schwellungen

Indikationen und Kombinationen:

1. Ödeme im Gesicht und auf dem Körper, Retention von Flüssigkeit in der Brust und Aszites: Radix Euphorbiae seu Knoxiae wird mit Fructus Jujubae, Radix Kansui und Flos Genkwa in der Rezeptur Shizao Tang kombiniert.

2. Hautbeulen, Karbunkel, Skrofula und subkutane Knötchen: Radix Euphorbiae seu Knoxiae wird mit Bulbus Shancigu und Semen lathyridis (Qianjinzi) zur inneren und äußeren Anwendung in der Rezeptur Zijin Ding angewendet.

Dosierung:

1,5–3 g

Vorsichtsmaßnahmen und Kontraindikationen:

Dieses Arzneimittel darf nicht mit Radix Glycyrrhizae kombiniert werden. Es ist während der Schwangerschaft kontraindiziert.

76. Semen Crotonis (Badou)

Botanischer Name:

Croton tiglium L.

Früheste Literaturquelle:

Shennong Bencao Jing

Geschmacksrichtung und Temperaturverhalten:

scharf und sehr toxisch

Funktionskreise:

Magen und Dickdarm

Therapeutische Wirkungen:

1. Ableiten von angehäufter Kälte
2. Umwandeln von Wasser und Reduzieren von Ödemen
3. Lösen von Schleim und Heilen des Halses

Indikationen und Kombinationen:

1. Bauchschmerz und Verstopfung infolge von Kälte oder Retention von Nahrung im Darm: Semen Crotonis wird mit Radix et Rhizoma Rhei und Rhizoma Zingiberis in der Rezeptur Sanwu Beiji Wan kombiniert.

2. Retention von Milch bei Babies, reichliches Sputum und Krämpfe bei Kindern: Semen Crotonis wird mit Massa fermentata medicinalis, Rhizoma Arisaematis cum bile und Cinnabaris (Zhusha) in der Rezeptur Baochi San angewendet.

3. Aszites: Semen Crotonis wird mit Semen Armeniacae verschrieben.

4. Pharyngitis, übermäßiges Sputum, das die Luftröhre blockiert, schnelles Atmen und sogar Erstickungsanfälle: Pulver aus Semen Crotonis wird in die Kehle geblasen, um Erbrechen zu verursachen.

5. Hautbeulen und Karbunkel: Semen Crotonis wird äußerlich angewendet.

Dosierung:

0,1–0,3 g

Vorsichtsmaßnahmen und Kontraindikationen:

Das Arzneimittel ist während der Schwangerschaft kontraindiziert. Es darf nicht mit Flos Pharbitidis kombiniert werden. Es darf nicht mit Nahrung oder Getränken eingenommen werden.

Kapitel 4

Arzneimittel, die Wind und Nässe eliminieren

Diese Arzneimittel eliminieren Wind und Nässe aus der Haut, den Muskeln, den Leitbahnen und Nebengefäßen. Sie entspannen die Sehnen, fördern die Zirkulation in den Leitbahnen und Nebengefäßen, lindern Schmerz und stärken Gelenke und Knochen. Ihre hauptsächlichen Indikationen sind Schmerz durch Wind-Nässe, wandernder Schmerz, Spasmen der Sehnen, Taubheit der Muskeln, Hemiplegie, Entzündungen und Schmerzen des unteren Rückens und der Knie und Schwäche der unteren Extremitäten.

Die Auswahl der Arzneimittel für Stauungsschmerzen aufgrund Wind-Nässe basieren auf der Natur und Lokalisation der Stauung. Falls das Äußere-Biao durch äußere disharmonisierende Faktoren angegriffen wird, werden diese Arzneimitteln mit Arzneimitteln, die den Wind eliminieren und das Äußere-Biao entlasten, kombiniert. Falls die Nebengefäße durch disharmonisierende Faktoren belastet werden, werden diese Arzneien mit Mitteln angewendet, die die Zirkulation von Qi und Blut fördern. Bei übermäßiger Kälte und Nässe werden sie mit Arzneimitteln benutzt, die die Leitbahnen erwärmen. Bei Patienten mit Hitze infolge von langeinwirkenden disharmonisierenden Faktoren werden diese Mittel zusammen mit Arzneimitteln verschrieben, die Hitze eliminieren.

Da einige dieser Arzneimittel scharf, warm und trocken sind, tendieren sie dazu, Yin und Blut zu verbrauchen. Deshalb sollten sie bei Patienten mit Yin- und Blut-Mangel mit Vorsicht angewendet werden.

77. Radix Angelicae pubescentis (Duhuo)

Botanischer Name:

Angelica pubescens Maxim. f. biserrata Shan et Yuan

Früheste Literaturquelle:

Shennong Bencao Jing

Geschmacksrichtung und Temperaturverhalten:

scharf und bitter, warm

Funktionskreise:

Leber, Niere und Blase

Therapeutische Wirkungen:

1. Eliminieren von Wind und Nässe
2. Lindern von Schmerz
3. Entlasten des Äußeren-Biao und Eliminieren von Kälte

Indikationen und Kombinationen:

1. Bi-Syndrom (Schmerzhaftes Stauungssyndrom infolge Wind-Nässe), das sich in rheumatischen Schmerzen manifestiert: Radix Angelicae pubescentis wird mit Radix Gentianae macrophyllae, Radix Ledebouriellae und Ramulus Taxilli in der Rezeptur Duhuo Jisheng Tang verschrieben.

2. Äußere Wind-Kälte: Radix Angelicae pubescentis wird mit Rhizoma seu Radix Notopterygii in der Rezeptur Qianghuo Shengshi Tang kombiniert.

Dosierung:

3–10 g

Vorsichtsmaßnahmen und Kontraindikationen:

Das Arzneimittel ist bei Patienten mit Yin- oder Blut-Mangel mit Hitze-Zeichen und Schmerz kontraindiziert.

78. Radix Clematidis (Weilingxian)

Botanischer Name:

1. Clematis chinensis Osbeck
2. Clematis hexapetala Pall

Früheste Literaturquelle:

Xinxiu Bencao

Geschmacksrichtung und Temperaturverhalten:

scharf und salzig, warm

Funktionskreis:

Blase

Therapeutische Wirkungen:

1. Eliminieren von Wind und Nässe
2. Fördern der Zirkulation in den Leitbahnen

Indikationen und Kombinationen:

1. Bi-Syndrom (Schmerzhaftes Stauungssyndrom infolge Wind-Nässe), das sich als rheumatischer Schmerz, Entzündung, Schmerz und Taubheit in den Gelenken und Bewegungseinschränkung manifestiert: Radix Clematidis wird mit Radix Angelicae pubescentis, Ramulus Taxilli und Radix Angelicae sinensis angewendet.

2. Steckenbleiben einer Fischgräte in der Kehle: Ein Dekokt des Arzneimittels wird oral mit Essig eingenommen.

Dosierung:

5–10 g

Vorsichtsmaßnahmen und Kontraindikationen:

Das Arzneimittel ist bei Patienten mit schwacher Konstitution kontraindiziert.

79. Radix Stephaniae tetrandrae (Fangji)

Botanischer Name:

1. Stephania tetrandra S. Moore
2. Cocculus trilobus (Thunb.) DC.
3. Aristolochia fangchi Wu et L. D. Chou et S. M. Hwang

Früheste Literaturquelle:

Shennong Bencao Jing

Geschmacksrichtung und Temperaturverhalten:

bitter und scharf, kalt

Funktionskreise:

Blase, Nieren und Milz

Therapeutische Wirkungen:

1. Eliminieren von Wind und Nässe
2. Lindern von Schmerz
3. Auflösen von Ödemen

Indikationen und Kombinationen:

1. Bi-Syndrom (Schmerzhaftes Stauungssyndrom infolge Wind-Nässe oder Nässe-Hitze): Radix Stephaniae tetrandrae wird mit Semen Coicis, Talcum, Excrementum Bombycis mori und Fructus Chaenomelis angewendet.

2. Bi-Syndrom (Schmerzhaftes Stauungssyndrom infolge Kälte-Nässe): Radix Stephaniae tetrandrae wird mit Ramulus Cinnamomi und Radix Aconiti lateralis praeparata kombiniert.

3. Ödeme:

a) Ödeme mit Hitze-Zeichen: Radix Stephaniae Tetrandrae wird mit Semen Lepidii seu Descurainiae und Pericarpium Zanthoxyli (Jiaomu) in der Rezeptur Ji Jiao Li Huang Wan verschrieben.

b) Ödeme mit Zeichen der Schwäche der Milz: Radix Stephaniae tetrandrae wird mit Radix Astragali und Rhizoma Atractylodis macrocephalae in der Rezeptur Fangji Huangqi Tang angewendet.

Dosierung:

5–10 g

Vorsichtsmaßnahmen und Kontraindikationen:

Das Arzneimittel ist bei Patienten mit Yin-Mangel kontraindiziert.

80. Radix Gentiane macrophyllae (Qinjiao)

Botanischer Name:

1. Gentiana macrophylla pall.
2. Gentiana crassicaulis Duthie ex Burkill
3. Gentiana dahurica Fisch.
4. Gentiana straminea Maxim.

Früheste Literaturquelle:

Shennong Bencao Jing

Geschmacksrichtung und Temperaturverhalten:

bitter und scharf, leicht kalt

Funktionskreise:

Magen, Leber und Gallenblase

Therapeutische Wirkungen:

1. Eliminieren von Wind und Nässe
2. Eliminieren der Hitze, die durch Yin-Mangel verursacht wird

Indikationen und Kombinationen:

1. Bi-Syndrom (Schmerzhaftes Stauungssyndrom infolge Wind-Nässe):

a) Schmerz mit Hitze-Zeichen: Radix Gentiane macrophyllae wird mit Radix Stephaniae tetrandrae und Caulis Lonicerae angewendet.

b) Schmerzen mit Kälte-Zeichen: Radix Gentianae macrophyllae wird mit Rhizoma seu Radix Notopterygii, Radix Angelicae pubescentis, Ramulus Cinnamomi und Radix Aconiti lateralis praeparata kombiniert.

2. Fieber am Nachmittag, verursacht durch Yin-Mangel: Radix Gentiane macrophyllae wird mit Herba Artemisiae annuae, Carapax Trionycis, Rhizoma Anemarrhenae und Cortex Lycii in der Rezeptur Qinjiao Biejia Tang verschrieben.

3. Gelbsucht vom Nässe-Hitze-Typ: Radix Gentianae macrophyllae wird mit Herba Artemisiae scopariae und Fructus Gardeniae angewendet.

Dosierung:

5–10 g

Vorsichtsmaßnahmen und Kontraindikationen:

Dieses Arzneimittel ist bei Patienten mit schwacher Konstitution oder Diarrhoe kontraindiziert.

81. Herba Siegesbeckiae (Xixiancao)

Botanischer Name:

1. Siegesbeckia pubescens Mak.
2. Siegesbeckia orientalis L.
3. Siegesbeckia glabrescens Mak.

Früheste Literaturquelle:

Xinxiu Bencao

Geschmacksrichtung und Temperaturverhalten:

bitter und kalt

Funktionskreise:

Leber und Nieren

Therapeutische Wirkungen:

1. Eliminieren von Wind und Nässe
2. Klären der Leitbahnen
3. Eliminieren von Hitze und Ausleiten von Toxinen

Indikationen und Kombinationen:

1. Bi-Syndrom (Schmerzhaftes Stauungssyndrom infolge Wind-Nässe), das sich als rheumatischer Schmerz manifestiert: Herba Siegesbeckiae kann als Einzelmittel oder mit Folium Clerodendri trichotomi in der Rezeptur Xi Tong Wan angewendet werden.

2. Hautbeulen, Karbunkel, Furunkel, Ekzeme und Masern: Das Arzneimittel kann innerlich und äußerlich verwendet werden.

3. Bluthochdruck: Herba Siegesbeckiae kann als Einzelmittel oder mit Folium Clerodendri trichotomi und Ramulus Uncariae cum Uncis kombiniert werden

Dosierung:

10–15 g

Vorsichtsmaßnahmen und Kontraindikationen:

Das Arzneimittel ist bei Patienten mit Blut-Mangel kontraindiziert.

82. Folium Clerodendri trichotomi (Chouwutong)

Botanischer Name:

Clerodendron trichotomum Thunb.

Früheste Literaturquelle:

Bencao Tujing

Geschmacksrichtung und Temperaturverhalten:

scharf, bitter und süß, kühl

Funktionskreis:

Leber

Therapeutische Wirkung:

Eliminieren von Wind und Nässe

Indikationen und Kombinationen:

1. Bi-Syndrom (Schmerzhaftes Stauungssyndrom infolge Wind-Nässe), das sich als rheumatische Schmerzen, Taubheit der Extremitäten und Hemiplegie manifestiert: Folium Clerodendri trichotomi wird mit Herba Siegesbeckiae, Ramulus Uncariae cum Uncis und Ramulus Taxilli kombiniert.
2. Ekzeme: Das Dekokt des Arzneimittels wird äußerlich angewendet.

Dosierung:

5–15 g

Vorsichtsmaßnahmen und Kontraindikationen:

Das Arzneimittel sollte nicht zu lange gekocht werden.

83. Fructus Chaenomelis (Mugua)

Botanischer Name:

Chaenomeles speciosa (Sweet) Nakai

Früheste Literaturquelle:

Mingyi Bielu

Geschmacksrichtung und Temperaturverhalten:

sauer und warm

Funktionskreise:

Leber und Milz

Therapeutische Wirkungen:

1. Fördern der Blutzirkulation in Leitbahnen und Nebengefäßen
2. Entspannung der Muskeln und Sehnen
3. Umwandeln von Nässe und Harmonisieren des Magens

Indikationen und Kombinationen:

1. Krämpfe und Spasmen: Fructus Chaenomelis wird mit Olibanum und Myrrha in der Rezeptur Mugua Jian angewendet.

2. Schmerzhafte und geschwollene Beine mit Reizbarkeit: Fructus Chaenomelis wird mit Fructus Evodiae und Semen Arecae in der Rezeptur Jiming San verschrieben.

3. Bi-Syndrom (Schmerzhaftes Stauungssyndrom infolge Wind-Nässe), das sich als rheumatischer Schmerz, Taubheit der Extremitäten und Gelenkschmerz manifestiert: Fructus Chaenomelis wird zusammen Radix Stephaniae tetrandrae, Radix Clematidis und Radix Angelicae sinensis angewendet.

Dosierung:

6–12 g

84. Caulis Trachelospermi (Luoshiteng)

Botanischer Name:

Tranchelospermun jasminoides (Lindl.) Lem.

Früheste Literaturquelle:

Shennong Bencao Jing

Geschmacksrichtung und Temperaturverhalten:

bitter und leicht kalt

Funktionskreise:

Herz und Leber

Therapeutische Wirkungen:

1. Eliminieren von Wind und Nässe und Entstauen der Nebengefäße
2. Kühlen des Blutes und Reduzieren von Schwellungen

Indikationen und Kombinationen:

1. Bi-Syndrom (Schmerzhaftes Stauungssyndrom infolge Wind-Nässe), das sich als rheumatischer Schmerz, Spasmus von Muskeln und Kontraktur von Sehnen manifestiert: Caulis Trachelospermi wird mit Cortex Acanthopanacis und Radix Cyathulae angewendet.

2. Halsentzündung und -abszeß: Caulis Trachelospermi wird mit Spina Gleditsiae sinensis, Fructus Trichosanthis, Olibanum und Myrrha in der Rezeptur Zitong Linbao San kombiniert.

Dosierung:

6–15 g

85. Radix Cynanchi paniculati (Xuchangqing)

Botanischer Name:

Cynanchum paniculatum (Bge.) Kitag.

Früheste Literaturquelle:

Shennong Bencao Jing

Geschmacksrichtung und Temperaturverhalten:

scharf und warm

Funktionskreise:

Leber und Magen

Therapeutische Wirkungen:

1. Eliminieren von Wind und Nässe
2. Lindern von Schmerz und Lindern von Jucken

Indikationen und Kombinationen:

1. Bi-Syndrom (Schmerzhaftes Stauungssyndrom infolge Wind-Nässe), das sich als rheumatischer Gelenkschmerz, Schmerz im unteren Rücken, Bauchschmerz, Zahnschmerz und Schmerz infolge von äußeren Verletzungen manifestiert: Radix Cynanchi paniculati wird alleine oder mit anderen Arzneimitteln entsprechend den klinischen Manifestationen angewendet.

2. Ekzeme und Masern: Radix Cynanchi paniculati wird mit Radix Sophorae flavescentis, Fructus Kochiae und Cortex Dictamni radicis angewendet.

Dosierung:

3–10 g

Vorsichtsmaßnahmen und Kontraindikationen:

Das Arzneimittel sollte nicht zu lange gekocht werden.

86. Ramulus Mori (Sangzhi)

Botanischer Name:

Morus alba L.

Früheste Literaturquelle:

Bencao Tujing

Geschmacksrichtung und Temperaturverhalten:

bitter und neutral

Funktionskreis:

Leber

Therapeutische Wirkungen:

1. Eliminieren von Wind und Nässe
2. Entstauen der Nebengefäße

Indikationen und Kombinationen:

Bi-Syndrom (Schmerzhaftes Stauungssyndrom infolge Wind-Nässe), das sich in rheumatischem Schmerz und Krämpfen der Extremitäten manifestiert: Ramulus Mori wird alleine oder mit Radix Stephaniae tetrandrae, Fructus Chaenomelis und Caulis Trachelospermi angewendet.

Dosierung:

10–30 g

Vorsichtsmaßnahmen und Kontraindikationen:

Dieses Arzneimittel sollte in Fällen mit Yin-Mangel vorsichtig angewendet werden.

87. Ramulus Taxilli (Sangjisheng)

Botanischer Name:

Taxillus chinensis (DC.) Danser

Früheste Literaturquelle:

Shennong Bencao Jing

Geschmacksrichtung und Temperaturverhalten:

bitter und neutral

Funktionskreise:

Leber und Niere

Therapeutische Wirkungen:

1. Eliminieren von Wind und Nässe
2. Tonisieren der Leber und der Niere sowie Stärken der Sehnen
3. Beruhigen des Fötus und Prävention von Abort

Indikationen und Kombinationen:

1. Bi-Syndrom (Schmerzhaftes Stauungssyndrom infolge Wind-Nässe), das sich als rheumatischer Schmerz, Entzündung und Schmerzen im unteren Rücken und in den Knien manifestiert: Ramulus Taxilli wird mit Radix Angelicae pubescentis, Radix Cyathulae, Cortex Eucommiae und Rhizoma Cibotii in der Rezeptur Duhuo Jisheng Tang angewendet.

2. Unruhiger Fötus und drohender Abort, verursacht durch Schwäche der Leber und Niere und Dysfunktion des Chong- und Ren-Meridans: Ramulus Taxilli wird mit Folium Artemisiae, Colla Corii Asini, Cortex Eucommiae und Radix Dipsaci angewendet.

3. Bluthochdruck: Ramulus Taxilli wird mit Ramulus Uncariae cum Uncis, Flos Chrysanthemi, Fructus Lycii und Folium Clerodendri trichotomi benutzt.

Dosierung:

10–20 g

88. Cortex Acanthopanacis (Wujiapi)

Botanischer Name:

Acanthopanax gracilistylus W. W. Smith

Früheste Literaturquelle:

Shennong Bencao Jing

Geschmacksrichtung und Temperaturverhalten:

scharf und bitter, warm

Funktionskreise:

Leber und Niere

Therapeutische Wirkungen:

1. Eliminieren von Wind und Nässe
2. Stärken der Knochen und Sehnen
3. Fördern des Harnflusses

Indikationen und Kombinationen:

1. Bi-Syndrom (Schmerzhaftes Stauungssyndrom infolge Wind-Nässe), das sich als rheumatischer Schmerz und Spasmus in den Extremitäten manifestiert: Cortex Acanthopanacis wird alleine oder mit Radix Clematidis, Radix Angelicae pubescentis, Ramulus Mori und Fructus Chaenomelis angewendet.

2. Schwäche der Leber und der Niere, die sich als Entzündung, Schwäche und Schmerzen in der Lumbalregion und in den Knien manifestiert: Cortex Acanthopanacis wird mit Cortex Eucommiae, Radix Cyathulae, Ramulus Taxilli und Radix Dipsaci benutzt.

3. Ödeme: Cortex Acanthopanacis wird mit Cortex Poriae und Semen Arecae in der Rezeptur Wupi Yin verschrieben.

Dosierung:

5–10 g

89. Os Tigris (Hugu)

Zoologischer Name:

Panthera tigris L.

Früheste Literaturquelle:

Mingyi Bielu

Geschmacksrichtung und Temperaturverhalten:

scharf und warm

Funktionskreise:

Leber und Niere

Therapeutische Wirkungen:

1. Eliminieren von Wind und Nässe und Lindern von Schmerz
2. Stärken der Knochen und Sehnen

Indikationen und Kombinationen:

1. Bi-Syndrom (Schmerzhaftes Stauungssyndrom infolge Wind-Nässe), das sich als rheumatischer Schmerz, Spasmen in den Extremitäten und Bewegungseinschränkungen in den Gelenken manifestiert: Os Tigris wird mit Fructus Chaenomelis, Radix Cyathulae, Cortex Aconthopanacis, Ramulus Mori und Radix Dipsaci in der Rezeptur Hugu Mugua Jiu angewendet.

2. Schwäche der Leber und der Niere, die sich als leicht brüchige Knochen und Sehnen sowie Schwäche in den Extremitäten manifestiert: Os Tigris wird mit Radix Rehmanniae praeparata und Radix Cyathulae in der Rezeptur Hu Qian Wan benutzt.

Dosierung:

3–6 g

90. Cortex Erythrinae (Haitongpi)

Botanischer Name:

Erythrina variegata L. var. orientalis (L.) Merr.

Früheste Literaturquelle:

Haiyao Bencao

Geschmacksrichtung und Temperaturverhalten:

bitter und scharf, neutral

Funktionskreis:

Leber

Therapeutische Wirkungen:

1. Eliminieren von Wind und Nässe
2. Entstauen der Leitbahnen

Indikationen und Kombinationen:

1. Bi-Syndrom (Schmerzhaftes Stauungssyndrom infolge Wind-Nässe), das sich als rheumatischer Gelenkschmerz, Spasmen in den Extremitäten sowie Schmerzen im unteren Rücken sowie Knie manifestiert: Cortex Erythrinae wird mit anderen Arzneimitteln angewendet, die ähnliche Funktionen haben, wie z.B. Radix Stephaniae tetrandrae, Radix Clematidis und Caulis Piperis Futokadsurae.

Dosierung:

6–12 g

91. Excrementum Bombycis mori (Cansha)

Zoologischer Name:

Bombys mori L.

Früheste Literaturquelle:

Mingyi Bielu

Geschmacksrichtung und Temperaturverhalten:

scharf und süß, warm

Funktionskreise:

Leber, Milz und Magen

Therapeutische Wirkungen:

1. Eliminieren von Wind und Nässe
2. Harmonisieren des Magens und Umwandeln von Nässe

Indikationen und Kombinationen:

1. Bi-Syndrom (Schmerzhaftes Stauungssyndrom infolge Nässe-Hitze): Excrementum Bombycis mori wird mit Radix Stephaniae tetrandrae, Semen Coicis und Talcum in der Rezeptur Xuanbi Tang angewendet.

2. Ekzeme: Das Dekokt des Arzneimittels wird äußerlich angewendet.

3. Trübe Nässe, die Milz und Magen blockiert und sich als Erbrechen, Diarrhoe, Krämpfe und Bauchschmerzen manifestiert: Excrementum Bombycis mori wird mit Radix Scutellariae, Fructus Chaenomelis und Fructus Evodiae in der Rezeptur Ganshi Tang benutzt.

Dosierung:

5–10 g

92. Herba Aristolochiae mollissimae (Xungufeng)

Botanischer Name:

Aristolochia mollissima Hance

Früheste Literaturquelle:

Zhiwu Mingshi Tukao

Geschmacksrichtung und Temperaturverhalten:

scharf und bitter, neutral

Funktionskreis:

Leber

Therapeutische Wirkungen:

1. Eliminieren von Wind und Nässe
2. Entstauen der Leitbahnen und Nebengefäße
3. Lindern von Schmerz

Indikationen und Kombinationen:

Bi-Syndrom (Schmerzhaftes Stauungssyndrom infolge Wind-Nässe), das sich als Gelenkschmerz, Taubheit der Extremitäten, Spasmen der Sehnen und Muskeln und Schmerz aufgrund äußerer Verletzung manifestiert. Herba Aristolochiae mollissimae kann alleine als Dekokt oder als Medizinalwein angewendet werden oder mit anderen Arzneimitteln, die Wind und Nässe eliminieren.

Dosierung:

10–15 g

Vorsichtsmaßnahmen und Kontraindikationen:

Neuere Forschungsergebnisse belegen, daß Herba Aristolochiae mollissimae nierentoxisch und kanzerogen ist.

93. Caulis Piperis Futokadsurae (Haifengteng)

Botanischer Name:

1. Piper futokadsura Sieb. et Zucc.
2. Piper hancei Maxim

Früheste Literaturquelle:

Bencao Zaixin

Geschmacksrichtung und Temperaturverhalten:

scharf und bitter, leicht warm

Funktionskreis:

Leber

Therapeutische Wirkungen:

1. Eliminieren von Wind und Nässe
2. Entstauen der Leitbahnen und Nebengefäße

Indikationen und Kombinationen:

Bi-Syndrom (Schmerzhaftes Stauungssyndrom infolge Wind-Nässe), das sich als schmerzhafte und steife Gelenke, Spasmen der Sehnen und Muskeln, Schmerzen im unteren Rücken, schmerzhafte Knie und Schmerz aufgrund äußerer Verletzung manifestiert: Caulis Piperis Futokadsurae wird mit anderen Arzneimitteln, die Wind eliminieren und die Zirkulation des Blutes in den Leitbahnen und Nebengefäßen stärken, angewendet, wie z. B. Cortex Erythrinae, Radix Gentianae macrophyllae und Ramulus Mori.

Dosierung:

5–10 g

94. Rhizoma Homalomenae (Qiannianjian)

Botanischer Name:

Homalomena occulta (Lour.) Schott

Früheste Literaturquelle:

Bencao Gangmu Shiyi

Geschmacksrichtung und Temperaturverhalten:

bitter und scharf, warm

Funktionskreise:

Leber und Niere

Therapeutische Wirkungen:

1. Eliminieren von Wind und Nässe
2. Stärken von Knochen und Sehnen

Indikationen und Kombinationen:

Bi-Syndrom (Schmerzhaftes Stauungssyndrom infolge Wind-Nässe), das sich als Kältegefühl und Schmerz im unteren Rücken und in den Knien sowie in Spasmen oder Taubheit der unteren Extremitäten manifestiert. Rhizoma Homalomenae wird als Medizinalwein mit Os Tigris, Radix Cyathulae und Fructus Lycii angewendet.

Dosierung:

5–10 g

95. Lignum Pini nodi (Songjie)

Botanischer Name:

1. Pinus tabulaeformis Carr.
2. Pinus massoniana Lamb.

Früheste Literaturquelle:

Mingyi Bielu

Geschmacksrichtung und Temperaturverhalten:

bitter und warm

Funktionskreis:

Leber

Therapeutische Wirkungen:

1. Eliminieren von Wind und Nässe
2. Lindern von Schmerz

Indikationen und Kombinationen:

1. Bi-Syndrom (Schmerzhaftes Stauungssyndrom infolge Wind-Nässe): Lignum Pini nodi wird mit Arzneimitteln, die Wind und Nässe eliminieren, angewendet. Bei akuter Arthritis mit schweren Schmerzen wird Lignum Pini Nodi als Medizinalwein benutzt.

2. Schmerzen aufgrund äußerer Verletzung: Lignum Pini nodi wird mit Arzneimitteln, die die Zirkulation des Blutes stärken, verschrieben, z.B. Semen Persicae, Flos Carthami, Olibanum und Myrrha.

Dosierung:

10–15 g

Kapitel 5

Aromatische Arzneimittel, die Nässe umwandeln

Diese Arzneimittel wandeln innere Nässe um und sind meist würzig-scharf, wohlriechend, warm und trocken. Sie fördern das Qi, wandeln trübe Nässe um und stärken Milz und Magen in ihren Funktionen der Umwandlung und des Transports. Die Hauptsymptome von innerer Nässe sind Völlegefühl in Epigastrium und Abdomen, Erbrechen, saures Aufstoßen, Appetitlosigkeit, Mattigkeit, Diarrhoe, süßlicher Geschmack im Mund und klebriger, feuchter Zungenbelag. Diese Arzneimittel sind auch bei Disharmoniemustern der Nässe-Hitze und der Sommer-Hitze mit Nässe indiziert.

Aromatische Arzneimittel können mit Arzneimitteln, die das Innere erwärmen, kombiniert werden. Bei Kälte-Nässe und Nässe-Hitze werden sie mit Arzneimitteln, die Hitze und Nässe eliminieren, angewendet. Da Nässe durch Viskosität und Stauung charakterisiert ist, werden aromatische Arzneimittel zur Umwandlung von Nässe oft mit Arzneimitteln zur Förderung der Zirkulation des Qi verschrieben. Falls die Nässe Folge einer Schwäche der Milz ist, werden sie mit Arzneimitteln kombiniert, die die Milz tonisieren. Vorsicht ist bei Patienten mit Yin-Mangel geboten.

96. Rhizoma Atractylodis (Cangzhu)

Botanischer Name:

1. Atractylodes lancea (Thunb.) DC.
2. A. chinensis (DC.) Koidz.
3. Atractylodes japonica koidz. ex Kitam.

Früheste Literaturquelle:

Shennong Bencao Jing

Geschmacksrichtung und Temperaturverhalten:

scharf und bitter, warm

Funktionskreise:

Milz und Magen

Therapeutische Wirkungen:

1. Eliminieren von Nässe und Stärken der Milz
2. Eliminieren von Wind und Nässe
3. Fördern von Schwitzen

Indikationen und Kombinationen:

1. Nässe, die Milz und Magen blockiert und sich als Spannung und Völlegefühl im Epigastrium, Appetitlosigkeit, Übelkeit oder Erbrechen, Mattigkeit und klebrigem Zungenbelag manifestiert: Rhizoma Atractylodis wird mit Cortex Magnoliae officinalis und Pericarpium Citri reticulatae in der Rezeptur Pingwei San benutzt.

2. Bi-Syndrom (Schmerzhaftes Stauungssyndrom infolge Wind-Kälte-Nässe), das sich als geschwollene und schmerzhafte Kniegelenke und Schwäche in den unteren Extremitäten manifestiert: Rhizoma Atractylodis wird mit Fructus Chaenomelis, Ramulus Mori und Radix Angelicae pubescentis kombiniert.

3. Äußeres Disharmoniemuster infolge von Eindringen von äußerem disharmonisierendem Wind, Kälte und Nässe, die sich als Entzündung und Schweregefühl der Extremitäten, Frösteln, Fieber, Kopfschmerz und Schweregefühl im Kopf manifestiert: Rhizoma Atractylodis wird mit Radix Ledebouriellae und Herba Asari angewendet.

4. Abwärtsfließen von Nässe-Hitze, das sich als geschwollene und schmerzhafte Kniegelenke und Schwäche in den unteren Extremitäten manifestiert: Rhizoma Atractylodis wird mit Cortex Phellodendri und Radix Cyathulae in der Rezeptur Sanmiao Wan verschrieben.

Dosierung:

5–10 g

97. Cortex Magnoliae officinalis (Houpo)

Botanischer Name:

1. Magnolia officinalis Rhed. et wils.
2. Magnolia officinalis Rhed. et Wills. var. biloba Rhed. et Wills.

Früheste Literaturquelle:

Shennong Bencao Jing

Geschmacksrichtung und Temperaturverhalten:

bitter und scharf, warm

Funktionskreise:

Milz, Magen, Lunge und Dickdarm

Therapeutische Wirkungen:

1. Fördern der Zirkulation des Qi
2. Eliminieren von Nässe
3. Abwärtsleiten von rebellierendem Qi und Lindern von Asthma
4. Auflösen der Retention von Nahrung

Indikationen und Kombinationen:

1. Disharmonie der Milz und des Magens infolge von Stauung von Nässe und Retention von Nahrung, die sich als Spannungs- und Völlegefühl im Epigastrium manifestiert: Cortex Magnoliae officinalis wird mit Rhizoma Atractylodis und Pericarpium Citri reticulatae in der Rezeptur Pingwei San verschrieben. Falls die Nässe die Milz und den Magen blockiert und damit Retention von Nahrung, Spannungsgefühl und Schmerz im Bauch sowie Verstopfung verursacht, wird Cortex Magnoliae officinalis mit Radix et Rhizoma Rhei, Fructus Aurantii immaturus in der Rezeptur Da Chengqi Tang angewendet.

2. Husten und Asthma: Cortex Magnoliae officinalis wird mit Semen Armeniacae in der Rezeptur Guizhi Jia Houpo Xingzi Tang benutzt.

Dosierung:

3–10 g

98. Herba Agastaches (Huoxiang)

Botanischer Name:

1. Pogostemon cablin Blanco
2. Agastache rugosa (Fisch. et Mey.) O. Ktze.

Früheste Literaturquelle:

Mingyi Bielu

Geschmacksrichtung und Temperaturverhalten:

scharf und leicht warm

Funktionskreise:

Milz, Magen und Lunge

Therapeutische Wirkungen:

1. Umwandeln von Nässe
2. Eliminieren von Sommer-Hitze
3. Lindern von Erbrechen

Indikationen und Kombinationen:

1. Nässe, die Milz und Magen blockiert und sich als Spannungsgefühl im Epigastrium und Bauch, Übelkeit und Erbrechen und Appetitlosigkeit manifestiert: Herba Agastaches wird mit Rhizoma Atractylodis, Cortex Magnoliae officinalis und Rhizoma Pinelliae in der Rezeptur Buhuanjin Zhenqi San benutzt.

2. Innere Disharmoniemuster, verursacht durch rohe und kalte Nahrung oder Eindringen von äußerem Wind und Kälte im Sommer, die sich als Frösteln, Fieber, Kopfschmerz, Völlegefühl im Epigastrium, Übelkeit, Erbrechen und Diarrhoe manifestieren: Herba Agastaches wird mit Folium Perillae, Rhizoma Pinelliae, Cortex Magnoliae officinalis und Pericarpium Citri reticulatae in der Rezeptur Huoxiang Zhengqi San verschrieben.

3. Übelkeit und Erbrechen:

a) Übelkeit, verursacht durch trübe Nässe in Milz und Magen: Herba Agastaches wird alleine oder mit Rhizoma Pinelliae und Rhizoma Zingiberis recens benutzt.

b) Erbrechen, verursacht durch Nässe-Hitze in Milz und Magen: Herba Agastaches wird mit Rhizoma Coptidis, Caulis Bambusae und Folium Eriobotryae angewendet.

c) Erbrechen, verursacht durch Schwäche der Milz und des Magens: Herba Agastaches wird mit Radix Codonopsis pilosulae und Radix Glycyrrhizae kombiniert.

d) Erbrechen während der Schwangerschaft: Herba Agastaches wird mit Fructus Amomi und Rhizoma Pinelliae verschrieben.

Dosierung:

5–10 g

99. Herba Eupatorii (Peilan)

Botanischer Name:

Eupatorium fortunei Turcz.

Früheste Literaturquelle:

Shennong Bencao Jing

Geschmacksrichtung und Temperaturverhalten:

scharf und neutral

Funktionskreise:

Milz und Magen

Therapeutische Wirkungen:

1. Umwandeln von Nässe
2. Eliminieren von Sommer-Hitze

Indikationen und Kombinationen:

1. Nässe, die Milz und Magen blockiert und sich als Spannungs- und Völlegefühl im Epigastrium und Bauch, Übelkeit, Erbrechen und Appetitlosigkeit manifestiert: Herba Eupatorii wird mit Herba Agastaches seu Pogastemones, Rhizoma Atractylodis, Cortex Magnoliae officinalis und Fructus Amomi cardamomi benutzt.

2. Eindringen von äußerer Sommer-Hitze und Nässe oder Frühstadium von fiebrigen Nässe-Hitze-Erkrankungen, die sich als Erstickungsgefühl in der Brust, Fehlen von Hunger, niedriges Fieber und blasser Gesichtsfarbe manifestieren: Herba Eupatorii wird mit Herba Agastaches, Herba Artemisiae annuae, Talcum und Semen Coicis angewendet.

Dosierung:

5–10 g

100a. Fructus Amomi (Sharen)

Botanischer Name:

1. Amomum vilosum Lour.
2. Amomum longiligulare T. L. Wu
3. A. xanthioides Wall.

Früheste Literaturquelle:

Kaibao Bencao

Geschmacksrichtung und Temperaturverhalten:

scharf und warm

Funktionskreise:

Milz und Magen

Therapeutische Wirkungen:

1. Fördern der Zirkulation des Qi und Umwandeln von Nässe
2. Beruhigen des Fötus

Indikationen und Kombinationen:

1. Nässe, die Milz und Magen blockiert, oder Stauung von Qi in der Milz, die sich als Spannungsgefühl und Schmerz, Appetitlosigkeit, Übelkeit, Erbrechen und Diarrhoe manifestieren: Fructus Amomi wird mit Rhizoma Atractylodis, Fructus Amomi Cardamomi und Cortex Magnoliae Officinalis bei Patienten mit Nässe, die Milz und Magen blockiert, angewendet. Fructus Amomi, Radix Aucklandiae und Fructus Aurantii immaturus werden in der Rezeptur Xiang Sha Zhi Shu Wan bei Patienten mit Qi-Stau infolge von Retention der Nahrung kombiniert. Fructus Amomi, Pericarpium Citri reticulatae, Radix Codonopsis

pilosulae und Rhizoma Atractylodis macrocephalae werden in der Rezeptur Xiang Sha Liujunzi Wan bei Qi-Stau infolge von Schwäche der Milz verschrieben.

2. Unruhiger Fötus: Fructus Amomi wird mit Rhizoma Atractylodis macrocephalae und Caulis Perillae angewendet.

Dosierung:

3–6 g

100b. Concha Amomi (Sharenqiao)

Die Schale von Fructus Amomi hat ähnliche Eigenschaften und therapeutische Wirkungen wie Fructus Amomi selbst. Die wärmende Eigenschaft von Concha Amomi ist weniger stark, ebenso ihre Fähigkeit, Nässe umzuwandeln und die Zirkulation des Qi zu fördern. Dieses Arzneimittel ist indiziert bei Stauung von Qi in Milz und Magen, Spannungs- und Völlegefühl im Epigastrium und Bauch, Übelkeit, Erbrechen und Appetitlosigkeit.

101. Fructus Amomi cardamomi (Baidoukou)

Botanischer Name:

1. Amomum kravanh Pierre ex Gagnep.
2. Amomum compactum Soland. ex Maton

Früheste Literaturquelle:

Kaibao Bencao

Geschmacksrichtung und Temperaturverhalten:

scharf und warm

Funktionskreise:

Lunge, Milz und Magen

Therapeutische Wirkungen:

1. Fördern der Zirkulation des Qi und Umwandeln von Nässe
2. Wärmen der Milz und des Magens sowie Lindern von Erbrechen

Indikationen und Kombinationen:

1. Nässe, die Milz und Magen blockiert, oder Stauung von Qi in der Milz, die sich als Spannungs- und Völlegefühl sowie Appetitlosigkeit manifestieren: Fructus Amomi cardamomi wird mit Cortex Magnoliae officinalis, Rhizoma Atractylodis und Pericarpium Citri reticulatae benutzt.

2. Frühstadium von fiebrigen Nässe-Hitze-Erkrankungen, die sich als Erstickungsgefühl in der Brust, Fehlen von Hunger und klebrigem Zungenbelag manifestieren. Fructus Amomi cardamomi wird mit Talcum, Semen Coicis und Fructus Amomi in der Rezeptur Sanren Tang angewendet. Bei Patienten mit Fülle-Hitze wird Fructus Amomi cardamomi

mit Radix Scutellariae, Rhizoma Coptidis und Talcum in der Rezeptur Huangqin Huashi Tang verschrieben.

3. Erbrechen infolge von Kälte im Magen: Fructus Amomi cardamomi wird mit Herba Agastaches und Rhizoma Pinelliae kombiniert.

4. Erbrechen bei Kindern infolge von Kälte im Magen: Fructus Amomi cardamomi wird mit Fructus Amomi und Radix Glycyrrhizae angewendet.

Dosierung:

3–6 g

102. Semen Alpiniae Katsumadai (Caodoukou)

Botanischer Name:

Alpinia katsumadai Hayata

Früheste Literaturquelle:

Mingyi Bielu

Geschmacksrichtung und Temperaturverhalten:

scharf und warm

Funktionskreise:

Milz und Magen

Therapeutische Wirkungen:

1. Eliminieren von Nässe und Wärmen von Milz und Magen
2. Fördern der Zirkulation des Qi

Indikationen und Kombinationen:

Kälte-Nässe, die Milz und Magen blockiert und sich als Spannungs- und Völlegefühl im Epigastrium und Bauch, Kälteschmerz, Erbrechen und Diarrhoe manifestiert: In Fällen mit übermäßiger Nässe wird Semen Alpiniae Katsumadai mit Cortex Magnoliae officinalis, Rhizoma Atractylodis, Rhizoma Pinelliae benutzt. In Fällen von übermäßiger Kälte wird das Arzneimittel mit Cortex Cinnamomi und Rhizoma Zingiberis angewendet.

Dosierung:

3–6 g

103. Fructus Tsaoko (Caoguo)

Botanischer Name:

Amomum tsao-ko Crevost et Lemaire

Früheste Literaturquelle:

Yinshan Zhenyao

Geschmacksrichtung und Temperaturverhalten:

scharf und warm

Funktionskreise:

Milz und Magen

Therapeutische Wirkungen:

1. Eliminieren von Nässe und Wärmen von Milz und Magen
2. Lindern von Malaria

Indikationen und Kombinationen:

1. Kälte-Nässe, die Milz und Magen blockiert und sich als Spannungs- und Völlegefühl im Epigastrium und Bauch, Kälteschmerz, Erbrechen und Diarrhoe manifestiert: Fructus Tsaoko wird mit Cortex Magnoliae officinalis, Rhizoma Atractylodis und Rhizoma Pinelliae benutzt.

2. Malaria: Fructus Tsaoko wird mit Radix Dichorae und Radix Bupleuri angewendet.

Dosierung:

3–6 g

Kapitel 6

Arzneimittel, die den Harnfluß fördern und Nässe drainieren

Arzneimittel, die den Harnfluß fördern und Nässe drainieren, wandeln angesammelte Nässe oder Körperflüssigkeit in Urin um. Einige dieser Arzneimittel eliminieren auch Hitze. Die Arzneimittel sind süß oder geschmacklos und neutral oder leicht kalt im Temperaturverhalten. Sie sind bei Dysurie, Ödemen, Störungen des Harntrakts, Schleim-Nässe, Gelbsucht und Ekzemen indiziert. Sie alle sollen bei Patienten mit Yin-Mangel und Mangel an Körperflüssigkeiten mit Vorsicht angewendet werden.

104. Poria (Fuling)

Botanischer Name:

Poria cocos (schw.) wolf

Früheste Literaturquelle:

Shennong Bencao Jing

Geschmacksrichtung und Temperaturverhalten:

süß oder geschmacklos, neutral

Funktionskreise:

Herz, Milz und Niere

Therapeutische Wirkungen:

1. Umwandeln von Nässe und Stärken der Milz
2. Beruhigen des Geistes

Indikationen und Kombinationen:

1. Dysurie und Ödeme: Poria wird mit Sclerotium Polypori umbellati, Rhizoma Alismatis und Rhizoma Atractylodis macrocephalae in der Rezeptur Wuling San benutzt.

2. Retention von Schleim und Nässe, die sich als Benommenheit, Herzklopfen und Husten manifestiert: Poria wird mit Rhizoma Atractylodis macrocephalae und Ramulus Cinnamomi in der Rezeptur Ling Gui Zhu Gan Tang verschrieben.

3. Übermäßige Nässe und Schwäche der Milz, die sich als Appetitlosigkeit, Diarrhoe und Mattigkeit manifestieren: Poria wird mit Radix Codonopsis pilosulae und Rhizoma Atractylodis macrocephalae in der Rezeptur Sijunzi Tang kombiniert.

4. Herzklopfen und Schlaflosigkeit: Poria wird mit Semen Ziziphi spinosae und Radix Polygalae angewendet.

Dosierung:

10–15 g

105. Sclerotium Polypori umbellati (Zhuling)

Botanischer Name:

Polyporus umbellarus (pers.) Fr.

Früheste Literaturquelle:

Shennong Bencao Jing

Geschmacksrichtung und Temperaturverhalten:

süß oder geschmacklos, neutral

Funktionskreise:

Niere und Blase

Therapeutische Wirkung:

Umwandeln von Nässe und Fördern des Wasserhaushalts

Indikationen und Kombinationen:

Dysurie, trüber Urin, Ödeme, Diarrhoe und starke Leukorrhoe: Sclerotium Polypori umbellati wird mit Poria und Rhizoma Alismatis in der Rezeptur Siling San benutzt.

Dosierung:

5–10 g

106. Rhizoma Alismatis (Zexie)

Botanischer Name:

Alisma orientalis (Sam.) Juzep.

Früheste Literaturquelle:

Shennong Bencao

Geschmacksrichtung und Temperaturverhalten:

süß oder geschmacklos, kalt

Funktionskreise:

Niere und Blase

Therapeutische Wirkung:

Umwandeln von Nässe und Fördern des Wasserhaushalts

Indikationen und Kombinationen:

Dysurie, trüber Urin, Ödeme, Diarrhoe und reichliche Leukorrhoe oder Retention von Schleim und Körperflüssigkeiten, die sich als Benommenheit, Schwindel, Herzklopfen und Husten manifestieren. Rhizoma Alismatis wird mit Poria, Sclerotium Polypori umbellati und Rhizoma Atractylodis macrocephalae in der Rezeptur Wuling San angewendet.

Dosierung:

5–10 g

107. Semen Coicis (Yiyiren)

Botanischer Name:

Coix lachryma-jobi L. var.ma-yuen (Roman.) Stapf

Früheste Literaturquelle:

Shennong Bencao Jing

Geschmacksrichtung und Temperaturverhalten:

süß oder geschmacklos, leicht kalt

Funktionskreise:

Milz, Magen und Lunge

Therapeutische Wirkungen:

1. Umwandeln von Nässe und Fördern des Wasserhaushalts
2. Stärken der Milz
3. Eliminieren von Hitze und Eiter

Indikationen und Kombinationen:

1. Schwäche der Milz, die sich als Ödeme, Dysurie und Diarrhoe manifestiert: Semen Coicis wird mit Rhizoma Alismatis und Rhizoma Atractylodis macrocephalae benutzt.

2. Frühstadium von fiebrigen Nässe-Hitze-Erkrankungen, wenn der äußere disharmonisierende Faktor auf die Qi-Ebene vordringt: Semen Coicis wird mit Talcum, Folium Bambusae und Medulla Tetrapanacis in der Rezeptur Sanren Tang kombiniert.

3. Anhäufung von Nässe-Hitze oder Stauung von Qi und Blut, die sich als Lungenabszeß oder Intestinalabszeß manifestieren: Semen Coicis, Caulis Phragmitis, Semen Benincasae und Semen Persicae werden zusammen in der Rezeptur Qianjin Weijing Tang bei Lungenabszessen mit Husten und eitrigem Sputum verschrieben. Semen Coicis und Herba Baijiangcao werden zusammen in der Rezeptur Yiyi Fuzi Baijiang San bei Intestinalabszeß benutzt.

Dosierung:

10–30 g

Vorsichtsmaßnahmen und Kontraindikationen:

Zur Tonisierung und Stärkung der Milz wird das Arzneimittel trocken geröstet.

108. Semen Plantaginis (Cheqianzi)

Botanischer Name:

1. Plantago asiatice L.
2. Plantago depressa willd.

Früheste Literaturquelle:

Shennong Bencao Jing

Geschmacksrichtung und Temperaturverhalten:

süß und kalt

Funktionskreise:

Niere, Leber und Lunge

Therapeutische Wirkungen:

1. Fördern des Wasserhaushalts und Regulieren des Harnflusses
2. Lindern von Diarrhoe
3. Eliminieren von Hitze in der Leber und Klären der Augen
4. Reinigen der Lunge und Lösen von Schleim

Indikationen und Kombinationen:

1. Nässe-Hitze in der Blase, die sich als Dysurie und schmerzhafter Harnfluß, häufiger Harnfluß und Spannungs- und Völlegefühl im Unterbauch manifestiert: Semen Plantaginis wird mit Caulis Clematidis, Fructus Gardeniae und Talcum in der Rezeptur Bazheng San kombiniert.

2. Nässe-Hitze-Diarrhoe: Semen Plantaginis wird mit Poria, Rhizoma Atractylodis macrocephalae und Rhizoma Alismatis benutzt.

3. Hitze in der Leber, die sich als gerötete, schmerzhafte und geschwollene Augen manifestiert: Semen Plantaginis wird mit Flos Chrysanthemi, Radix Gentianae und Radix Scutellariae angewendet.

4. Yin-Mangel der Leber und der Niere, der sich als unscharfes Sehen und Katarakt manifestiert. Semen Plantaginis wird mit Radix Rehmanniae, Radix Ophiopogonis und Fructus Lycii kombiniert.

5. Husten mit reichlichem Sputum infolge von Hitze in der Lunge: Semen Plantaginis wird mit Fructus Trichosanthis, Radix Scutellariae und Bulbus Fritillariae Cirrhosae angewendet.

Dosierung:

5–10 g

Vorsichtsmaßnahmen und Kontraindikationen:

Dieses Arzneimittel sollte zur Abkochung in Stoff eingewickelt werden.

109. Talcum (Huashi)

Mineralname:

1. Talcum
2. Hydrous magnesium silicate

Früheste Literaturquelle:

Shennong Bencao Jing

Geschmacksrichtung und Temperaturverhalten:

süß oder geschmacklos, kalt

Funktionskreise:

Magen und Blase

Therapeutische Wirkungen:

1. Fördern des Wasserhaushalts und Regulieren des Harnflusses
2. Eliminieren von Hitze und Sommer-Hitze

Indikationen und Kombinationen:

1. Nässe-Hitze in der Blase, die sich als schmerzhafter Harnfluß, Harndrang, häufiger Harnfluß, Spannungsgefühl im Unterbauch und Fieber manifestiert: Talcum wird mit Caulis Clematidis, Semen Plantaginis, Herba Polygoni avicularis und Fructus Gardeniae in der Rezeptur Bazheng San kombiniert.

2. Sommerhitze- und Nässe-Disharmoniemuster, die sich als Durst, Erstickungsgefühl in der Brust, Erbrechen und Diarrhoe manifestieren: Talcum wird mit Radix Glycyrrhizae in der Rezeptur Liu Yi San verschrieben.

3. Hautbeulen, Ekzeme, Miliaria und Hauterkrankungen: Talcum wird mit Gypsum fibrosum und Smithsonitum äußerlich angewendet.

Dosierung:

10–15 g

110. Caulis Clematidis (Mutong)

Botanischer Name:

1. Aristolochia manshuriensis Kom.
2. Clematis armandii Franch.
3. C. Montana Buch.-Ham.

Früheste Literaturquelle:

Shennong Bencao Jing

Geschmacksrichtung und Temperaturverhalten:

bitter und kalt

Funktionskreise:

Herz, Dünndarm, Blase

Therapeutische Wirkungen:

1. Fördern des Wasserhaushalts und Regulieren des Harnflusses
2. Eliminieren von Hitze und Fördern der Laktation

Indikationen und Kombinationen:

1. Nässe-Hitze in der Blase, die sich als Dysurie, schmerzhafter Harnfluß, häufiger Harnfluß, Harndrang und Spannungs- und Völlegefühl im Bauch manifestiert, oder aufbrausenden Herz-Feuer, das sich in Geschwüren der Mundschleimhaut und Zunge,

Reizbarkeit und Blut im Urin manifestiert: Caulis Clematidis wird mit Folium Bambusae, Radix Glycyrrhizae und Radix Rehmanniae in der Rezeptur Daochi San kombiniert.

2. Insuffiziente Laktation: Caulis Clematidis wird mit Semen Vaccariae und Squama Manitis benutzt. Caulis Clematidis kann auch mit Schweinefüßen gekocht werden.

Dosierung:

3–6 g

Vorsichtsmaßnahmen und Kontraindikationen:

Überdosierung des Arzneimittels ist unbedingt zu vermeiden. Während der Schwangerschaft ist das Arzneimittel kontraindiziert.

111. Medulla Tetrapanacis (Tongcao)

Botanischer Name:

Tetrapanax papyriferus (Hook.) K. Koch

Früheste Literaturquelle:

Bencao Shiyi

Geschmacksrichtung und Temperaturverhalten:

süß oder geschmacklos, leicht kalt

Funktionskreise:

Lunge und Magen

Therapeutische Wirkungen:

1. Eliminieren von Hitze und Fördern des Wasserhaushalts
2. Fördern der Laktation

Indikationen und Kombinationen:

1. Nässe-Hitze in der Blase, die sich als Dysurie, schmerzhafter Harnfluß, häufiger Harnfluß und Harndrang manifestiert: Medulla Tetrapanacis wird mit Arzneimitteln, die Nässe umwandeln und Hitze eliminieren, wie Talcum und Semen Plantaginis angewendet.

2. Insuffiziente Laktation: Medulla Tetrapanacis wird mit Semen Vaccariae und Squama Manitis kombiniert oder mit Schweinefüßen gekocht.

Dosierung:

2–5 g

Vorsichtsmaßnahmen und Kontraindikationen:

Das Arzneimittel sollte während der Schwangerschaft mit Vorsicht benutzt werden.

112. Herba Lysimachiae (Jinqiancao)

Botanischer Name:

1. Lysimachia christinae Hance (primulaceae)
2. Dessmodium styracifolium (Osbeck) Merr. (Leguminosae)

Früheste Literaturquelle:

Bencao Gangmu Shiyi

Geschmacksrichtung und Temperaturverhalten:

süß oder geschmacklos, neutral

Funktionskreise:

Leber, Gallenblase, Niere und Blase

Therapeutische Wirkungen:

1. Fördern des Wasserhaushalts und Regulieren des Harnflusses
2. Umwandeln von Nässe und Lindern von Gelbsucht

Indikationen und Kombinationen:

1. Nässe-Hitze in der Blase, die sich als brennender Schmerz beim Harnfluß, scharfer Urin, Steine im Harntrakt, häufiger Harnfluß, Harndrang, Bauchschmerz und Gallensteinen äußert: Herba Lysimachiae wird mit Spora Lygodii und Endothelium corneum Gigeriae galli in der Rezeptur Sanjin Tang kombiniert.
2. Nässe-Hitze-Gelbsucht: Herba Lysimachiae wird mit Herba Artemisiae scopariae und Fructus Gardeniae benutzt.

Dosierung:

30–60 g

113. Spora Lygodii (Haijinsha)

Botanischer Name:

Lygodium japonicum (Thunb.) Sw.

Früheste Literaturquelle:

Jiayou Bencao

Geschmacksrichtung und Temperaturverhalten:

süß und kalt

Funktionskreise:

Blase und Dünndarm

Therapeutische Wirkungen:

Fördern des Wasserhaushalts und Regulieren des Harnflusses

Indikationen und Kombinationen:

Nässe-Hitze in der Blase, die sich durch brennenden Schmerz beim Harnfluß, scharfen Urin, Steinen im Harntrakt, blutigen Urin, trüben Urin, Dysurie, Harndrang und häufiger Harnfluß manifestiert: Spora Lygodii wird Talcum, Herba Lysimachiae, Semen Plantaginis und Succinum kombiniert.

Dosierung:

6–12 g

Vorsichtsmaßnahmen und Kontraindikationen:

Das Arzneimittel sollte zur Abkochung in ein Stück Stoff eingebunden werden, oder das Dekokt sollte vor Einnahme gefiltert werden.

114. Folium Pyrrosiae (Shiwei)

Botanischer Name:

1. Pyrrosia shearei (Bak.) Ching.
2. Pyrrosia petiolosa (Christ) Ching
3. P. Lingua (Thunb.) Farwell

Früheste Literaturquelle:

Shennong Bencao Jing

Geschmacksrichtung und Temperaturverhalten:

bitter oder süß, leicht kalt

Funktionskreise:

Lunge und Blase

Therapeutische Wirkungen:

Fördern des Wasserhaushalts und Regulieren des Harnflusses

Indikationen und Kombinationen:

Nässe-Hitze in der Blase, die sich als Dysurie, schmerzhafter Harnfluß, heißer Urin, Steine im Harntrakt, Blut im Urin, trüber Urin, Harndrang und häufiger Harnfluß manifestiert: Folium Pyrrosiae wird mit Talcum, Spora Lygodii und Semen Plantaginis angewendet.

Dosierung:

5–10 g

115. Rhizoma Dioscoreae hypoglaucae (Bixie)

Botanischer Name:

1. Dioscorea hypoglauca Palib
2. Dioscorea septemloba Thunb.
3. Dioscorea futschauensis Uline

Früheste Literaturquelle:

Shennong Bencao Jing

Geschmacksrichtung und Temperaturverhalten:

bitter und neutral

Funktionskreise:

Leber, Magen und Blase

Therapeutische Wirkungen:

1. Auflösen von trübem Urin
2. Eliminieren von Wind und Umwandeln von Nässe

Indikationen und Kombinationen:

1. Trüber Urin, verursacht durch Kälte-Nässe in der Blase: Rhizoma Dioscoreae hypoglaucae wird mit Fructus Alpiniae oxyphyllae, Rhizoma Acori graminei und Radix Linderae in der Rezeptur Bixie Fenqing Yin verschrieben.

2. Leichte Blasenprobleme infolge von Nässe-Hitze, die nach unten in die Blase fließt: Rhizoma Dioscoreae hypoglaucae wird mit Cortex Phellodendri und Semen Plantaginis angewendet.

3. Bi-Syndrom (Schmerzhaftes Stauungs-Syndrom infolge Wind-Nässe), das sich als Gelenkschmerz, Taubheit der unteren Extremitäten und des unteren Rückenbereichs manifestiert: Rhizoma Dioscoreae hypoglaucae wird als Einzelmittel benutzt.

4. Bi-Syndrom (Schmerzhaftes Stauungs-Syndrom infolge Kälte-Nässe): Rhizoma Dioscoreae hypoglaucae wird mit Ramulus Cinnamomi und Radix Aconiti lateralis praeparata kombiniert.

5. Bi-Syndrom (Schmerzhaftes Stauungs-Syndrom infolge Nässe-Hitze): Rhizoma Dioscoreae hypoglaucae wird mit Ramulus Mori, Radix Gentianae macrophyllae und Semen Coicis benutzt.

Dosierung:

10–15 g

116. Herba Artemisiae scopariae (Yinchenhao)

Botanischer Name:

1. Artemisia capillaris Thunb.
2. Artemisia scoparia Waldst. et Kit.

Früheste Literaturquelle:

Shennong Bencao Jing

Geschmacksrichtung und Temperaturverhalten:

bitter und leicht kalt

Funktionskreise:

Milz, Magen, Leber und Gallenblase

Therapeutische Wirkungen:

1. Eliminieren von Hitze und Umwandeln von Nässe
2. Lindern von Gelbsucht

Indikationen und Kombinationen:

Gelbsucht:

a) Nässe-Hitze Yang-Gelbsucht: Herba Artemisiae scopariae wird mit Fructus Gardeniae und Radix et Rhizoma Rhei in der Rezeptur Yinchenhao Tang kombiniert.

b) Kälte-Nässe Yin-Gelbsucht: Herba Artemisiae scopariae wird mit Radix Aconiti lateralis praeparata und Rhizoma Zingiberis in der Rezeptur Sini Tang verschrieben.

Dosierung:

10–30 g

117. Fructus Kochiae (Difuzi)

Botanischer Name:

Kochia scoparia (L.) Schrad.

Früheste Literaturquelle:

Shennong Bencao Jing

Geschmacksrichtung und Temperaturverhalten:

bitter und kalt

Funktionskreis:

Blase

Therapeutische Wirkungen:

1. Eliminieren von Hitze und Umwandeln von Nässe
2. Lindern von Jucken

Indikationen und Kombinationen:

1. Nässe-Hitze in der Blase, die sich als Dysurie, schmerzhafter Harnfluß, häufiger Harnfluß und Harndrang äußert: Fructus Kochiae wird mit Arzneimitteln, die Hitze eliminieren und den Harnfluß fördern, wie z. B. Talcum und Semen Plantaginis, benutzt.
2. Ekzeme und Krätze: Fructus Kochiae wird mit Cortex Phellodendri, Radix Sophorae flavescentis und Cortex Dictamni Radicis angewendet.

Dosierung:

10–15 g

118a. Exocarpium Benincasae (Dongguapi)

Botanischer Name:

Benincas hispida (Thunb.) Cogn.

Früheste Literaturquelle:

Kaibao Bencao

Geschmacksrichtung und Temperaturverhalten:

süß und leicht kalt

Funktionskreise:

Lunge und Dünndarm

Therapeutische Wirkungen:

Fördern des Wasserhaushalts und Reduzieren von Ödemen

Indikationen und Kombinationen:

Ödeme: Exocarpium Benincasae wird mit Semen Phaseoli, Rhizoma Imperatae und Poria in der Rezeptur Donggua Wan kombiniert.

Dosierung:

15–30 g

118b. Semen Benincasae (Dongguaren)

Die Geschmacksrichtung von Semen Benincasae ist süß. Das Temperaturverhalten ist kalt. Das Arzneimittel eliminiert Hitze aus der Lunge, löst Schleim und eliminiert Eiter. Es ist bei Husten infolge von Husten in der Lunge, Lungenabszeß und Intestinalabszeß angezeigt. Die Dosierung beträgt 10–15 g.

119. Pericarpium Lagenariae (Hulu)

Botanischer Name:

Lagenaria siceraria (Molina) Standl.

Früheste Literaturquelle:

Rihuazi Bencao

Geschmacksrichtung und Temperaturverhalten:

süß und neutral

Funktionskreise:

Lunge und Dünndarm

Therapeutische Wirkungen:

Fördern des Wasserhaushalts und Reduzieren von Ödemen

Indikationen und Kombinationen:

Ödeme: Pericarpium Lagenariae wird mit Arzneimitteln, die den Wasserhaushalt fördern, wie z. B. Exocarpium Benincasae, kombiniert.

Dosierung:

15–30 g

120. Semen Phaseoli (Chixiaodou)

Botanischer Name:

1. Phaseolus calcaratus Roxb.
2. Phaseolus angularis Wight

Früheste Literaturquelle:

Shennong Bencao Jing

Geschmacksrichtung und Temperaturverhalten:

süß oder sauer, neutral

Funktionskreise:

Herz und Dünndarm

Therapeutische Wirkungen:

1. Fördern des Wasserhaushalts und Reduzieren von Ödemen
2. Lindern von Gelbsucht
3. Eliminieren von Toxinen und Eiter

Indikationen und Kombinationen:

1. Ödeme: Semen Phaseoli wird mit Rhizoma Imperatae und Cortex Mori angewendet.

2. Ödeme infolge von Schwäche der Milz oder der Nieren: Semen Phaseoli wird mit Karpfen zur Suppe verkocht.

3. Hautbeulen und Karbunkel als Folge von toxischer Hitze: Das Dekokt von Semen Phaseoli wird äußerlich angewendet.

4. Nässe-Hitze-Gelbsucht: Semen Phaseoli wird mit Herba Artemisiae scopariae und Fructus Gardeniae kombiniert.

Dosierung:

10–30 g

121. Herba Polygoni avicularis (Bianxu)

Botanischer Name:

Polygonum aviculare L.

Früheste Literaturquelle:

Shennong Bencao Jing

Geschmacksrichtung und Temperaturverhalten:

bitter und leicht kalt

Funktionskreis:

Blase

Therapeutische Wirkungen:

1. Fördern des Wasserhaushalts und Regulieren des Harnflusses
2. Eliminieren von Parasiten und Lindern von Jucken

Indikationen und Kombinationen:

1. Nässe-Hitze in der Blase, die sich als spärlicher, blutiger Urin, schmerzhafter Harnfluß, Harndrang und häufiger Harnfluß manifestiert: Herba Polygoni avicularis wird mit Herba Dianthi, Caulis Clematidis und Talcum in der Rezeptur Bazhen San kombiniert.

2. Ekzeme und Trichomonas vaginalis: Das Dekokt von Herba Polygoni avicularis wird äußerlich angewendet.

Dosierung:

10–15 g

122. Herba Dianthi (Qumai)

Botanischer Name:

1. Dianthus superbus L.
2. Dianthus chinensis L.

Früheste Literaturquelle:

Shennong Bencao Jing

Geschmacksrichtung und Temperaturverhalten:

bitter und kalt

Funktionskreise:

Herz, Dünndarm und Blase

Therapeutische Wirkungen:

1. Fördern und Regulieren des Harnflusses
2. Stärken der Blutzirkulation

Indikationen und Kombinationen:

1. Nässe-Hitze in der Blase, die sich als spärlicher, blutiger Urin, schmerzhafter Harnfluß, häufiger Harnfluß und Harndrang manifestiert: Herba Dianthi wird mit Caulis Clematidis, Talcum und Herba Polygoni avicularis in der Rezeptur Bazheng San kombiniert.

2. Amenorrhoe durch Blutstauung: Herba Dianthi wird mit Arzneimitteln zur Stärkung der Blutzirkulation wie Semen Persicae und Flos Carthami benutzt.

Dosierung:

10–15 g

Vorsichtsmaßnahmen und Kontraindikationen:

Dieses Arzneimittel ist während der Schwangerschaft kontraindiziert.

123. Semen Malvae (Dongkuizi)

Botanischer Name:

Malva verticillata L.

Früheste Literaturquelle:

Shennong Bencao Jing

Geschmacksrichtung und Temperaturverhalten:

süß und kalt

Funktionskreise:

Dickdarm und Dünndarm

Therapeutische Wirkungen:

1. Fördern und Regulieren des Harnflusses
2. Fördern der Laktation
3. Befeuchten des Darms und Bewegen des Fäzes

Indikationen und Kombinationen:

1. Dysurie und Ödeme: Semen Malvae wird mit Poria und Rhizoma Atractylodis macrocephalae angewendet.

2. Spärlicher, blutiger Urin und schmerzhafter Harnfluß: Semen Malvae wird mit Semen Plantaginis, Spora Lygodii und Talcum angewendet.

3. Gestörte Laktation und Schwellung der Mammae: Semen Malvae wird mit Fructus Amomi und Medulla Tetrapanacis kombiniert.

4. Verstopfung: Semen Malvae wird mit Arzneimitteln, die den Darm befeuchten und den Stuhl bewegen, wie Radix Angelicae sinensis, Semen Persicae und Semen Biotae, verschrieben.

Dosierung:

9–15 g

Kapitel 7

Arzneimittel, die das Innere-Li erwärmen

Arzneimittel, die das Innere-Li erwärmen und die Kälte eliminieren, sind scharf und heiß. Sie erwärmen Milz und Magen, eliminieren Kälte und lindern Schmerz bei inneren Kälte-Syndromen. Diese können entweder durch Eindringen äußerer disharmonisierender Kälte zu einem Yang-Qi-Mangel in Milz und Magen führen oder durch Yang-Qi-Mangel mit übermäßigem Yin und innerer Kälte entstehen.

Manifestationen von inneren Kälte-Syndromen sind folgende: Kälteschmerz in Epigastrium und Abdomen, Erbrechen und Diarrhoe oder kalte Extremitäten, weißer, reichlicher, klarer Urin, blasse Zunge mit weißem Belag und tiefer, fadenförmiger Puls. In ersten Fällen tritt ein Kollaps des Yang mit eiskalten Extremitäten und schwachem fadenförmigem Puls auf.

Arzneimittel, die das Innere-Li erwärmen, werden mit Arzneimitteln zur Entlastung des Äußeren-Biao bei äußeren Disharmoniemustern kombiniert. Arzneimittel, die die Zirkulation des Qi fördern, werden mit Arzneimitteln, die das Innere-Li erwärmen, bei gemeinsamem Auftreten von innerer Kälte und Stauungs-Syndromen verschrieben. Arzneimittel, die die Milz bei der Umwandlung von Nässe unterstützen, werden mit Arzneimitteln, die das Innere-Li erwärmen, bei Kombination von inneren Kälte- und Nässe-Syndromen benutzt. Arzneimittel, die die Milz und die Nieren tonisieren, werden bei zusätzlicher Schwäche von Milz und Niere zugefügt. Arzneimittel, die das Yuan-Quell-Qi tonisieren, werden mit Arzneimitteln gegen Kollaps von Yang und Qi angewendet. Diese Arzneimittel sind bei Fülle-Hitze, Yin-Mangel mit Hitze-Zeichen und während der Schwangerschaft kontraindiziert.

124. Radix Aconiti lateralis praeparata (Fuzi)

Botanischer Name:

Aconitum carmichaeli Debx.

Früheste Literaturquelle:

Shennong Bencao Jing

Geschmacksrichtung und Temperaturverhalten:

scharf, heiß und toxisch

Funktionskreise:

Herz, Niere und Milz

Therapeutische Wirkungen:

1. Erwärmen und Stärken des Nieren-Yang
2. Eliminieren von Kälte und Lindern von Schmerz

Indikationen und Kombinationen:

1. Kollaps des Yang, der sich als kalte Extremitäten, spontaner kalter Schweiß und immer schwächer werdender Puls manifestiert: Radix Aconiti lateralis praeparata wird mit Rhizoma Zingiberis und Radix Glycyrrhizae in der Rezeptur Sini Tang angewendet.

2. Kollaps des Yang-Qi, der sich als reichlicher Schweiß, Kurzatmigkeit und Asthma manifestiert: Radix Aconiti lateralis praeparata wird mit Radix Ginseng in der Rezeptur Shen Fu Tang kombiniert.

3. Mangel des Nieren-Yang und erloschenes Nieren-Feuer, die sich als Frösteln, kalte Extremitäten, Entzündung und Schwäche der Lumbalregion, Impotenz und häufiger Harnfluß manifestieren: Radix Aconiti lateralis praeparata wird mit Cortex Cinnamomi, Fructus Corni und Radix Rehmanniae praeparata in der Rezeptur Gui Fu Bawei Wan verschrieben.

4. Schwäche des Milz-Yang, die sich als Kälte im Epigastrium und Abdominalbereich und Diarrhoe manifestiert: Radix Aconiti lateralis praeparata wird mit Radix Ginseng, Rhizoma Atractylodis macrocephalae und Rhizoma Zingiberis in der Rezeptur Fuzi Lizhong Wan kombiniert.

5. Yang-Mangel in Milz und Niere, der sich als Dysurie und allgemeine Ödeme manifestiert: Radix Aconiti lateralis praeparata wird mit Rhizoma Atractylodis macrocephalae und Poria in der Rezeptur Zhenwu Tang angewendet.

6. Yang-Mangel des Herzens, der sich als Palpitationen, Kurzatmigkeit, Erstickungsgefühl und Schmerz in der Brust manifestiert: Radix Aconiti lateralis praeparata wird mit Radix Ginseng und Ramulus Cinnamomi kombiniert.

7. Schwäche des Abwehr-Qi, die sich als spontanes Schwitzen manifestiert: Radix Aconiti lateralis praeparata wird mit Radix Astragali und Ramulus Cinnamomi verschrieben.

8. Eindringen von Wind und Kälte, das zu einem Yang-Mangel führt: Radix Aconiti lateralis praeparata wird mit Herba Ephedrae und Herba Asari in der Rezeptur Mahuang Fuzi Xixin Tang benutzt.

9. Bi-Syndrom (Schmerzhaftes Stauungs-Syndrom infolge Kälte-Nässe), das sich als allgemeiner Gelenkschmerz und Frösteln manifestiert: Radix Aconiti lateralis praeparata wird mit Ramulus Cinnamomi und Rhizoma Atractylodis macrocephalae in der Rezeptur Gancao Fuzi Tang verschrieben.

Dosierung:

3–15 g

Vorsichtsmaßnahmen und Kontraindikationen:

Das Arzneimittel ist während der Schwangerschaft kontraindiziert.

125. Rhizoma Zingiberis (Ganjiang)

Botanischer Name:

Zingiber officinale (Willd.) Rosc.

Früheste Literaturquelle:

Shennong Bencao Jing

Geschmacksrichtung und Temperaturverhalten:

scharf und heiß

Funktionskreise:

Milz, Magen, Herz und Lunge

Therapeutische Wirkungen:

1. Erwärmen der Milz und des Magens und Eliminieren von Kälte
2. Schützen des Yang vor Kollabieren
3. Erwärmen der Lunge und Lösen von Schleim-Nässe

Indikationen und Kombinationen:

1. Kälte, die Milz und Magen angreift und sich als Kälteschmerz im Epigastrium und Abdomen, Erbrechen und Diarrhoe manifestiert: Rhizoma Zingiberis wird mit Fructus Evodiae und Rhizoma Pinelliae angewendet.

2. Schwäche und Kälte in Milz und Magen, die sich als Völle- und Spannungsgefühl im Epigastrium und Abdomen, Erbrechen, Übelkeit, lockerer Stuhl, Appetitlosigkeit, Mattigkeit und schwacher Leere-Puls manifestieren: Rhizoma Zingiberis wird mit Rhizoma Atractylodis macrocephalae und Poria in der Rezeptur Lizhong Wan kombiniert.

3. Kollaps von Yang, der sich als kalter Schweiß, kalte Extremitäten, spontanes Schwitzen, Lustlosigkeit und immer schwächer werdender Puls manifestiert: Rhizoma Zingiberis wird mit Radix Aconiti lateralis praeparata in der Rezeptur Sini Tang verschrieben.

4. Kälte-Schleim in der Lunge, der sich als Frösteln, Asthma, Husten mit klarem und reichlichem Sputum und Kältegefühl im oberen Rücken manifestiert: Rhizoma Zingiberis wird mit Herba Ephedrae, Herba Asari und Rhizoma Pinelliae in der Rezeptur Xiao Qinglong Tang kombiniert.

Dosierung:

3–10 g

Vorsichtsmaßnahmen und Kontraindikationen:

Dieses Arzneimittel soll während der Schwangerschaft mit Vorsicht angewendet werden.

126. Cortex Cinnamomi (Rougui)

Botanischer Name:

Cinnamomum cassia presl

Früheste Literaturquelle:

Mingyi Bielu

Geschmacksrichtung und Temperaturverhalten:

scharf und süß, heiß

Funktionskreise:

Niere, Milz, Herz und Leber

Therapeutische Wirkungen:

1. Tonisieren der Niere
2. Eliminieren von Kälte und Lindern von Schmerz
3. Erwärmen der Leitbahnen und Fördern der Zirkulation von Qi und Blut

Indikationen und Kombinationen:

1. Nieren-Yang-Mangel, der sich als kalte Extremitäten, Entzündung und Schwäche der Lumbalregion und Knie, Impotenz, Spermatorrhoe und häufiger Harnfluß manifestiert: Cortex Cinnamomi wird mit Radix Aconiti lateralis praeparata, Radix Rehmanniae praeparata und Fructus Corni in der Rezeptur Gui Fu Bawei Wan angewendet.

2. Yang-Mangel von Milz und Niere, der sich als Kälteschmerz im Epigastrium und Abdomen, Appetitlosigkeit und lockerer Stuhlgang manifestiert: Cortex Cinnamomi wird mit Rhizoma Zingiberis, Rhizoma Atractylodis macrocephalae und Radix Aconiti lateralis praeparata in der Rezeptur Gui Fu Lizhong Wan kombiniert.

3. Stauung in den Leitbahnen infolge von Kälte, die sich als Kälteschmerz im Epigastrium und Abdomen im unteren Rückenbereich, allgemeiner Schmerz, unregelmäßige Menstruation und Dysmenorrhoe manifestiert: Cortex Cinnamomi wird mit Rhizoma Zingiberis, Fructus Evodiae, Radix Angelicae sinensis und Radix Ligustici chuanxiong benutzt.

4. Hautbeulen vom Yin-Typ (chronische Hautbeulen): Cortex Cinnamomi wird mit Radix Astragali und Radix Angelicae sinensis in der Rezeptur Tuoli Huangqi Tang verschrieben.

Dosierung:

2–5 g

Vorsichtsmaßnahmen und Kontraindikationen:

Das Arzneimittel ist in der Schwangerschaft kontraindiziert.

127. Fructus Evodiae (Wuzhuyu)

Botanischer Name:

Evodia rutaecarpa (Juss.) Benth.

Früheste Literaturquelle:

Shennong Bencao Jing

Geschmacksrichtung und Temperaturverhalten:

scharf, bitter, heiß und leicht toxisch

Funktionskreise:

Leber, Milz und Magen

Therapeutische Wirkungen:

1. Eliminieren von Kälte und Lindern von Schmerz
2. Beruhigen der Leber und Regulieren von rebellierendem Qi
3. Lindern von Erbrechen

Indikationen und Kombinationen:

1. Kälte, die Milz und Magen angreift und sich als Kälteschmerz in Epigastrium und Abdomen manifestiert: Fructus Evodiae wird mit Rhizoma Zingiberis und Radix Aucklandiae benutzt.

2. Stauung in der Leber-Leitbahn aufgrund von Kälte, die sich als Hernie manifestiert: Fructus Evodiae wird mit Fructus Foeniculi und Radix Linderae angewendet.

3. Schwäche von Milz und Magen und Aufsteigen des Leber-Qi, das sich als Kopfschmerz und Erbrechen manifestiert: Fructus Evodiae wird mit Radix Ginseng und Rhizoma Zingiberis recens in der Rezeptur Wuzhuyu Tang kombiniert.

4. Schwäche und Kälte der Milz und der Niere, die sich als chronische Diarrhoe manifestieren: Fructus Evodiae wird mit Fructus Schisandrae und Semen Myristicae in der Rezeptur Sishen Wan verschrieben.

5. Beriberi: Fructus Evodiae wird mit Fructus Chaenomelis äußerlich angewendet.

6. Erbrechen und saures Aufstoßen:

   a) Kälte im Magen: Fructus Evodiae wird mit Rhizoma Zingiberis recens und Rhizoma Pinelliae benutzt.

   b) Feuer, das durch langandauernde Stauung des Leber-Qi verursacht wird: Fructus Evodiae wird mit Rhizoma Coptidis in der Rezeptur Zuojin Wan kombiniert.

Dosierung:

1,5–5 g

128. Herba Asari (Xixin)

Botanischer Name:

1. Asarum hetrotropoides Fr. var. mandshuricum (Maxim.) Kitag.
2. A. sieboldii Miq.

Früheste Literaturquelle:

Shennong Bencao Jing

Geschmacksrichtung und Temperaturverhalten:

scharf und warm

Funktionskreise:

Lunge und Niere

Therapeutische Wirkungen:

1. Eliminieren von Kälte und Lindern von Schmerz
2. Erwärmen der Lunge und Lösen von Schleim-Nässe
3. Auflösen von Verstopfung der Nase

Indikationen und Kombinationen:

1. Kopfschmerz, Zahnschmerz und Bi-Syndrom:

   a) Wind-Kälte-Kopfschmerz: Herba Asari wird mit Radix Ligustici chuanxiong in der Rezeptur Chuanxiong Cha Tiao San kombiniert.

   b) Wind-Kälte-Zahnschmerz: Herba Asari wird mit Radix Angelicae dahuricae benutzt.

   c) Zahnschmerz infolge von übermäßiger Hitze im Magen: Herba Asari wird mit Gypsum fibrosum und Radix Scutellariae angewendet.

   d) Bi-Syndrom (Schmerzhaftes Stauungs-Syndrom infolge Wind-Kälte-Nässe), das sich als Gelenkschmerzen manifestiert: Herba Asari wird mit Rhizoma seu Radix Notopterygii, Radix Ledebouriellae und Radix Cinnamomi verschrieben.

2. Äußere Wind-Kälte, die sich als Frösteln, Fieber, Kopfschmerz und allgemeiner Schmerz manifestiert: Herba Asari wird mit Rhizoma seu Radix Notopterygii und Radix Ledebouriellae in der Rezeptur Jiuwei Qianghuo Tang kombiniert.

3. Kälte-Schleim in der Lunge, der sich als Asthma und Husten mit reichlichem klarem Sputum manifestiert: Herba Asari wird mit Herba Ephedrae und Rhizoma Zingiberis in der Rezeptur Xiao Qinglong Tang kombiniert.

4. Rhinorrhoe, die sich als stark rinnende Nase, verstopfte Nase und Kopfschmerz manifestiert: Herba Asari wird mit Radix Angelicae dahuricae, Flos Magnoliae und Herba Menthae angewendet.

Dosierung:

1–3 g

Vorsichtsmaßnahmen und Kontraindikationen:

Das Arzneimittel ist bei Kopfschmerz infolge von Yin-Mangel und Überaktivität des Yang oder Husten durch Hitze in der Lunge kontraindiziert.

129. Pericarpium Zanthoxyli (Huajiao)

Botanischer Name:

1. Zanthoxylum bungeanum Maxim
2. Zanthoxylum schinifolium Sieb. et Zucc.

Früheste Literaturquelle:

Xinxiu Bencao

Geschmacksrichtung und Temperaturverhalten:

scharf, heiß und leicht toxisch

Funktionskreise:

Milz, Magen und Niere

Therapeutische Wirkungen:

1. Erwärmen von Milz und Magen
2. Lindern von Schmerz
3. Abtöten von Parasiten

Indikationen und Kombinationen:

1. Yang-Mangel der Milz und des Magens, der sich als Kälteschmerz im Epigastrium und Abdomen, Erbrechen und Diarrhoe manifestiert: Pericarpium Zanthoxyli wird mit Radix Codonopsis pilosulae, Rhizoma Zingiberis und Saccharum granorum (Yitang) in der Rezeptur Da Jianzhong kombiniert.

2. Askariasis, die sich als Bauchschmerz und Erbrechen manifestiert: Pericarpium Zanthoxyli wird mit Fructus Mume und Rhizoma Coptidis in der Rezeptur Wumei Wan verschrieben.

Dosierung:

2–5 g

130. Flos Caryophylli (Dingxiang)

Botanischer Name:

Eugenia caryophyllata Thunb.

Früheste Literaturquelle:

Yaoxing Lun

Geschmacksrichtung und Temperaturverhalten:

scharf und warm

Funktionskreise:

Milz, Magen und Niere

Therapeutische Wirkungen:

1. Erwärmen von Milz und Magen und Regulieren von rebellierendem Qi
2. Erwärmen der Nieren und Tonisieren des Yang

Indikationen und Kombinationen:

1. Kälte im Magen, die sich als Aufstoßen und Erbrechen manifestiert: Flos Caryophylli wird mit Rhizoma Pinelliae und Rhizoma Zingiberis recens benutzt.

2. Schwäche und Kälte in Milz und Magen, die sich als Appetitlosigkeit, Erbrechen und Diarrhoe manifestieren: Flos Caryophylli wird mit Fructus Amomi und Rhizoma Atractylodis macrocephalae angewendet.

3. Schwäche und Kälte im Magen, die sich als Aufstoßen und Erbrechen manifestieren: Flos Caryophylli wird mit Radix Ginseng oder Radix Codonopsis pilosulae und Rhizoma Zingiberis recens kombiniert.

4. Nieren-Yang-Mangel, der sich als Impotenz manifestiert: Flos Caryophylli wird mit Radix Aconiti lateralis praeparata, Cortex Cinnamomi, Radix Morindae officinalis und Herba Epimedii verschrieben.

Dosierung:

2–5 g

Vorsichtsmaßnahmen und Kontraindikationen:

Dieses Arzneimittel sollte nicht mit Radix Curcumae kombiniert werden.

131. Rhizoma Alpiniae officinarum (Gaoliangjiang)

Botanischer Name:

Alpinia officinarum Hance

Früheste Literaturquelle:

Mingyi Bielu

Geschmacksrichtung und Temperaturverhalten:

sauer und warm

Funktionskreise:

Milz und Magen

Therapeutische Wirkungen:

Erwärmen von Milz und Magen und Lindern von Schmerz

Indikationen und Kombinationen:

1. Kälte und Stauung von Qi, die sich als Schmerzen im Epigastrium und Abdomen manifestieren: Rhizoma Alpiniae officinarum wird mit Rhizoma Cyperi in der Rezeptur Lian Fu Wan kombiniert.

2. Kälte im Magen, die sich als Erbrechen manifestiert: Rhizoma Alpiniae officinarum wird mit Rhizoma Pinelliae und Rhizoma Zingiberis recens angewendet.

Dosierung:

3–10 g

132. Fructus Foeniculi (Xiaohuixiang)

Botanischer Name:

Foeniculum vulgare Mill.

Früheste Literaturquelle:

Xinxiu Bencao

Geschmacksrichtung und Temperaturverhalten:

scharf und warm

Funktionskreise:

Leber, Niere, Milz und Magen

Therapeutische Wirkungen:

1. Eliminieren von Kälte und Lindern von Schmerz
2. Regulieren des Qi und Harmonisieren des Magens

Indikationen und Kombinationen:

1. Kälte-Stauung in der Leber-Leitbahn, die sich als Hernie manifestiert: Fructus Foeniculi wird mit Cortex Cinnamomi und Radix Linderae in der Rezeptur Nuangan Jian verschrieben.

2. Kälte im Magen, die sich als Erbrechen und Spannungsgefühl und Schmerz im Epigastrium manifestiert: Fructus Foeniculi wird mit Rhizoma Zingiberis und Radix Aucklandiae angewendet.

Dosierung:

3–8 g

Kapitel 8

Arzneimittel, die das Qi regulieren

Arzneimittel, die das Qi regulieren, sind aromatisch, scharf und bitter. Sie fördern den freien Fluß des Qi und sind bei Stauung des Qi und bei rebellierendem Qi angezeigt. Stauung von Qi kann sich als Erstickungs- und Spannungsgefühl und Schmerz manifestieren, während rebellierendes Qi Übelkeit, Erbrechen, Aufstoßen, Asthma und Husten bewirkt.

Entsprechend den betroffenen Organen treten zusätzliche Symptome auf. Falls die Lungen das Qi nicht abwärtsleiten, manifestieren sich Erstickungsgefühl in der Brust und Asthma. Bei Stauung des Leber-Qi treten Schmerz im Hypochondrium, Erstickungsgefühl in der Brust, Hernienschmerz, Knoten, Spannungsgefühl und Schmerz in den Mammae oder unregelmäßige Menstruation auf. Stauung von Qi in Milz und Magen schwächen deren normale Funktion des Aufsteigens und Abwärtsleitens. Die Folge sind Symptome wie Völlegefühl, Spannung und Schmerz im Epigastrium und Bauch, Rülpsen und saures Aufstoßen, Übelkeit, Erbrechen und Diarrhoe oder Verstopfung.

Die Arzneimittel, die das Qi regulieren, können entsprechend dem pathologischen Zustand mit anderen Arzneimitteln kombiniert werden. Zum Beispiel bei übermäßiger Hitze und Anhäufung von Schleim in der Lunge, die sich als Husten und Asthma manifestieren, werden diese Arzneimittel mit Arzneimitteln, die Hitze eliminieren und Schleim auflösen, kombiniert.

Längere Einnahme dieser Arzneimittel kann das Yin verbrauchen. Sie sollten deshalb bei Patienten mit Qi-Mangel oder Yin-Mangel mit Vorsicht angewendet werden.

133. Pericarpium Citri reticulatae (Chenpi)

Botanischer Name:

Citrus reticulata Blanco

Früheste Literaturquelle:

Shennong Bencao Jing

Geschmacksrichtung und Temperaturverhalten:

scharf und bitter, warm

Funktionskreise:

Milz und Lunge

Therapeutische Wirkungen:

1. Regulieren der Milz und des Magens
2. Eliminieren von Nässe und Auflösen von Schleim

Indikationen und Kombinationen:

1. Stauung des Qi in Milz und Magen, die sich als Spannungs- und Völlegefühl im Epigastrium und Abdomen, Rülpsen, Übelkeit und Erbrechen, Appetitlosigkeit und Diarrhoe manifestiert: Pericarpium Citri reticulatae wird mit Fructus Citri seu Ponciri (Zhiqiao) und Radix Aucklandiae bei Spannungs- und Völlegefühl im Epigastrium und Abdomen, mit Rhizoma Zingiberis recens und Caulis Bambusae bei Übelkeit und Erbrechen, und mit Radix Codonopsis pilosulae und Rhizoma Atractylodis macrocephalae bei Appetitlosigkeit und Diarrhoe angewendet.

2. Nässe, die Milz und Magen blockiert und sich als Völle- und Erstickungsgefühl in Brust und Epigastrium, Appetitlosigkeit, Mattigkeit, Diarrhoe und weißer, klebriger Zungenbelag manifestiert: Pericarpium Citri reticulatae wird mit Rhizoma Atractylodis und Cortex Magnoliae in der Rezeptur Pingwei San kombiniert.

3. Übermäßige Nässe, Schwäche der Milz und trüber Schleim, der die Lungen blockiert und sich als Husten mit reichlichem Sputum manifestiert: Pericarpium Citri reticulatae wird mit Rhizoma Pinelliae und Poria in der Rezeptur Erchen Tang verschrieben.

Dosierung:

3–10 g

134. Pericarpium Citri reticulatae viride (Qingpi)

Botanischer Name:

Citrus reticulata blanco

Früheste Literaturquelle:

Bencao Tujing

Geschmacksrichtung und Temperaturverhalten:

bitter und scharf, warm

Funktionskreise:

Leber, Gallenblase und Magen

Therapeutische Wirkungen:

1. Fördern des freien Flusses des Qi in der Leber
2. Auflösen von Retention von Nahrung und Stauung im Verdauungstrakt

Indikationen und Kombinationen:

1. Stauung des Qi der Leber, die sich als Spannungsgefühl und Schmerz in den Mammae und in der Hypochondralregion manifestiert: Pericarpium Citri reticulatae viride wird mit Radix Bupleuri, Radix Curcumae, Rhizoma Cyperi und Folium Citri reticulatae viride benutzt.

2. Mastitis: Pericarpium Citri reticulatae viride wird mit Fructus Trichosanthis, Herba Taraxaci, Flos Lonicerae und Fructus Forsythiae benutzt.

3. Kälte-Stauung in der Leber-Leitbahn, die sich als schmerzhafte Schwellungen der Hoden oder Hernien manifestiert: Pericarpium Citri reticulatae viride wird mit Radix Linderae, Fructus Foeniculi und Radix Aucklandiae in der Rezeptur Tiantai Wuyao San kombiniert.

4. Retention von Nahrung, die sich als Völle- und Spannungsgefühl sowie Schmerz im Epigastrium manifestiert: Pericarpium Citri reticulatae viride wird mit Fructus Crataegi, Fructus Hordei germinatus und Massa fermentata medicinalis in der Rezeptur Qingpi Wan verschrieben.

Dosierung:

3–10 g

135. Fructus Aurantii immaturus (Zhishi)

Botanischer Name:

1. Citrus aurantium L.
2. Citrus sinensis Osbeck

Früheste Literaturquelle:

Shennong Bencao Jing

Geschmacksrichtung und Temperaturverhalten:

bitter und scharf, leicht kalt

Funktionskreise:

Milz, Magen und Dickdarm

Therapeutische Wirkungen:

1. Auflösen der Stauung des Qi und Retention von Nahrung
2. Auflösen von Schleim und Völlegefühl

Indikationen und Kombinationen:

1. Retention von Nahrung, die sich als Spannungs- und Völlegefühl im Epigastrium und Bauch und Aufstoßen mit fauligem Mundgeruch manifestiert: Fructus Aurantii immaturus wird mit Fructus Crataegi, Fructus Hordei germinatus und Massa fermentata medicinalis benutzt.

2. Spannungs- und Völlegefühl und Verstopfung im Abdomen: Fructus Aurantii Immaturus wird mit Cortex Magnoliae und Radix et Rhizoma Rhei angewendet.

3. Schwäche von Milz und Magen bei Transport und Umwandeln, die sich als Spannungs- und Völlegefühl in Epigastrium und Abdomen nach dem Essen manifestiert: Fructus Aurantii immaturus wird mit Rhizoma Atractylodis macrocephalae in der Rezeptur Zhi Zhu Wan kombiniert.

4. Nässe-Hitze-Stauung im Darm, die sich als Dysenterie, Tenesmus und Bauchschmerz manifestiert: Fructus Aurantii immaturus wird mit Radix et Rhizoma Rhei, Rhizoma Coptidis und Radix Scutellariae in der Rezeptur Zhishi Daozhi Wan verschrieben.

5. Trüber Schleim, der die Zirkulation des Qi in der Brust blockiert und sich als Erstickungsgefühl und Schmerz in der Brust, Völlegefühl im Epigastrium und Übelkeit manifestiert: Fructus Aurantii immaturus wird mit Bulbus Allii macrostemi, Ramulus Cinnamomi und Fructus Trichosanthis in der Rezeptur Zhishi Xiebai Guizhi Tang benutzt.

6. Prolaps des Uterus, des Rektums und des Magens: Fructus Aurantii Immaturus wird mit Rhizoma Atractylodis Macrocephalae und Radix Astragali angewendet.

Dosierung:

3–10 g

Vorsichtsmaßnahmen und Kontraindikationen:

Das Arzneimittel soll während der Schwangerschaft mit Vorsicht angewendet werden.

136. Fructus Citri sarcodactylis (Foshou)

Botanischer Name:

Citrus medica L. var. Sarcodactylis Swingle

Früheste Literaturquelle:

Bencao Tujing

Geschmacksrichtung und Temperaturverhalten:

scharf und bitter, warm

Funktionskreise:

Leber, Milz, Magen und Lunge

Therapeutische Wirkungen:

1. Beruhigen der Leber und Regulieren des Qi
2. Harmonisieren der Milz und des Magens und Auflösen von Schleim

Indikationen und Kombinationen:

1. Stauung des Qi der Leber, die sich als Rippenschmerz und Erstickungsgefühl in der Brust manifestiert: Fructus Citri sarcodactylis wird mit Rhizoma Cyperi, Fructus Citri und Radix Curcumae kombiniert.

2. Stauung des Qi der Milz und des Magens, die sich als Spannungs- und Völlegefühl im Epigastrium und Abdomen, Magenschmerz, Appetitlosigkeit, Aufstoßen, Übelkeit und Erbrechen manifestiert: Fructus Citri sarcodactylis wird mit Radix Aucklandiae und Fructus Citri seu Ponciri (Zhiqiao) benutzt.

3. Brustschmerz und Husten mit reichlichem Sputum: Fructus Citri sarcodactylis wird mit Folium Eriobotryae, Fasciculus Vascularis Luffae (Sigualuo) und Semen Armeniacae angewendet.

Dosierung:

3–10 g

137. Fructus Citri (Xiangyuan)

Botanischer Name:

1. Citrus medica L.
2. Citrus wilsonii Tanaka

Früheste Literaturquelle:

Bencao Tujing

Geschmacksrichtung und Temperaturverhalten:

scharf, leicht bitter und sauer, warm

Funktionskreise:

Leber, Milz und Lunge

Therapeutische Wirkungen:

1. Fördern des freien Flusses des Qi der Leber
2. Harmonisieren der Milz und des Magens und Auflösen von Schleim

Indikationen und Kombinationen:

1. Stauung des Qi der Leber, die sich als Rippenschmerz und Erstickungsgefühl in der Brust manifestiert: Fructus Citri wird mit Radix Curcumae, Fructus Citri sarcodactylis und Rhizoma Cyperi kombiniert.

2. Stauung des Qi der Milz und des Magens, die sich als Spannungsgefühl und Schmerz im Epigastrium und Abdomen, Übelkeit, Erbrechen, Appetitlosigkeit und Aufstoßen manifestiert: Fructus Citri wird mit Radix Aucklandiae, Fructus Citri sarcodactylis, Fructus Citri seu Ponciri (Zhiqiao) und Pericarpium Citri reticulatae benutzt.

3. Husten mit reichlichem Sputum: Fructus Citri wird mit Rhizoma Pinelliae und Poria angewendet.

Dosierung:

3–10 g

138. Radix Aucklandiae seu Vladimiriae (Muxiang)

Botanischer Name:

1. Aucklandia lappa Decne.
2. Vladimiria souliei (Franch.) Ling

Früheste Literaturquelle:

Shennong Bencao Jing

Geschmacksrichtung und Temperaturverhalten:

scharf und bitter, warm

Funktionskreise:

Milz, Magen, Dickdarm und Gallenblase

Therapeutische Wirkungen:

1. Regulieren des Qi von Milz und Magen
2. Lindern von Schmerz

Indikationen und Kombinationen:

1. Stauung des Qi von Milz und Magen, die sich als Appetitlosigkeit, Spannungsgefühl und Schmerz im Epigastrium und Abdomen, Borborygmus und Diarrhoe manifestiert: Radix Aucklandiae wird mit Poria, Fructus Citri seu Ponciri (Zhiqiao) und Pericarpium Citri reticulatae benutzt.

2. Nässe-Hitze-Dysenterie, die sich als Tenesmus und Bauchschmerz manifestiert: Radix Aucklandiae wird mit Radix et Rhizoma Rhei und Semen Arecae in der Rezeptur Muxiang Binglang Wan kombiniert.

Dosierung:

3–10 g

Bemerkung:

Das rohe Arzneimittel wird bei Stauung von Qi angewendet, das geröstete Arzneimittel bei Diarrhoe.

139. Rhizoma Cyperi (Xiangfu)

Botanischer Name:

Cyperus rotundus L.

Früheste Literaturquelle:

Mingyi Bielu

Geschmacksrichtung und Temperaturverhalten:

scharf, leicht bitter und leicht süß, neutral

Funktionskreise:

Leber und Dreifacher Erwärmer

Therapeutische Wirkungen:

1. Fördern des freien Flusses des Qi der Leber
2. Regulieren der Menstruation und Lindern von Schmerz

Indikationen und Kombinationen:

1. Stauung des Qi der Leber, die sich als Rippenschmerz und Erstickungsgefühl in der Brust manifestiert: Rhizoma Cyperi wird mit Radix Bupleuri, Radix Curcumae und Radix Paeoniae alba kombiniert.

2. Leber-Qi, das den Magen angreift und sich als Spannungsgefühl und Schmerz im Epigastrium und Abdomen manifestiert: Rhizoma Cyperi wird mit Radix Aucklandiae, Fructus Citri und Fructus Citri sarcodactylis benutzt.

3. Kälte- und Qi-Stau im Magen: Rhizoma Cyperi wird mit Rhizoma Alpiniae officinarum in der Rezeptur Liang Fu Wan verschrieben.

4. Kältestau in der Leber-Leitbahn, der sich als schmerzhafte Schwellung der Hoden oder Hernien manifestiert: Rhizoma Cyperi wird mit Fructus Foeniculi und Radix Linderae angewendet.

5. Stauung des Qi der Leber, die sich als unregelmäßige Menstruation, Dysmenorrhoe und Spannung und Schmerz in den Mammae manifestiert: Rhizoma Cyperi wird mit Radix Bupleuri, Radix Angelicae sinensis und Radix Ligustici chuanxiong kombiniert.

Dosierung:

6–12 g

140. Radix Linderae (Wuyao)

Botanischer Name:

Lindera strychnifolia (Sieb. et Zucc.) Vill.

Früheste Literaturquelle:

Bencao Shiyi

Geschmacksrichtung und Temperaturverhalten:

scharf und warm

Funktionskreise:

Lunge, Milz, Niere und Blase

Therapeutische Wirkungen:

1. Regulieren des Qi und Lindern von Schmerz
2. Erwärmen der Niere und Eliminieren von Kälte

Indikationen und Kombinationen:

1. Kälte und Stauung von Qi

   a) manifestiert als Erstickungsgefühl in der Brust und Rippenschmerz: Radix Linderae wird mit Fructus Trichosanthis, Radix Curcumae und Fructus Citri seu Ponciri (Zhiqiao) kombiniert.

   b) manifestiert als Spannungsgefühl und Schmerz im Epigastrium und Abdomen: Radix Linderae wird mit Radix Aucklandiae benutzt.

   c) manifestiert als schmerzhafte Schwellung der Hoden oder Hernien: Radix Linderae wird mit Fructus Foeniculi und Pericarpium Citri reticulatae viride in der Rezeptur Tiantai Wuyao San verschrieben.

   d) manifestiert als Dysmenorrhoe: Radix Linderae wird mit Rhizoma Cyperi, Radix Angelicae sinensis und Radix Ligustici chuanxiong angewendet.

2. Nieren-Yang-Mangel und Schwäche und Kälte der Blase, die sich als häufiger Harnfluß und Enuresis manifestieren: Radix Linderae wird mit Fructus Alpiniae oxyphyllae und Rhizoma Dioscoreae in der Rezeptur Suoquan Wan kombiniert.

Dosierung:

3–10 g

141. Lignum Aquilariae resinatum (Chenxiang)

Botanischer Name:

1. Aquilaria agallocha Roxb.
2. Aquilaria sinensis (Lour.) Gilg

Früheste Literaturquelle:

Mingyi Bielu

Geschmacksrichtung und Temperaturverhalten:

scharf und bitter, warm

Funktionskreise:

Milz, Magen und Niere

Therapeutische Wirkungen:

1. Regulieren des Qi und Lindern von Schmerz
2. Regulieren von rebellierendem Qi und Lindern von Erbrechen
3. Stärken der Niere und Lindern von Asthma

Indikationen und Kombinationen:

1. Kälte und Stauung von Qi, die sich als Spannungsgefühl und Schmerz im Epigastrium und Abdomen manifestieren: Lignum Aquilariae resinatum wird mit Radix Linderae und Radix Aucklandiae kombiniert.

2. Kälte im Magen, die sich als Aufstoßen und Erbrechen manifestiert: Lignum Aquilariae resinatum wird mit Flos Caryophylli und Fructus Amomi cardamomi benutzt.

3. Asthma aufgrund der Unfähigkeit der Nieren, das Qi anzunehmen: Lignum Aquilariae resinatum wird mit Radix Aconiti lateralis praeparata und Cortex Cinnamomi angewendet.

Dosierung:

1–1,5 g

142. Fructus Meliae Toosendan (Chuanlianzi)

Botanischer Name:

Melia toosedan Sieb. et Zucc.

Früheste Literaturquelle:

Shennong Bencao Jing

Geschmacksrichtung und Temperaturverhalten:

bitter, kalt und leicht toxisch

Funktionskreise:

Leber, Magen, Dünndarm und Blase

Therapeutische Wirkung:

Regulieren des Qi und Lindern von Schmerz

Indikationen und Kombinationen:

1. Stauung des Qi der Leber und des Magens, die sich als Spannungsgefühl und Schmerz im Epigastrium und Abdomen manifestiert: Fructus Meliae Toosendan wird mit Rhizoma Corydalis Yanhusuo in der Rezeptur Jinlingzi San benutzt.

2. Hernie mit schmerzhafter Schwellung der Hoden: Fructus Meliae Toosendan wird mit Fructus Foeniculi, Radix Aucklandiae und Fructus Evodiae in der Rezeptur Daoqi Tang kombiniert.

Dosierung:

3–10 g

Vorsichtsmaßnahmen und Kontraindikationen:

Das Arzneimittel ist bei Patienten mit Schwäche und Kälte in Milz und Magen kontraindiziert.

143. Bulbus Allii macrostemi (Xiebai)

Botanischer Name:

Allium macrostemon Bge.

Früheste Literaturquelle:

Shennong Bencao Jing

Geschmacksrichtung und Temperaturverhalten:

scharf und bitter, warm

Funktionskreise:

Lunge, Magen und Dickdarm

Therapeutische Wirkungen:

1. Fördern des Flusses des Yang und Eliminieren von Kälte-Schleim
2. Regulieren des Qi und Auflösen von Stauung

Indikationen und Kombinationen:

1. Kälte-Schleim, der sich in der Brust staut und als Erstickungsgefühl und Schmerzen in der Brust sowie Dyspnoe manifestiert: Bulbus Allii macrostemi wird mit Fructus Trichosanthis in der Rezeptur Gualou Xiebai Baijiu Tang kombiniert.
2. Dysenterie, die sich als Tenesmus manifestiert: Bulbus Allii macrostemi wird mit Fructus Aurantii Immaturus, Radix Aucklandiae und Radix Paeoniae alba verschrieben.

Dosierung:

5–10 g

144. Lignum Santati album (Tanxiang)

Botanischer Name:

Santatum album L.

Früheste Literaturquelle:

Mingyi Bielu

Geschmacksrichtung und Temperaturverhalten:

scharf und warm

Funktionskreise:

Milz, Magen und Lunge

Therapeutische Wirkungen:

1. Regulieren des Qi von Milz und Magen
2. Eliminieren von Kälte und Lindern von Schmerz

Indikationen und Kombinationen:

1. Kälte und Stauung von Qi, die sich als Schmerz im Epigastrium und Abdomen und Erbrechen von klarer Flüssigkeit manifestieren: Lignum Santati album wird mit Fructus Amomi und Radix Linderae benutzt.

2. Angina Pectoris und Erkrankungen der Herzkranzgefäße: Lignum Santati album wird mit Rhizoma Corydalis Yanhusuo und Herba Asari in der Rezeptur Kuanxiong Wan verschrieben.

Dosierung:

1–3 g

145. Calyx Diospyros Kaki (Shidi)

Botanischer Name:

Diospyros kaki L. f.

Früheste Literaturquelle:

Mingyi Bielu

Geschmacksrichtung und Temperaturverhalten:

bitter und neutral

Funktionskreis:

Magen

Therapeutische Wirkungen:

Abwärtsleiten des Qi und Lindern von Schluckauf

Indikationen und Kombinationen:

Schluckauf

a) infolge von Kälte im Magen: Calyx Diospyros Kaki wird mit Flos Cariophyllatae und Rhizoma Zingiberis recens benutzt.

b) infolge von Hitze im Magen: Calyx Diospyros Kaki wird mit Rhizoma Phragmitis und Caulis Bambusae angewendet.

Dosierung:

6–10 g

146. Flos Rosae rugosae (Meiguihua)

Botanischer Name:

Rosa rugosa Thunb.

Früheste Literaturquelle:

Shiwu Bencao

Geschmacksrichtung und Temperaturverhalten:

süß und leicht bitter, warm

Funktionskreise:

Leber und Milz

Therapeutische Wirkungen:

1. Regulieren des Qi und Auflösen von Stauung
2. Auflösen von Blutstau

Indikationen und Kombinationen:

1. Stauung des Qi der Leber und des Magens, die sich als Rippenschmerz, Spannungsgefühl und Schmerz im Epigastrium manifestiert: Flos Rosae rugosae wird mit Fructus Citri sarcodactylis, Rhizoma Cyperi und Radix Curcumae kombiniert.

2. Stauung des Qi der Leber und Stauung des Blutes, die sich als unregelmäßige Menstruation, Spannungsgefühl und Schmerz in den Mammae vor der Menstruationsperiode manifestiert: Flos Rosae rugosae wird mit Radix Angelicae sinensis, Radix Ligustici Chuanxiong, Radix Paeoniae alba und Herba Lycopi verschrieben.

3. Stauung des Blutes und Schmerz, verursacht durch äußere Verletzungen: Flos Rosae rugosae wird mit Radix Angelicae sinensis, Rhizoma Corydalis Yanhusuo und Radix Paeoniae rubra angewendet.

Dosierung:

3–6 g

147. Flos Mume (Meihua)

Botanischer Name:

Prumus mume (Sieb.) Zieb. et Zucc.

Früheste Literaturquelle:

Bencao Gangmu

Geschmacksrichtung und Temperaturverhalten:

sauer, adstringierend und neutral

Funktionskreise:

Leber und Magen

Therapeutische Wirkungen:

1. Fördern des freien Flusses des Qi der Leber und Auflösen von Stauung
2. Regulieren des Qi und Harmonisieren des Magens

Indikationen und Kombinationen:

1. Stauung des Qi der Leber und des Magens, die sich als Spannungsgefühl und Schmerz in der Hypochondralregion, Aufstoßen und Schmerzen im Epigastrium manifestiert: Flos Mume wird mit Radix Bupleuri, Rhizoma Cyperi, Pericarpium Citri reticulatae viride und Radix Aucklandiae benutzt.

2. Schleim- und Qi-Stau in der Kehle (Globus hystericus), die sich als Fremdkörpergefühl in der Kehle manifestiert: Flos Mume wird mit Pericarpium Citri reticulatae, Cortex Mori, Cortex Albizziae und Folium Perillae angewendet.

Dosierung:

3–6 g

Kapitel 9

Arzneimittel, die Retention von Nahrung auflösen

Arzneimittel, die Retention von Nahrung auflösen, sind bei Spannungs- und Völlegefühl im Epigastrium und Abdomen, Rülpsen, saurem Aufstoßen, Übelkeit, Erbrechen, abnormer Darmbewegung oder Verdauungsstörung infolge von Schwäche der Milz und des Magens angezeigt. Um den therapeutischen Effekt zu steigern, ist es notwendig, zusätzlich Arzneimittel zur Tonisierung des Qi anzuwenden. Wenn die Retention der Nahrung durch Kälte-Symptome begleitet ist, werden zusätzlich Arzneimittel zum Erwärmen von Milz und Magen beigefügt. Bei zusätzlichen Hitze-Symptomen werden zusätzlich kalte und bittere Arzneimittel benutzt, um die Hitze zu eliminieren. Falls die Retention von Nahrung trübe Nässe bewirkt, die Milz und Magen blockiert, wird diese mit aromatischen Arzneimitteln eliminiert. Bei Schwäche von Milz und Magen in ihrer Funktion des Transports und der Umwandlung werden diese Arzneimittel mit Arzneimitteln kombiniert, die Milz und Magen tonisieren.

148. Fructus Crataegi (Shanzha)

Botanischer Name:

1. Crataegus cuneata Sieb, et Zucc.
2. Crataegus pinnatifida Bge. var Major N. E. Br.
3. Crataegus pinnatifida Bge.

Früheste Literaturquelle:

Xinxiu Bencao

Geschmacksrichtung und Temperaturverhalten:

sauer und süß, leicht warm

Funktionskreise:

Milz, Magen und Leber

Therapeutische Wirkungen:

1. Auflösen von Retention der Nahrung
2. Fördern der Blutzirkulation und Auflösen von Stauung

Indikationen und Kombinationen:

1. Retention von Nahrung (speziell fettiger Nahrung), die von Spannungsgefühl und Schmerz im Epigastrium und Abdomen begleitet ist: Fructus Crataegi wird mit Massa fermentata medicinalis, Fructus Hordei germinatus, Radix Aucklandiae und Fructus Citri seu Ponciri (Zhiqiao) benutzt.

2. Postpartaler Bauchschmerz und Lochien infolge von Blutstauung: Fructus Crataegi wird mit Radix Angelicae sinensis, Radix Ligustici chuanxiong und Herba Leonuri angewendet.

Dosierung:

10–15 g

149. Massa fermentata medicinalis (Shenqu)

Früheste Literaturquelle:

Yaoxing Lun

Geschmacksrichtung und Temperaturverhalten:

süß und scharf, warm

Funktionskreise:

Milz und Magen

Therapeutische Wirkungen:

Auflösen von Retention der Nahrung und Harmonisieren des Magens

Indikationen und Kombinationen:

Retention von Nahrung, die sich als Spannungs- und Völlegefühl im Epigastrium und Bauch, Appetitlosigkeit, gurgelnde Geräusche und Diarrhoe manifestiert: Massa fermentata medicinalis wird mit Fructus Crataegi und Fructus Hordei germinatus kombiniert.

Dosierung:

6–15 g

150. Fructus Hordei germinatus (Maiya)

Botanischer Name:

Hordeum vulgare L.

Früheste Literaturquelle:

Mingyi Bielu

Geschmacksrichtung und Temperaturverhalten:

süß und neutral

Funktionskreise:

Milz, Magen und Leber

Therapeutische Wirkungen:

1. Auflösen von Retention der Nahrung und Harmonisieren des Magens
2. Zurückhalten der Laktation, Fördern des freien Flusses des Qi der Leber und Auflösen von Stauung

Indikationen und Kombinationen:

1. Retention der Nahrung, die sich als Appetitlosigkeit und Spannungsgefühl im Epigastrium und Abdomen manifestiert: Fructus Hordei germinatus wird mit Fructus Crataegi, Massa fermentata medicinalis und Endothelium corneum Gigeriae galli verschrieben.

2. Laktationsstörung oder Spannung und Schmerz der Mammae: Vom Dekokt aus je zur Hälfte rohem und geröstetem Fructus Hordei germinatus sollte zweimal pro Tag jeweils 30–60 g der Droge eingenommen werden.

3. Stauung des Qi der Leber und des Magens, die sich als Spannungs- und Völlegefühl in der Brust und Rippenregion und als Schmerz im Epigastrium manifestiert: Fructus Hordei germinatus wird mit Radix Bupleuri, Fructus Aurantii immaturus und Fructus Meliae Toosendan benutzt.

Dosierung:

10–15 g

Vorsichtsmaßnahmen und Kontraindikationen:

Dieses Arzneimittel ist während der Laktation kontraindiziert.

151. Fructus Oryzae germinatus (Guya)

Botanischer Name:

1. Oryza sativa L.
2. Setaria italica (L.) Beauv.

Früheste Literaturquelle:

Bencao Gangmu

Geschmacksrichtung und Temperaturverhalten:

süß und neutral

Funktionskreise:

Milz und Magen

Therapeutische Wirkungen:

1. Auflösen von Retention von Nahrung und Harmonisieren des Magens
2. Fördern des Appetits

Indikationen und Kombinationen:

1. Retention von Nahrung: Fructus Oryzae germinatus wird mit Massa fermentata medicinalis und Fructus Crataegi benutzt.

2. Schwäche von Milz und Magen, die sich als Appetitlosigkeit manifestiert: Fructus Oryzae germinatus wird mit Radix Codonopsis pilosulae, Rhizoma Atractylodis macrocephalae und Pericarpium Citri reticulatae angewendet.

Dosierung:

10–15 g

152. Semen Raphani (Laifuzi)

Botanischer Name:

Raphanus sativus L.

Früheste Literaturquelle:

Rihuazi Bencao

Geschmacksrichtung und Temperaturverhalten:

scharf und süß, neutral

Funktionskreise:

Milz, Magen und Lunge

Therapeutische Wirkungen:

1. Auflösen von Retention der Nahrung
2. Abwärtsleiten von Qi und Lösen von Schleim

Indikationen und Kombinationen:

1. Retention von Nahrung, die sich als Spannungs- und Völlegefühl im Epigastrium und Abdomen, saures Aufstoßen, Bauchschmerz, Diarrhoe und Tenesmus manifestiert: Semen Raphani wird mit Fructus Crataegi, Massa fermentata medicinalis und Pericarpium Citri reticulatae in der Rezeptur Baohe Wan kombiniert.

2. Übermäßiger Schleim, der sich als Husten mit reichlichem Sputum oder Asthma manifestiert: Semen Raphani wird mit Semen Sinapis albae und Fructus Perillae in der Rezeptur Sanzi Yangqing Tang verschrieben.

Dosierung:

6–10 g

153. Endothelium corneum Gigeriae galli (Jineijin)

Zoologischer Name:

Gallus gallus domesticus Brisson

Früheste Literaturquelle:

Shennong Bencao Jing

Geschmacksrichtung und Temperaturverhalten:

süß und neutral

Funktionskreise:

Milz, Magen, Dünndarm und Blase

Therapeutische Wirkungen:

1. Auflösen von Retention der Nahrung
2. Umwandeln von Steinen

Indikationen und Kombinationen:

1. Verdauungsstörungen, Retention der Nahrung sowie Spannungs- und Völlegefühl im Epigastrium und Bauch: Endothelium corneum Gigeriae galli wird mit Fructus Crataegi und Fructus Hordei germinatus benutzt.

2. Schwäche der Milz bei Kindern einschließlich Unterernährung bei Kindern: Endothelium corneum Gigeriae galli wird mit Rhizoma Atractylodis macrocephalae, Rhizoma Dioscoreae und Poria angewendet.

3. Gallensteine und Steine des Harntrakts: Endothelium corneum Gigeriae galli wird mit Herba Lysimachiae und Spora Lygodii in der Rezeptur Sanjin Tang kombiniert.

Dosierung:

3–10 g

Bemerkung:

Falls das Arzneimittel als Pulver aufbereitet ist, beträgt die Dosierung pro Tag 1,5–3 g.

Kapitel 10

Arzneimittel, die Parasiten eliminieren

Arzneimittel, die Parasiten eliminieren, werden zur Behandlung von Askariasis (Rundwürmern), Taeniasis (Bandwürmern), Ancylostomiasis (Hakenwürmern) und anderen intestinalen Parasiten benutzt.

Die Auswahl des geeigneten Arzneimittels hängt von der Art des Parasiten und der Körperkonstitution des Patienten ab. In Fällen mit komplizierten pathologischen Zuständen werden diese Arzneimittel mit Arzneimitteln aus anderen Kategorien kombiniert. Falls der Patient z. B. an Parasiten und Verstopfung leidet, werden diese Arzneimittel mit Purgativa kombiniert.

Da einige dieser Arzneimittel toxisch sind, kann eine Überdosierung Nebenwirkungen verursachen. Sie sind während der Schwangerschaft und bei Patienten mit schwacher Konstitution kontraindiziert.

154. Fructus Quisqualis (Shijunzi)

Botanischer Name:

Quisqualis indica L.

Früheste Literaturquelle:

Kaibao Bencao

Geschmacksrichtung und Temperaturverhalten:

süß und warm

Funktionskreise:

Milz und Magen

Therapeutische Wirkung:

Abtöten von Parasiten

Indikationen und Kombinationen:

Askariasis (Rundwürmer): Fructus Quisqualis wird mit Cortex Meliae radicis und Semen Arecae benutzt.

Dosierung:

6–10 g

Vorsichtsmaßnahmen und Kontraindikationen:

Eine Überdosierung dieses Arzneimittels verursacht Schluckauf, Benommenheit, Schwindel und Erbrechen. Die Einnahme des Arzneimittels mit heißem Tee kann ebenfalls Schluckauf verursachen.

155. Cortex Meliae radicis (Kulianpi)

Botanischer Name:

1. Melia azedarach L.
2. Melia Toosendan Sieb. et zucc.

Früheste Literaturquelle:

Mingyi Bielu

Geschmacksrichtung und Temperaturverhalten:

bitter und kalt

Funktionskreise:

Milz, Magen und Leber

Therapeutische Wirkung:

Abtöten von Parasiten

Indikationen und Kombinationen:

1. Askariasis (Rundwürmer), Cortex Meliae radicis wird als Einzelmittel angewendet.

2. Ancylostoma (Hakenwürmer): Cortex Meliae radicis wird mit Semen Arecae benutzt.

3. Enterobius vermicularis (Madenwürmer): Cortex Meliae radicis wird mit Radix Stemonae und Fructus Mume kombiniert. Das eingedickte Dekokt kann als Klistier einmal pro Nacht angewendet werden. Die Behandlung sollte zwei- bis viermal wiederholt werden.

Dosierung:

6–15 g

Vorsichtsmaßnahmen und Kontraindikationen:

Das Arzneimittel ist toxisch und sollte nicht über längere Zeit angewendet werden. Sie ist bei Patienten mit schwacher Konstitution oder Leberstörung kontraindiziert.

156. Semen Arecae (Binglang)

Botanischer Name:

Areca cathechu L.

Früheste Literaturquelle:

Mingyi Bielu

Geschmacksrichtung und Temperaturverhalten:

scharf und bitter, warm

Funktionskreise:

Magen und Dickdarm

Therapeutische Wirkungen:

1. Abtöten von Parasiten
2. Fördern der Zirkulation des Qi
3. Fördern des Wasserhaushalts

Indikationen und Kombinationen:

1. Darmparasiten, vor allem Taeniasis (Bandwürmer): Semen Arecae wird mit Semen Cucurbitae moschatae benutzt.

2. Retention von Nahrung mit Spannungsgefühl im Bauch und Verstopfung oder Tenesmus bei Dysenterie: Semen Arecae wird zusammen Radix Aucklandiae, Fructus Aurantii und Radix et Rhizoma Rhei in der Rezeptur Muxiang Binglang Wan verschrieben.

3. Ödeme: Semen Arecae wird mit Poria und Rhizoma Alismatis benutzt.

4. Geschwollene und schmerzhafte Beine: Semen Arecae wird mit Fructus Chaenomelis, Fructus Evodiae und Folium Perillae kombiniert.

5. Erbrechen als Nebenwirkung, verursacht durch die Einnahme des Arzneimittels Radix Dichorae: Semen Arecae wird mit Radix Dichorae benutzt, um dessen Nebenwirkungen zu mindern.

Dosierung:

10–15 g

Vorsichtsmaßnahmen und Kontraindikationen:

Dieses Arzneimittel ist bei Patienten mit Schwäche der Milz in Verbindung mit Diarrhoe kontraindiziert.

157. Semen Cucurbitae moschatae (Nanguazi)

Botanischer Name:

Cucurbita moschata Duch.

Früheste Literaturquelle:

Xiandai Shiyong Zhongyao

Geschmacksrichtung und Temperaturverhalten:

süß und neutral

Funktionskreise:

Magen und Dickdarm

Therapeutische Wirkung:

Abtöten von Parasiten

Indikationen und Kombinationen:

Taeniasis (Bandwürmer): Semen Cucurbitae moschatae wird mit Semen Arecae angewendet.

Dosierung:

60–120 g

Vorsichtsmaßnahmen und Kontraindikationen:

Bei der Behandlung des Bandwurms werden 60–120 g des Arzneimittels in Pulverform eingenommen. Zwei Stunden später wird ein Dekokt von 60–120 g Semen Arecae und dann eine halbe Stunde später 15 g von Natrii Sulfas verabreicht. Diese Behandlungsmethode führt Bandwürmer und Fäzes ab.

158. Germma Agrimoniae (Hecaoya)

Botanischer Name:

Agrimonia pilosa Ledeb.

Früheste Literaturquelle:

Zhonghua Yixue Zazhi

Geschmacksrichtung und Temperaturverhalten:

bitter und kalt

Funktionskreise:

Leber und Dickdarm

Therapeutische Wirkungen:

1. Abtöten von Parasiten
2. Abführen von Stuhl

Indikationen und Kombinationen:

Taeniasis (Bandwürmer): Germma Agrimoniae wird in warmem abgekochtem Wasser morgens vor dem Frühstück eingenommen. Der Bandwurm sollte innerhalb von 5–6 Stunden abgeführt sein.

Dosierung:

30–50 g

159. Omphalia (Leiwan)

Botanischer Name:

Omphalia lapidescens Schroet.

Früheste Literaturquelle:

Shennong Bencao Jing

Geschmacksrichtung und Temperaturverhalten:

bitter, kalt und leicht toxisch

Funktionskreise:

Magen und Dickdarm

Therapeutische Wirkung:

Abtöten von Parasiten

Indikationen und Kombinationen:

Ancylostoma (Hakenwürmer) und Askariasis (Rundwürmer): Omphalia wird mit Semen Arecae und Cortex Meliae radicis kombiniert.

Dosierung:

6–15 g

160. Fructus Carpesii (Heshi)

Botanischer Name:

1. Carpesium abrotanoides L.
2. Daucus caroto L.

Früheste Literaturquelle:

Xinxiu Bencao

Geschmacksrichtung und Temperaturverhalten:

bitter und scharf, neutral und leicht toxisch

Funktionskreise:

Milz und Magen

Therapeutische Wirkung:

Abtöten von Parasiten

Indikationen und Kombinationen:

Darmparasiten einschließlich Askariasis (Rundwürmer), Oxyuris (Madenwürmer) und Taeniasis (Bandwürmer): Fructus Carpesii wird mit Fructus Quisqualis und Semen Arecae benutzt.

Dosierung:

3–10 g

161. Semen Torreyae (Feizi)

Botanischer Name:

Torreya grandis Fort.

Früheste Literaturquelle:

Mingyi Bielu

Geschmacksrichtung und Temperaturverhalten:

süß und neutral

Funktionskreise:

Lunge und Dickdarm

Therapeutische Wirkung:

Abtöten von Parasiten

Indikationen und Kombinationen:

Darmparasiten:

a) Ancylostoma (Hakenwürmer): Semen Torreyae wird mit Rhizoma Dryopteris crassirhizomae und Semen Arecae kombiniert.

b) Taeniasis (Bandwürmer): Semen Torreyae wird mit Semen Cucurbitae moschatae und Semen Arecae angewendet.

c) Askariasis (Rundwürmer): Semen Torreyae wird mit Fructus Quisqualis, Cortex Meliae radicis und Fructus Mume verschrieben.

Dosierung:

30–50 g

Bemerkung:

Das Arzneimittel kann als Dekokt eingenommen werden, ist aber am wirksamsten, wenn es mit Honig vermischt verabreicht wird.

162. Rhizoma Dryopteris crassirhizomae (Guanzhong)

Botanischer Name:

1. Dryopteris crassirhixoma Nakai
2. Osmunda japonica Thunb.
3. Woodwardia unigemmata (Makino) Nakai

Früheste Literaturquelle:

Shennong Bencao Jing

Geschmacksrichtung und Temperaturverhalten:

bitter und leicht kalt

Funktionskreise:

Leber und Milz

Therapeutische Wirkungen:

1. Abtöten von Parasiten
2. Eliminieren von Hitze und Ausleiten von Toxinen
3. Stillen von Blutungen

Indikationen und Kombinationen:

1. Darmparasiten:

a) Ancylostoma (Hakenwürmer): Rhizoma Dryopteris crassirhizomae wird mit Semen Torreyae und Semen Arecae benutzt.

b) Taeniasis (Bandwürmer): Rhizoma Dryopteris crassirhizomae wird mit Omphalia und Semen Arecae kombiniert.

c) Oxyuris (Madenwürmer): Rhizoma Dryopteris crassirhizomae wird mit Cortex Meliae radicis und Fructus Carpesii verschrieben.

2. Wind-Hitze-Erkältung, Wind-Hitze-Hauteruptionen und akute Parotitis: Rhizoma Dryopteris crassirhizomae wird mit Flos Lonicerae, Fructus Forsythiae, Folium Isatidis und Radix Isatidis benutzt.

3. Extravasation von Blut durch Hitze, die sich als Erbrechen von Blut, Nasenbluten, blutigem Stuhl und funktionelle Uterusblutung manifestiert: Rhizoma Dryopteris crassirhizomae wird mit Cacumen Biotae, Herba Agrimoniae und Petiolus Trachycarpi carbonisatus angewendet.

Dosierung:

10–15 g

Bemerkung:

Das verkohlte Arzneimittel wird benutzt, um Blutungen zu stillen.

Kapitel 11

Arzneimittel, die Blutungen stillen

Arzneimittel, die Blutungen oder Hämorrhagien stillen, werden benutzt, um Erbrechen mit Blut, Nasenbluten, Bluthusten, blutigen Stuhl, blutigen Urin, Uterusblutungen oder traumatische Blutungen zu behandeln.

Diese Arzneimittel stillen Blutungen durch verschiedene Wirkungen, einschließlich Kühlen des Blutes, Adstringieren, Auflösen von Blutstauung und Erwärmen der Leitbahnen. Entsprechend der Ursache der Blutung und der Begleitsymptome werden die geeigneten Arzneimittel und ihre Kombinationen ausgewählt. Falls z. B. die Blutung aufgrund von Hitze im Blut auftritt, werden Arzneimittel zur Eliminierung von Hitze und Kühlen des Blutes kombiniert. Falls die Blutung eine Folge von Yin-Mangel mit Überaktivität des Yang ist, werden Arzneimittel ausgewählt, die Yin tonisieren und Yang unterdrücken. Falls die Blutung eine Folge von Leere und Kälte ist, werden Arzneimittel zur Erwärmung des Yang, Förderung des Flusses von Qi und Stärkung der Milz verschrieben. In Fällen mit großem Blutverlust, der zum Kollaps des Qi führt, müssen Arzneimittel zur Tonisierung des Ursprungs-Qi beigefügt werden.

Es ist wichtig, daran zu denken, daß auch eine Stauung des Blutes eine Ursache für die Blutung sein kann. In diesen Fällen werden Arzneimittel zur Stärkung des Blutes und Auflösung von Blutstauung angewendet.

163. Herba seu Radix Cirsii japonici (Daji)

Botanischer Name:

Cirsium japonicum DC.

Früheste Literaturquelle:

Mingyi Bielu

Geschmacksrichtung und Temperaturverhalten:

süß und bitter, kalt

Funktionskreise:

Herz und Leber

Therapeutische Wirkungen:

1. Kühlen des Blutes und Stillen von Blutung
2. Reduzieren von Schwellung und Lösung von Stauung

Indikationen und Kombinationen:

1. Hämorrhagien infolge von Extravasation von Blut durch Hitze, die sich als Husten mit Blut, Nasenbluten, Gebärmutterblutung und Hämaturie manifestiert: Herba seu Radix Cirsii japonici wird mit Herba Cirsii segeti und Cacumen Biotae angewendet.

2. Hautbeulen, Karbunkel und Schwellungen: Herba seu Radix Cirsii japonici wird äußerlich und innerlich angewendet.

Dosierung:

10–15 g (60 g von dem frischen Arzneimittel)

164. Herba Cirsii segeti (Xiaoji)

Botanischer Name:

Cirsium segetum Bge.

Früheste Literaturquelle:

Mingyi Bielu

Geschmacksrichtung und Temperaturverhalten:

süß und kalt

Funktionskreise:

Herz und Leber

Therapeutische Wirkungen:

1. Kühlen des Blutes und Stillen von Blutung
2. Fördern des Harnflusses

Indikationen und Kombinationen:

1. Hämorrhagien infolge von Extravasation von Blut durch Hitze: Herba Cirsii segeti wird mit Rhizoma Imperatae, Pollen Typhae und Cacumen Biotae kombiniert.

2. Blutiger Urin und schmerzhafter Harnfluß: Herba Cirsii segeti wird mit Nodus Nelumbinis rhizomatis, Talcum und Caulis Clematidis in der Rezeptur Xiaoji Yinzi verschrieben.

Dosierung:

10–15 g (30–60 g vom frischen Arzneimittel)

165. Radix Sanguisorbae (Diyu)

Botanischer Name:

Sanguisorba officinalis L.

Früheste Literaturquelle:

Shennong Bencao Jing

Geschmacksrichtung und Temperaturverhalten:

bitter und sauer, leicht kalt

Funktionskreise:

Leber, Magen und Dickdarm

Therapeutische Wirkungen:

1. Kühlen des Blutes und Stillen von Blutung
2. Eliminieren von Toxinen und Heilen von Geschwüren

Indikationen und Kombinationen:

1. Hämorrhagien infolge von Extravasation von Blut durch Hitze:

   a) Uterusblutung: Radix Sanguisorbae wird mit Pollen Typhae, Radix Scutellariae und Radix Rehmanniae benutzt.

   b) Hämorrhagien, Blutungen und Dysenterie: Radix Sanguisorbae wird mit Flos Sophorae, Rhizoma Coptidis und Radix Aucklandiae angewendet.

2. Verbrennungen, Ekzeme und Hautgeschwüre: Radix Sanguisorbae wird mit Rhizoma Coptidis zur äußeren Anwendung kombiniert.

Dosierung:

10–15 g

Vorsichtsmaßnahmen und Kontraindikationen:

Das Arzneimittel ist bei großen Verbrennungen kontraindiziert. Die Salbe aus Radix Sanguisorbae kann nach Absorption durch den Körper toxische Reaktionen verursachen.

166. Rhizoma Imperatae (Baimaogen)

Botanischer Name:

Imperata cylindrical Beauv. var. major (Nees.) C.E. Hubb.

Früheste Literaturquelle:

Shennong Bencao Jing

Geschmacksrichtung und Temperaturverhalten:

süß und kalt

Funktionskreise:

Lunge, Magen und Blase

Therapeutische Wirkungen:

1. Kühlen des Blutes und Stillen von Blutung
2. Eliminieren von Hitze und Fördern des Harnflusses

Indikationen und Kombinationen:

1. Hämorrhagien infolge von Extravasation des Blutes durch Hitze: Rhizoma Imperatae wird mit Cacumen Biotae, Herba Cirsii segeti und Pollen Typhae verschrieben.

2. Brennender Harnfluß, Ödeme und Gelbsucht vom Nässe-Hitze-Typ: Rhizoma Imperatae wird mit Semen Plantaginis und Herba Lysimachiae benutzt.

Dosierung:

15–30 g (30–60 g des frischen Arzneimittels)

167. Flos Sophorae (Huaihua)

Botanischer Name:

Sophorae japonica L.

Früheste Literaturquelle:

Rihuazi Bencao

Geschmacksrichtung und Temperaturverhalten:

bitter und leicht kalt

Funktionskreise:

Leber und Dickdarm

Therapeutische Wirkung:

Kühlen des Blutes und Stillen von Blutung

Indikationen und Kombinationen:

Hämorrhagien infolge von Extravasation von Blut durch Hitze:

a) Dysenterie und Blutung infolge von Hämorrhoiden: Flos Sophorae wird mit Radix Sanguisorbae angewendet.

b) Husten mit Blut und Nasenbluten: Flos Sophorae wird mit Cacumen Biotae, Rhizoma Imperatae und Herba Agrimoniae benutzt.

Dosierung:

10–15 g

168. Cacumen Biotae (Cebaiye)

Botanischer Name:

Biota orientalis (L.) Endl.

Früheste Literaturquelle:

Mingyi Bielu

Geschmacksrichtung und Temperaturverhalten:

bitter, adstringierend und leicht kalt

Funktionskreise:

Lunge, Leber und Dickdarm

Therapeutische Wirkung:

Kühlen des Blutes und Stillen von Blutung

Indikationen und Kombinationen:

1. Hämorrhagien infolge von Extravasation von Blut durch Hitze, die sich als Husten mit Blut, Erbrechen mit Blut, Nasenbluten, Hämaturie und Uterusblutung manifestiert: Cacumen Biotae wird mit Herba seu Radix Cirsii Jjponici, Herba Cirsii segeti und Rhizoma Imperatae kombiniert.
2. Hämorrhagien infolge von Leere und Kälte: Cacumen Biotae wird mit Folium Artemisiae (Aiye) verschrieben.

Dosierung:

10–15 g

169. Herba Agrimoniae (Xianhecao)

Botanischer Name:

Agrimonia pilosa Ledeb. Nakai

Früheste Literaturquelle:

Diannan Bencao

Geschmacksrichtung und Temperaturverhalten:

bitter, adstringierend und neutral

Funktionskreise:

Lunge, Leber und Milz

Therapeutische Wirkungen:

1. Stillen von Blutung
2. Lindern von Dysenterie
3. Abtöten von Parasiten

Indikationen und Kombinationen:

1. Hämorrhagien infolge von Extravasation von Blut durch Hitze, die sich als Husten mit Blut, Erbrechen mit Blut, Nasenbluten, Hämaturie, Blut im Stuhl und Uterusblutung manifestiert: Herba Agrimoniae wird mit Radix Rehmanniae, Cortex Moutan, Fructus Gardeniae und Cacumen Biotae verschrieben.

2. Hämorrhagien infolge von Yang-Qi-Mangel, der zu einer mangelnden Kontrolle des Blutes durch die Milz führt: Herba Agrimoniae wird mit Radix Ginseng, Radix Astragali und Radix Rehmanniae praeparata benutzt.

3. Vaginitis durch Trichomonaden mit Jucken: 120 g des Arzneimittels werden als Dekokt aufbereitet, worin ein kleiner Baumwollball eingeweicht wird und in die Vagina eingeführt wird, wo er drei bis vier Stunden verbleibt. Die Behandlung wird einmal täglich für eine Woche lang durchgeführt.

Dosierung:

10–15 g

170. Rhizoma Bletillae (Baiji)

Botanischer Name:

Bletilla striata (Thunb.) Reichb. f.

Früheste Literaturquelle:

Shennong Bencao Jing

Geschmacksrichtung und Temperaturverhalten:

bitter und süß, adstringierend und leicht kalt

Funktionskreise:

Leber, Lunge und Magen

Therapeutische Wirkungen:

1. Stillen von Blutung
2. Reduzieren von Schwellung und Fördern der Heilung

Indikationen und Kombinationen:

1. Hämorrhagien:

a) Husten mit Blut infolge von Yin-Mangel der Lunge: Rhizoma Bletillae wird mit Colla corii Asini, Nodus Nelumbinis rhizomatis und Folium Eriobotryae kombiniert.

b) Erbrechen mit Blut: Rhizoma Bletillae wird mit Os Sepiae seu Sepiellae in der Rezeptur Wu Ji San verschrieben.

c) Hämorrhagien infolge von äußeren Verletzungen: Rhizoma Bletillae wird als Einzelmittel oder mit Gypsum calcitum (Duanshigao)-Pulver äußerlich angewendet.

2. Hautbeulen, Karbunkel und Schwellung:

a) Hauterscheinungen mit Rötung, Schwellung, Hitzegefühl und Schmerz: Rhizoma Bletillae wird mit Flos Lonicerae, Bulbus Fritillariae cirrhosae, Radix Trichosanthis und Spina Gleditsiae sinensis in der Rezeptur Neixiao San kombiniert.

b) Chronische Geschwüre: Das Pulver von Rhizoma Bletillae wird direkt auf die Wunden appliziert.

3. Rissige Haut: Das Pulver von Rhizoma Bletillae wird mit Sesamöl gemischt und äußerlich angewendet.

Dosierung:

5–10 g

Vorsichtsmaßnahmen und Kontraindikationen:

Das Arzneimittel verhält sich zu Radix Aconiti antagonistisch.

171. Petiolus Trachycarpi carbonisatus (Zonglütan)

Botanischer Name:

Trachycarpus fortunei H. wendl.

Früheste Literaturquelle:

Bencao Shiyi

Geschmacksrichtung und Temperaturverhalten:

bitter, adstringierend und neutral

Funktionskreise:

Lunge, Leber und Dickdarm

Therapeutische Wirkung:

Stillen von Blutung

Indikationen und Kombinationen:

1. Hämorrhagien infolge von Extravasation von Blut durch Hitze, die sich als Husten mit Blut, Erbrechen mit Blut, Nasenbluten, blutigem Stuhl und Gebärmutterblutung manifestiert: Petiolus Trachycarpi carbonisatus wird mit Rhizoma Imperatae, Herba seu Radix Cirsii japonici, Herba Cirsii segeti und Fructus Gardeniae in der Rezeptur Shihui San verschrieben.

2. Hämorrhagien infolge von Yang-Qi-Mangel, der zu einer mangelhaften Kontrolle des Blutes durch die Milz führt und sich als Uterusblutung oder blutiger Stuhl manifestiert: Petiolus Trachycarpi carbonisatus wird mit Radix Astragali, Radix Ginseng und Rhizoma Atractylodis macrocephalae benutzt.

Dosierung:

3–10 g

172. Crinis carbonisatus (Xueyutan)

Früheste Literaturquelle:

Mingyi Bielu

Geschmacksrichtung und Temperaturverhalten:

bitter und neutral

Funktionskreise:

Leber und Magen

Therapeutische Wirkungen:

Stillen von Blutung und Auflösen von Blutstauung

Indikationen und Kombinationen:

Hämorrhagien:

a) Blutungen, die im oberen Teil des Körpers auftreten: Crinis carbonisatus wird mit Saft von Nodus Nelumbinis rhizomatis angewendet.

b) Blutungen, die im unteren Teil des Körpers auftreten: Crinis carbonisatus wird mit Petiolus Trachycarpi carbonisatus benutzt.

Dosierung:

6–10 g

173a. Radix Notoginseng (Sanqi)

Botanischer Name:

Panax notoginseng (Burk.) F. H. Chen

Früheste Literaturquelle:

Bencao Gangmu

Geschmacksrichtung und Temperaturverhalten:

süß und bitter, warm

Funktionskreise:

Leber und Magen

Therapeutische Wirkungen:

1. Stillen von Blutung und Auflösen von Blutstauung
2. Fördern der Blutzirkulation und Lindern von Schmerz

Indikationen und Kombinationen:

1. Hämorrhagie im Körperinneren oder an der Körperoberfläche: Das Pulver aus Radix Notoginseng wird als Einzelmittel oder mit Ophicalcitum und Crinis carbonisatus in der Rezeptur Huaxue Dan verschrieben.

2. Hämorrhagien und Schwellung infolge von äußeren Verletzungen: Das Pulver von Radix Notoginseng wird äußerlich angewendet.

Dosierung:

3–10 g; 1–1,5 g als Pulver

173b. Radix Panacis Pseudoginseng (Juyesanqi)

Wurzel und Blätter des Arzneimittels sind süß, leicht bitter und neutral. Sie wirken auf die Funktionskreise Leber und Magen. Sie stillen Blutung und eliminieren Toxine. Das Arzneimittel wird bei Nasenbluten, Karbunkeln und Mastitis angewendet. Die Dosierung beträgt 6–10 g.

173c. Herba Sedi Aizoon (Jingtiansanqi)

Die gesamte Pflanze oder die Wurzel des Arzneimittels ist süß, leicht sauer und neutral. Sie stillt Blutung und löst Stauung auf, um das Blut zu nähren und den Geist zu beruhigen. Die gesamte Pflanze wird bei Nasenbluten, Husten mit Blut, Erbrechen mit Blut, Schlaflosigkeit, Reizbarkeit usw. angewendet. Die Wurzeln stillen Blutungen, reduzieren Schwellung und lindern Schmerz. Sie werden bei Nasenbluten und traumatischen Hämorrhagien angewendet. Die empfohlene Dosierung ist 10–30 g für die Gesamtpflanze und 6–10 g für die Wurzel.

174. Radix Rubiae (Qiancao)

Botanischer Name:

Rubia cordifolia L.

Früheste Literaturquelle:

Shennong Bencao Jing

Geschmacksrichtung und Temperaturverhalten:

bitter und kalt

Funktionskreis:

Leber

Therapeutische Wirkungen:

1. Kühlen des Blutes und Stillen von Blutung
2. Fördern der Blutzirkulation und Auflösen von Stauung

Indikationen und Kombinationen:

1. Hämorrhagien infolge von Extravasation des Blutes durch Hitze: Radix Rubiae wird mit Herba seu Radix Cirsii japonici, Herba Cirsii segeti und Cacumen Biotae benutzt.
2. Amenorrhoe, verursacht durch Blutstau: Radix Rubiae wird mit Radix Angelicae sinensis, Radix Ligustici chuanxiong und Rhizoma Cyperi angewendet.
3. Blutstauung und Schmerz, verursacht durch äußere Verletzungen: Radix Rubiae wird mit Flos Carthami, Radix Angelicae sinensis und Radix Paeoniae rubra kombiniert.
4. Bi-Syndrom (Schmerzhaftes Stauungs-Syndrom infolge Wind-Nässe): Radix Rubiae wird mit Caulis Spatholobi und Caulis Piperis Futokadsurae verschrieben.

Dosierung:

10–15 g

175. Pollen Typhae (Puhuang)

Botanischer Name:

1. Typha orientalis Presl
2. Typha angustifolia L.

Früheste Literaturquelle:

Shennong Bencao Jing

Geschmacksrichtung und Temperaturverhalten:

süß und neutral

Funktionskreise:

Leber und Perikard

Therapeutische Wirkungen:

1. Stillen von Blutung
2. Auflösen von Stauung und Lindern von Schmerz

Indikationen und Kombinationen:

1. Hämorrhagien, die sich als Husten mit Blut, Erbrechen mit Blut, Hämaturie, blutiger Stuhl und Gebärmutterblutung manifestieren: Pollen Typhae wird mit Herba Agrimoniae, Herba Ecliptae und Cacumen Biotae benutzt.

2. Hämorrhagien, verursacht durch äußere Erkrankungen: Pollen Typhae kann als Einzelarzneimittel benutzt werden. Dabei wird es getrocknet und äußerlich angewendet.

3. Stauung von Blut, die sich als Herzschmerzen, Bauchschmerzen, Dysmenorrhoe oder postpartale Bauchschmerzen manifestiert: Pollen Typhae wird mit Excrementum Trogopterorum in der Rezeptur Shixiao San verschrieben.

Dosierung:

3–10 g

Bemerkung:

Das verkohlte Arzneimittel ist wirksam zum Stillen von Blutung. Das rohe Arzneimittel wird zum Auflösen von Stauung und Lindern von Schmerz benutzt.

176. Ophicalcitum (Huaruishi)

Mineralname:

Ophicalcite

Früheste Literaturquelle:

Jiayou Bencao

Geschmacksrichtung und Temperaturverhalten:

sauer, adstringierend und neutral

Funktionskreis:

Leber

Therapeutische Wirkungen:

1. Stillen von Blutung
2. Auflösen von Stauung

Indikationen und Kombinationen:

1. Erbrechen von Blut und Husten mit Blut in Verbindung mit Blutstau: Ophicalcitum wird mit Radix Notoginseng, Radix Rubiae und Crinis carbonisatus angewendet.

2. Hämorrhagien, verursacht durch äußere Erkrankungen: Das Pulver von Ophicalcitum kann direkt äußerlich appliziert werden.

Dosierung:

10–15 g

177. Folium Artemisiae Argyi (Aiye)

Botanischer Name:

Artemisia argyi Levl. et Vant.

Früheste Literaturquelle:

Mingyi Bielu

Geschmacksrichtung und Temperaturverhalten:

bitter und scharf, warm

Funktionskreise:

Leber, Milz und Nieren

Therapeutische Wirkungen:

1. Erwärmen der Leitbahnen und Stillen von Blutung
2. Eliminieren von Kälte und Lindern von Schmerz

Indikationen und Kombinationen:

1. Hämorrhagien infolge von Leere und Kälte, vor allem Uterusblutung: Folium Artemisiae Argyi wird mit Colla corii Asini in der Rezeptur Jiao Ai Tang kombiniert.

2. Leere und Kälte des Unteren Erwärmers, die sich als Bauchschmerzen, unregelmäßige Menstruation, Amenorrhoe und Leukorrhagie manifestieren: Folium Artemisiae Argyi wird mit Radix Angelicae sinensis, Rhizoma Cyperi, Radix Ligustici chuanxiong und Radix Linderae benutzt.

Dosierung:

3–10 g

Bemerkung:

Dieses Arzneimittel wird zur Moxibustion verwendet und zu Moxazigarren oder Moxakegeln verarbeitet. Es erwärmt die Leitbahnen und fördert die Zirkulation von Qi und Blut.

178. Nodus Nelumbinis rhizomatis (Oujie)

Botanischer Name:

Nelumbo nucifera Gaertn.

Früheste Literaturquelle:

Yaoxing Lung

Geschmacksrichtung und Temperaturverhalten:

süß, adstringierend und neutral

Funktionskreise:

Leber, Lunge und Magen

Therapeutische Wirkungen:

Fördern der Heilung und Stillen von Blutung

Indikationen und Kombinationen:

Hämorrhagien, vor allem Husten mit Blut und Erbrechen mit Blut: Nodus Nelumbinis rhizomatis wird mit Rhizoma Bletillae, Cacumen Biotae und Rhizoma Imperatae verschrieben.

Dosierung:

10–15 g

Kapitel 12

Arzneimittel, die das Blut stärken und Stauung von Blut auflösen

Diese Arzneimittel stärken das Blut, fördern die Blutzirkulation, lösen Stauung von Blut, reduzieren Schwellung und lindern Schmerz. Stauung von Blut hat verschiedene Ursachen. Arzneimittel anderer Kategorien sollten auf der Basis dieser Ursachen beigefügt werden. Falls die Stauung Folge von Kontraktion durch Kälte und Stauung von Qi ist, werden Arzneimittel, die das Innere-Li erwärmen und Kälte eliminieren, kombiniert. Falls die Stauung des Blutes durch Schädigung des Yin und des Blutes infolge übermäßiger Hitze entsteht, werden Arzneimittel, die die Hitze eliminieren und das Blut kühlen, zusätzlich angewendet. Falls die Stauung des Blutes eine Folge von äußerer Wind-Nässe ist, werden Arzneimittel zur Eliminierung von Wind-Nässe hinzugefügt.

Qi und Blut stehen in enger Beziehung. Die Zirkulation des Qi fördert die Zirkulation des Blutes. Stauung von Qi führt zu Stauung des Blutes. Bei der Anwendung von Arzneimitteln, die das Blut stärken und Blutstauung auflösen, ist es notwendig, Arzneimittel zur Förderung der Zirkulation des Qi beizufügen, um die therapeutischen Wirkungen zu verstärken.

Die Arzneimittel sollten während starker Menstruation und in der Schwangerschaft mit Vorsicht angewendet werden.

179. Radix Ligustici chuanxiong (Chuanxiong)

Botanischer Name:

Ligusticum chuanxiong Hort.

Früheste Literaturquelle:

Shennong Bencao Jing

Geschmacksrichtung und Temperaturverhalten:

scharf und warm

Funktionskreise:

Leber, Gallenblase und Perikard

Therapeutische Wirkungen:

1. Stärken des Blutes und Fördern der Zirkulation des Qi
2. Eliminieren von Wind und Lindern von Schmerz

Indikationen und Kombinationen:

1. Stauung von Qi und Blut:

   a) Unregelmäßige Menstruation, Dysmenorrhoe und Amenorrhoe: Radix Ligustici chuanxiong wird mit Radix Angelicae sinensis, Radix Paeoniae rubra, Rhizoma Cyperi und Herba Leonuri benutzt.

   b) Anstrengende Arbeit: Radix Ligustici chuanxiong wird mit Radix Cyathulae und Plastrum Testudinis angewendet.

   c) Postpartaler Bauchschmerz: Radix Ligustici chuanxiong wird mit Herba Leonuri, Semen Persicae und Flos Carthami kombiniert.

   d) Schmerzen im Hypochondrium: Radix Ligustici chuanxiong wird mit Radix Bupleuri, Rhizoma Cyperi und Radix Curcumae verschrieben.

   e) Taubheitsgefühl der Extremitäten: Radix Ligustici chuanxiong wird mit Radix Paeoniae rubra, Lumbricus und Caulis Spatholobi verwendet.

2. Kopfschmerz:

   a) Wind-Kälte-Kopfschmerz: Radix Ligustici chuanxiong wird mit Radix Angelicae dahuricae und Herba Asari in der Rezeptur Chuanxiong Cha Tiao San benutzt.

   b) Wind-Hitze-Kopfschmerz: Radix Ligustici chuanxiong wird mit Flos Chrysanthemi, Gypsum fibrosum und Bombyx Batryticatus in der Rezeptur Chuanxiong San angewendet.

   c) Wind-Nässe-Kopfschmerz: Radix Ligustici chuanxiong wird mit Rhizoma seu Radix Notopterygii, Rhizoma Ligustici und Radix Ledebouriellae in der Rezeptur Qianghuo Shengshi Tang verschrieben.

d) Kopfschmerz infolge von Blutstauung: Radix Ligustici Chuanxiong wird mit Radix Paeoniae rubra, Radix Salviae miltiorrhizae und Flos Carthami verwendet.

e) Kopfschmerz infolge von Blutmangel: Radix Ligustici chuanxiong wird mit Radix Angelicae sinensis und Radix Paeoniae alba benutzt.

3. Bi-Syndrom (Schmerzhaftes Stauungs-Syndrom infolge Wind-Nässe): Radix Ligustici chuanxiong wird mit Rhizoma seu Radix Notopterygii, Radix Angelicae pubescentis, Radix Ledebouriellae und Ramulus Mori benutzt.

Dosierung:

3–10 g

Vorsichtsmaßnahmen und Kontraindikationen:

Das Arzneimittel ist während hämorrhagischer Erkrankungen und während starker Menstruation kontraindiziert.

180. Olibanum (Resina Olibani) (Ruxiang)

Botanischer Name:

Boswellia carterii Birdw.

Früheste Literaturquelle:

Mingyi Bielu

Geschmacksrichtung und Temperaturverhalten:

scharf und bitter, warm

Funktionskreise:

Herz, Leber und Milz

Therapeutische Wirkungen:

1. Stärken des Blutes und Lindern von Schmerz
2. Reduzieren von Schwellung

Indikationen und Kombinationen:

1. Schmerz, verursacht durch Blutstauung:

a) Dysmenorrhoe: Olibanum wird mit Radix Angelicae sinensis, Radix Ligustici chuanxiong und Rhizoma Cyperi kombiniert.

b) Magenschmerz: Olibanum wird mit Fructus Meliae Toosendan und Rhizoma Corydalis Yanhusuo verschrieben.

c) Bi-Syndrom (Schmerzhaftes Stauungs-Syndrom infolge Wind-Kälte-Nässe): Olibanum wird mit Rhizoma seu Radix Notopterygii, Caulis Piperis Futokadsurae, Radix Gentianae macrophyllae, Radix Angelicae sinensis und Radix Ligustici chuanxiong in der Rezeptur Juanbi Tang angewendet.

d) Schmerzen, verursacht durch äußere Verletzungen: Olibanum wird mit Myrrha, Sanguis Draconis und Flos Carthami in der Rezeptur Qili San benutzt.

e) Schmerz durch Karbunkel und Furunkel mit Schwellung: Olibanum wird mit Myrrha, Radix Paeoniae rubra und Flos Lonicerae in der Rezeptur Xianfang Huoming Yin kombiniert.

2. Hautbeulen und Geschwüre: Das Pulver von Olibanum und Myrrha wird äußerlich angewendet. Diese Kombination wird als Haifu San bezeichnet.

Dosierung:

3–10 g

Vorsichtsmaßnahmen und Kontraindikationen:

Das Arzneimittel ist während der Schwangerschaft kontraindiziert.

181. Myrrha (Resina Myrrhae) (Moyao)

Botanischer Name:

Commiphora myrrha Engl.

Früheste Literaturquelle:

Kaibao Bencao

Geschmacksrichtung und Temperaturverhalten:

bitter und neutral

Funktionskreise:

Herz, Leber und Milz

Therapeutische Wirkungen:

1. Stärken des Blutes und Lindern von Schmerz
2. Reduzieren von Schwellung und Fördern der Heilung

Indikationen und Kombinationen:

1. Schmerz, verursacht durch Blutstauung:

a) Dysmenorrhoe: Myrrha wird mit Radix Angelicae sinensis, Radix Ligustici chuanxiong und Rhizoma Cyperi kombiniert.

b) Magenschmerz: Myrrha wird mit Fructus Meliae Toosendan und Rhizoma Corydalis Yanhusuo verschrieben.

c) Bi-Syndrom (Schmerzhaftes Stauungs-Syndrom infolge Wind-Kälte-Nässe): Myrrha wird mit Rhizoma seu Radix Notopterygii, Caulis Piperis Futokadsurae, Radix Gentianae macrophyllae, Radix Angelicae sinensis und Radix Ligustici chuanxiong in der Rezeptur Juanbi Tang angewendet.

d) Schmerzen, verursacht durch äußere Verletzungen: Myrrha wird mit Olibanum, Sanguis Draconis und Flos Carthami in der Rezeptur Qili San benutzt.

e) Schmerz durch Karbunkel und Furunkel mit Schwellung: Myrrha wird mit Olibanum, Radix Paeoniae rubra und Flos Lonicerae in der Rezeptur Xianfang Huoming Yin kombiniert.

2. Hautbeulen und Geschwüre: Das Pulver von Olibanum und Myrrha wird äußerlich angewendet. Diese Kombination wird als Haifu San bezeichnet.

Dosierung:

3–10 g

Vorsichtsmaßnahmen und Kontraindikationen:

Das Arzneimittel ist während der Schwangerschaft kontraindiziert.

182. Rhizoma Corydalis Yanhusuo (Yanhusuo)

Botanischer Name:

Corydalis turtschaninovii Bess. f. Yanhusuo, Y. H. Chow et C. C. Hsu

Früheste Literaturquelle:

Kaibao Bencao

Geschmacksrichtung und Temperaturverhalten:

scharf und bitter, warm

Funktionskreise:

Herz, Leber und Milz

Therapeutische Wirkungen:

1. Stärken von Blut und Fördern von Zirkulation des Qi
2. Lindern von Schmerz

Indikationen und Kombinationen:

Schmerzen infolge von Stauung von Qi und Blut: Rhizoma Corydalis Yanhusuo wird mit Fructus Meliae Toosendan, Radix Angelicae sinensis, Radix Ligustici chuanxiong, Olibanum und Myrrha verwendet.

Dosierung:

5–10 g

Bemerkung:

Das Rösten in Essig verstärkt die analgetische Wirkung des Arzneimittels.

183. Radix Curcumae (Yujin)

Botanischer Name:

1. Curcuma longa L.
2. C. aromatic salisb.
3. Curcuma zedoaria Rosc.
4. Curcuma kwangsiensis S. Lee et C.F. Liang

Früheste Literaturquelle:

Xinxiu Bencao

Geschmacksrichtung und Temperaturverhalten:

scharf und bitter, kalt

Funktionskreise:

Herz, Leber und Gallenblase

Therapeutische Wirkungen:

1. Stärken des Blutes und Lindern von Schmerz
2. Fördern der Zirkulation des Qi und Auflösen von Stauung
3. Kühlen des Blutes und Eliminieren von Hitze im Herzen
4. Lindern von Gelbsucht und Fördern der Funktion der Gallenblase

Indikationen und Kombinationen:

1. Stauung von Qi und Blut:

   a) Schmerz in der Brust, im Bauch oder in der Hypochondralregion: Radix Curcumae wird mit Radix Salviae miltiorrhizae, Rhizoma Cyperi, Radix Bupleuri und Fructus Aurantii kombiniert.

   b) Dysmenorrhoe infolge von Stauung von Qi und Blut): Radix Curcumae wird mit Radix Bupleuri, Rhizoma Cyperi, Radix Paeoniae alba und Radix Angelicae sinensis verschrieben.

2. Mentale Störung infolge von innerer Nässe-Hitze: Radix Curcumae wird mit Rhizoma Acori graminei in der Rezeptur Changpu Yujin Tang benutzt.

3. Gelbsucht infolge von Anhäufung von innerer Nässe-Hitze: Radix Curcumae wird mit Herba Artemisiae scopariae und Fructus Gardeniae angewendet.

Dosierung:

6–12 g

Vorsichtsmaßnahmen und Kontraindikationen:

Das Arzneimittel sollte nicht mit Flos Cariophyllatae kombiniert werden.

184. Rhizoma Curcumae Longae (Jianghuang)

Botanischer Name:

Curcuma longa L.

Früheste Literaturquelle:

Xinxiu Bencao

Geschmacksrichtung und Temperaturverhalten:

scharf und bitter, warm

Funktionskreise:

Leber und Milz

Therapeutische Wirkungen:

1. Stärken des Blutes und Fördern der Zirkulation des Qi
2. Fördern der Menstruation und Lindern von Schmerz

Indikationen und Kombinationen:

1. Stauung von Qi und Blut, die sich als Brustschmerz, Schmerz im Hypochondrium, Amenorrhoe und Bauchschmerz manifestieren: Rhizoma Curcumae longae wird mit Radix Angelicae sinensis, Radix Curcumae, Rhizoma Cyperi und Rhizoma Corydalis Yanhusuo benutzt.

2. Bi-Syndrom (Schmerzhaftes Stauungs-Syndrom infolge Wind-Nässe), das sich als steifer Nacken, Schulterschmerz und Bewegungseinschränkung der Extremitäten manifestiert: Rhizoma Curcumae longae wird mit Rhizoma seu Radix Notopterygii und Radix Angelicae sinensis in der Rezeptur Shujing Tang verschrieben.

Dosierung:

5–10 g

185. Rhizoma Zedoariae (Eshu)

Botanischer Name:

1. Curcuma zedoaria Rosc.
2. Curcuma aromatica Salisb.
3. Curcuma Kwangsiensis S. Lee et C. F. Liang

Früheste Literaturquelle:

Yaoxing Lun

Geschmacksrichtung und Temperaturverhalten:

scharf und bitter, warm

Funktionskreise:

Leber und Milz

Therapeutische Wirkungen:

1. Stärkung des Blutes und Auflösen von Stauung
2. Fördern der Zirkulation des Qi und Lindern von Schmerz

Indikationen und Kombinationen:

1. Stauung von Qi und Blut, die sich als Bauchschmerz, Amenorrhoe, abdominale und epigastrische Ansammlungen manifestieren: Rhizoma Zedoariae wird mit Rhizoma Sparganii in der Rezeptur Eshu Wan verschrieben.

2. Dysfunktion der Milz in der Umwandlung und im Transport von Nahrung, die sich als Retention von Nahrung, Spannungsgefühl im Epigastrium und Bauch, Völlegefühl und Schmerz manifestiert: Rhizoma Zedoariae wird mit Rhizoma Sparganii, Fructus Crataegi, Radix Aucklandiae und Fructus Aurantii immaturus verwendet.

Dosierung:

3–10 g

Vorsichtsmaßnahmen und Kontraindikationen:

Das Arzneimittel ist während der Schwangerschaft und starker Menstruation kontraindiziert.

186. Rhizoma Sparganii (Sanleng)

Botanischer Name:

Sparganium stoloniferum Buch.-Ham.

Früheste Literaturquelle:

Bencao Shiyi

Geschmacksrichtung und Temperaturverhalten:

bitter und neutral

Funktionskreise:

Leber und Milz

Therapeutische Wirkungen:

1. Stärken des Blutes und Auflösen von Stauung
2. Fördern der Zirkulation des Qi und Lindern von Schmerz

Indikationen und Kombinationen:

1. Stauung von Qi und Blut, die sich als Amenorrhoe, Bauchschmerz und abdominelle und epigastrische Ansammlungen manifestieren: Rhizoma Sparganii wird mit Rhizoma Zedoariae in der Rezeptur Ezhu Wan kombiniert.

2. Retention von Nahrung und Stauung von Qi, die sich als Spannungsgefühl und Schmerz im Epigastrium manifestieren: Rhizoma Sparganii wird mit Rhizoma Zedoariae, Pericarpium Citri reticulatae viride und Fructus Hordei germinatus benutzt.

Dosierung:

3–10 g

Bemerkung und Kontraindikationen:

Die Aufbereitung des Arzneimittels mit Essig kann die Funktion des Linderns von Schmerz fördern. Das Arzneimittel ist während der Schwangerschaft und bei starker Menstruation kontraindiziert.

187. Radix Salviae miltiorrhizae (Danshen)

Botanischer Name:

Salvia miltiorrhiza Bge.

Früheste Literaturquelle:

Shennong Bencao Jing

Geschmacksrichtung und Temperaturverhalten:

bitter und leicht kalt

Funktionskreise:

Herz, Perikard und Leber

Therapeutische Wirkungen:

1. Stärkung des Blutes und Auflösen von Stauung
2. Kühlen des Blutes und Lindern von Karbunkeln
3. Eliminieren von Hitze aus dem Herzen und Beruhigen von Reizbarkeit

Indikationen und Kombinationen:

1. Innere Stauung von Blut, die sich als unregelmäßige Menstruation, Amenorrhoe, Bauchschmerz oder postpartale Bauchschmerzen manifestiert: Radix Salviae miltiorrhizae wird mit Herba Leonuri, Semen Persicae, Flos Carthami und Radix Angelicae sinensis angewendet.

2. Stauung von Qi und Blut, die sich als Herz-, Bauch- oder Schmerz im Epigastrium manifestiert: Radix Salviae miltiorrhizae wird mit Fructus Amomi und Lignum Santali album in der Rezeptur Danshen Yin verschrieben.

3. Blutstauung, die sich als allgemeiner Schmerz oder Gelenkschmerz manifestiert: Radix Salviae miltiorrhizae wird mit Radix Angelicae sinensis, Radix Ligustici chuanxiong und Flos Carthami benutzt.

4. Karbunkel, Furunkel und Schwellungen: Radix Salviae miltiorrhizae wird mit Flos Lonicerae, Fructus Forsythiae und Olibanum in der Rezeptur Xiaoru Tang kombiniert.

5. Fiebrige Erkrankungen durch äußeren Wind, der auf der Ebene des nährenden Qi einfällt und sich in hohem Fieber, Reizbarkeit, Hauteffloreszenzen und roter oder tiefroter Zunge mit spärlichem Belag manifestiert: Radix Salviae miltiorrhizae wird mit Radix Rehmanniae, Radix Scrophulariae und Folium Bambusae verwendet.

6. Blutmangel mit innerer Hitze, die sich als Palpitationen, Reizbarkeit und Schlaflosigkeit manifestiert: Radix Salviae miltiorrhizae wird mit Semen Ziziphi spinosae und Caulis Polygoni multiflori (Yejiaoteng) angewendet.

Dosierung:

5–15 g

Bemerkung und Kontraindikationen:

Durch Rösten des Arzneimittels in Wein wird die Funktion des Stärkens des Blutes verstärkt. Das Arneimittel darf nicht mit Rhizoma Veratri nigri (Lilu) kombiniert werden.

188. Herba Leonuri (Yimucao)

Botanischer Name:

Leonurus heterophyllus Sweet

Früheste Literaturquelle:

Shennong Bencao Jing

Geschmacksrichtung und Temperaturverhalten:

scharf und bitter, leicht kalt

Funktionskreise:

Herz, Leber und Blase

Therapeutische Wirkungen:

1. Stärken des Blutes und Auflösen von Stauung
2. Fördern des Harnflusses und Reduzieren von Ödemen

Indikationen und Kombinationen:

1. Stauung von Blut, die sich als unregelmäßige Menstruation, Dysmenorrhoe, Amenorrhoe, postpartaler Bauchschmerz und Schwellung und Schmerz infolge von äußeren Verletzungen manifestiert: Herba Leonuri wird mit Radix Angelicae sinensis, Radix Ligustici chuanxiong und Radix Paeoniae rubra benutzt. Herba Leonuri kann auch als Einzelarzneimittel angewendet werden.

2. Dysurie oder Ödeme: Herba Leonuri wird mit Rhizoma Imperatae kombiniert.

Dosierung:

10–15 g

189. Caulis Spatholobi (Jixueteng)

Botanischer Name:

1. Spatholobus suberectus Dunn
2. Millettia dielsiana Harms ex Diels

Früheste Literaturquelle:

Bencao Gangmu Shiyi

Geschmacksrichtung und Temperaturverhalten:

bitter und leicht süß, warm

Funktionskreis:

Leber

Therapeutische Wirkungen:

1. Stärken des Blutes
2. Nähren des Blutes
3. Entspannung und Aktivierung der Sehnen

Indikationen und Kombinationen:

1. Blut-Mangel und Blut-Stauung, die sich als unregelmäßige Menstruation oder Dysmenorrhoe manifestieren: Caulis Spatholobi wird mit Radix Angelicae Sinensis, Radix Paeoniae alba und Radix Ligustici chuanxiong verschrieben.

2. Bi-Syndrom (Schmerzhaftes Stauungs-Syndrom infolge Wind-Kälte-Nässe), die sich als Taubheitsgefühl in den Extremitäten manifestieren oder Lähmungen, verursacht durch mangelhafte Ernährung der Sehnen und Muskeln infolge von Blutmangel: Caulis Spatholobi wird mit Radix Angelicae sinensis, Radix Ligustici chuanxiong, Fructus Chaenomelis und Ramulus Taxilli benutzt.

Dosierung:

10–15 g

190. Semen Persicae (Taoren)

Botanischer Name:

1. Prunus persica (L.) Batch
2. Prunus davidiana (Carr.) Franch.

Früheste Literaturquelle:

Shennong Bencao Jing

Geschmacksrichtung und Temperaturverhalten:

bitter und neutral

Funktionskreise:

Herz, Leber, Lunge und Dickdarm

Therapeutische Wirkungen:

1. Stärken des Blutes und Auflösen von Stauung
2. Befeuchten des Darms und Fördern des Stuhlgangs

Indikationen und Kombinationen:

1. Stauung von Blut, die sich als Amenorrhoe, Dysmenorrhoe, postpartaler Bauchschmerz und Schmerzen und Schwellungen infolge äußerer Verletzungen manifestiert: Semen Persicae wird mit Radix Paeoniae rubra, Flos Carthami, Radix Angelicae sinensis und Radix Ligustici chuanxiong in der Rezeptur Tao Hong Siwu Tang kombiniert.

2. Verstopfung infolge von Trockenheit in den Gedärmen: Semen Persicae wird mit Radix Angelicae sinensis, Semen Biotae, Fructuc Cannabis und Semen Armeniacae angewendet.

Dosierung:

6–10 g

Bemerkung und Kontraindikationen:

Das Arzneimittel wird vor dem Abkochen in Stücke geschnitten. Es ist während der Schwangerschaft kontraindiziert.

191a. Flos Carthami (Honghua)

Botanischer Name:

Carthamus tinctorius L.

Früheste Literaturquelle:

Kaibao Bencao

Geschmacksrichtung und Temperaturverhalten:

scharf und warm

Funktionskreise:

Herz und Leber

Therapeutische Wirkungen:

1. Stärken des Blutes und Auflösen von Stauung
2. Fördern der Menstruation

Indikationen und Kombinationen:

Stauung von Blut, der sich als Amenorrhoe, Dysmenorrhoe, postpartaler Bauchschmerz sowie Schmerz und Schwellung infolge äußerer Verletzungen manifestiert: Flos Carthami wird mit Semen Persicae, Radix Angelicae sinensis, Radix Ligustici chuanxiong und Radix Paeniae rubra in der Rezeptur Tao Hong Siwu Tang verwendet.

Dosierung:

3–10 g

Vorsichtsmaßnahmen und Kontraindikationen:

Das Arzneimittel ist während der Schwangerschaft kontraindiziert.

191b. Safran (Fanhonghua)

Safran kann anstelle von Flos Carthami benutzt werden, hat aber eine stärkere Wirkung. Seine Geschmacksrichtung ist süß, sein Temperaturverhalten kalt. Er wirkt auf die Funktionskreise Herz und Leber. Er stärkt das Blut, löst Stauung und reinigt die Leitbahnen. Ebenso kühlt er das Blut und eliminiert Toxine. Seine Indikationen sind hohes Fieber, Hauteffloreszenzen und fiebrige Erkrankungen mit Eindringen von Hitze in das Blut. Die empfohlene Dosierung ist 1,5–3 g

192. Radix Cyathulae (Niuxi)

Botanischer Name:

1. Achyranthes bidentata Bl.
2. Cyathula Officinalis Kuan

Früheste Literaturquelle:

Shennong Bencao Jing

Geschmacksrichtung und Temperaturverhalten:

bitter und sauer, neutral

Funktionskreise:

Leber und Niere

Therapeutische Wirkungen:

1. Stärken des Blutes, Auflösen von Stauung und Fördern der Menstruation
2. Tonisieren der Leber und der Niere sowie Stärken der Sehnen und Muskeln
3. Fördern des Harnflusses und Lindern von Harnstörungen
4. Abwärtsleiten von Blut

Indikationen und Kombinationen:

1. Stauung von Blut, der sich als Amenorrhoe, Dysmenorrhoe, unregelmäßige Menstruation und Schmerzen infolge äußerer Verletzungen manifestiert: Radix Cyathulae wird mit Semen Persicae, Flos Carthami, Radix Angelicae sinensis und Rhizoma Corydalis Yanhusuo benutzt.

2. Leere-Zustände der Leber und der Niere, die sich als Wundheitsgefühl und Schwäche in der Lumbalregion und in den Beinen manifestiert: Radix Cyathulae wird mit Ramulus Taxilli, Cortex Eucommiae und Rhizoma Cibotii angewendet.

3. Extravasation von Blut durch Hitze, die sich als Erbrechen mit Blut und Nasenbluten manifestiert: Radix Cyathulae wird mit Herba Cirsii segeti, Cacumen Biotae und Rhizoma Imperatae kombiniert.

4. Yin-Mangel mit Überaktivität des Yang, die zu innerem Leber-Wind führt und sich als Kopfschmerz, Benommenheit und Schwindel manifestiert: Radix Cyathulae wird mit Haematitum, Concha Ostreae und Os Draconis in der Rezeptur Zhengan Xifeng Tang verschrieben.

5. Yin-Mangel und übermäßiges Feuer, die sich als Geschwüre im Mund und Schwellung des Zahnfleisches manifestieren: Radix Cyathulae wird mit Radix Rehmanniae und Rhizoma Anemarrhenae verwendet.

6. Störungen des Harntrakts, die sich als schmerzhafter Harnfluß, Hämaturie und Dysurie manifestieren: Radix Cyathulae wird mit Medulla Tetrapanacis, Talcum und Herba Dianthi in der Rezeptur Niuxi Tang kombiniert.

Dosierung:

6–15 g

Vorsichtsmaßnahmen und Kontraindikationen:

Das Arzneimittel ist während der Schwangerschaft oder bei reichlicher Menstruation kontraindiziert.

193. Squama Manitis (Chuanshanjia)

Zoologischer Name:

Manis pentadactyla L.

Früheste Literaturquelle:

Shennong Bencao Jing

Geschmacksrichtung und Temperaturverhalten:

salzig und leicht kalt

Funktionskreise:

Leber und Magen

Therapeutische Wirkungen:

1. Stärken des Blutes und Fördern der Menstruation
2. Fördern der Laktation
3. Reduzieren von Schwellung und Eliminieren von Eiter

Indikationen und Kombinationen:

1. Amenorrhoe, verursacht durch Blutstauung: Squama Manitis wird mit Radix Angelicae sinensis, Radix Ligustici chuanxiong und Flos Carthami benutzt.

2. Postpartale Insuffizienz der Laktation: Squama Manitis wird mit Semen Vaccariae, Medulla Tetrapanacis und Radix Angelicae sinensis angewendet.

3. Bi-Syndrom (Schmerzhaftes Stauungs-Syndrom infolge Wind-Nässe), das sich als Gelenkschmerz und Bewegungseinschränkung manifestiert: Squama Manitis wird mit Radix Ligustici chuanxiong, Rhizoma seu Radix Notopterygii, Radix Angelicae pubescentis und Radix Ledebouriellae kombiniert.

4. Beginnende Karbunkel und Schwellung, die sich als gerötete, heiße und schmerzhaft geschwollene Haut manifestieren: Squama Manitis wird mit Spina Gleditsiae benensis, Bulbus Fritillariae cirrhosae, Olibanum, Myrrha, Radix Paeoniae rubra und Flos Lonicerae verschrieben.

Dosierung:

3–10 g

Vorsichtsmaßnahmen und Kontraindikationen:

Das Arzneimittel sollte bei Hautentzündungen, die bereits ulzeriert sind, mit Vorsicht angewendet werden. Es ist während der Schwangerschaft kontraindiziert.

194. Eupolyphaga (Chechong)

Zoologischer Name:

1. Eupolyphaga sinensis walk.
2. Steleophaga plancyi (Bol.)

Früheste Literaturquelle:

Shennong Bencao Jing

Geschmacksrichtung und Temperaturverhalten:

salzig, kalt und leicht toxisch

Funktionskreis:

Leber

Therapeutische Wirkungen:

Stärken des Blutes und Auflösen von Stauung

Indikationen und Kombinationen:

1. Amenorrhoe oder postpartaler Bauchschmerz infolge von Blutstau: Eupolyphaga wird mit Radix et Rhizoma Rhei und Semen Persicae in der Rezeptur Xia Yuxue Tang benutzt.

2. Abdominelle oder epigastrische Ansammlungen: Eupolyphaga wird mit Carapax Trionycis, Radix et Rhizoma Rhei, Cortex Moutan und Semen Persicae in der Rezeptur Biejia Jian Wan verschrieben.

3. Schmerzen, verursacht durch äußere Verletzungen oder Lumbalschmerz infolge von Verstauchung: Eupolyphaga wird mit Semen Persicae, Olibanum und Myrrha angewendet. Es kann auch als Einzelmittel gegeben werden.

Dosierung:

3–10 g; 1–1,5 g als Pulver

Vorsichtsmaßnahmen und Kontraindikationen:

Das Arzneimittel ist während der Schwangerschaft kontraindiziert.

195. Hirudo seu Whitmania (Shuizhi)

Zoologischer Name:

1. Whitmania pigra (Whitman)
2. Hirudo nipponica Whitman
3. Whitmania acranulata (Whitman)

Früheste Literaturquelle:

Shennong Bencao Jing

Geschmacksrichtung und Temperaturverhalten:

salzig und bitter, neutral und leicht toxisch

Funktionskreis:

Leber

Therapeutische Wirkungen:

1. Stärken des Blutes und Auflösen von Stauung
2. Fördern der Menstruation

Indikationen und Kombinationen:

1. Amenorrhoe oder abdominelle oder epigastrische Anhäufungen, verursacht durch Blutstau: Hirudo seu Whitmania wird mit Semen Persicae, Rhizoma Sparganii und Radix Angelicae sinensis kombiniert.

2. Brustschmerz, Bauchschmerz und Verstopfung, verursacht durch Blutstau infolge äußerer Verletzung: Hirudo seu Whitmania wird mit Semen Pharbitidis (Qianniuzi) und Radix et Rhizoma Rhei in der Rezeptur Duoming Dan verschrieben.

Dosierung:

3–6 g; 0,3–0,5 g für das geröstete Pulver

Vorsichtsmaßnahmen und Kontraindikationen:

Das Arzneimittel ist während der Schwangerschaft kontraindiziert.

196. Tabanus (Mengchong)

Zoologischer Name:

Tabanus bivittatus Mats.

Früheste Literaturquelle:

Shennong Bencao Jing

Geschmacksrichtung und Temperaturverhalten:

bitter, leicht kalt und leicht toxisch

Funktionskreis:

Leber

Therapeutische Wirkungen:

Stärken des Blutes und Auflösen von Stauung

Indikationen und Kombinationen:

1. Amenorrhoe oder abdominelle und epigastrische Anhäufungen, verursacht durch Blutstau: Tabanus wird mit Hirudo seu Whitmania, Eupolyphaga, Semen Persicae und Radix et Rhizoma Rhei in der Rezeptur Dahuang Zhechong Wan verwendet.
2. Schmerz infolge von äußeren Verletzungen: Tabanus wird mit Olibanum, Myrrha und Semen Persicae benutzt.

Dosierung:

1–1,5 g; 0,5 g für das geröstete Pulver

Vorsichtsmaßnahmen und Kontraindikationen:

Das Arzneimittel ist während der Schwangerschaft kontraindiziert.

197. Lignum Dalbergiae odoriferae (Jiangxiang)

Botanischer Name:

Dalbergia odorifera T. Chen

Früheste Literaturquelle:

Haiyao Bencao

Geschmacksrichtung und Temperaturverhalten:

scharf und warm

Funktionskreise:

Herz und Leber

Therapeutische Wirkungen:

1. Stärken des Blutes und Auflösen von Stauung
2. Stillen von Blutung und Lindern von Schmerz
3. Abwärtsleiten des Qi und Auflösen von trüber Nässe

Indikationen und Kombinationen:

1. Stauung von Qi und Blut, die sich als Erstickungsgefühl in der Brust und Schmerzen in der Hypochondralregion manifestieren: Lignum Dalbergiae odoriferae wird mit Radix Curcumae, Radix Codonopsis pilosulae, Semen Persicae und Fasciculus Vascularis Luffae (Sigualuo) angewendet.

2. Schwellungen und Schmerzen infolge von äußeren Verletzungen: Lignum Dalbergiae odoriferae wird mit Olibanum und Myrrha benutzt.

3. Innere trübe Nässe mit Erbrechen und Bauchschmerz: Lignum Dalbergiae odoriferiae wird mit Herba Agastachis seu Pogastemi und Radix Aucklandiae kombiniert.

4. Hämorrhagien und Schmerzen infolge von äußeren Verletzungen: Lignum Dalbergiae odoriferae kann als Einzelmittel äußerlich angewendet werden.

Dosierung:

3–6 g; 1–2 g als Pulver

198. Herba Lycopi (Zelan)

Botanischer Name:

Lycopus lucidus Turcz. var. hirtus Regel

Früheste Literaturquelle:

Shennong Bencao Jing

Geschmacksrichtung und Temperaturverhalten:

bitter und scharf, leicht warm

Funktionskreise:

Leber und Milz

Therapeutische Wirkungen:

1. Stärken des Blutes und Auflösen von Stauung
2. Fördern des Harnflusses und Reduzieren von Ödemen

Indikationen und Kombinationen:

1. Stauung von Blut, der sich als Amenorrhoe, Dysmenorrhoe, unregelmäßige Menstruation oder postpartaler Bauchschmerz manifestiert: Herba Lycopi wird mit Radix Angelicae sinensis, Radix Salviae miltiorrhizae und Radix Paeoniae rubra verschrieben.

2. Brustschmerz oder Schmerz im Hypochondrium, verursacht durch äußere Verletzungen: Herba Lycopi wird mit Radix Curcumae und Radix Salviae miltiorrhizae benutzt.

3. Karbunkel, Furunkel und Schwellungen: Herba Lycopi wird mit Flos Lonicerae, Radix Angelicae sinensis und Radix Glycyrrhizae kombiniert.

Dosierung:

10–15 g

199. Flos Rosae sinensis (Yuejihua)

Botanischer Name:

Rosa chinensis Jacq.

Früheste Literaturquelle:

Bencao Gangmu

Geschmacksrichtung und Temperaturverhalten:

süß und warm

Funktionskreis:

Leber

Therapeutische Wirkungen:

1. Stärken des Blutes und Regulieren der Menstruation
2. Reduzieren von Schwellung

Indikationen und Kombinationen:

1. Stauung von Qi und Blut in der Leber, die sich als unregelmäßige Menstruation, Dysmenorrhoe oder Amenorrhoe manifestiert: Flos Rosae sinensis wird mit Radix Angelicae sinensis, Radix Salviae miltiorrhizae und Rhizoma Cyperi benutzt.

2. Skrofula und Schwellungen: Flos Rosae sinensis wird mit Spica Prunellae, Bulbus Fritillariae cirrhosae und Concha Ostrae angewendet.

Dosierung:

3–6 g

Vorsichtsmaßnahmen und Kontraindikationen:

Übermäßiger Gebrauch des Arzneimittels kann Diarrhoe verursachen. Es sollte mit Vorsicht bei Fällen von Schwäche der Milz und des Magens angewendet werden. Es ist während der Schwangerschaft kontraindiziert.

200. Flos Campsis (Lingxiaohua)

Botanischer Name:

Campsis grandiflora (Thunb.) K. Schum.

Früheste Literaturquelle:

Shennong Bencao Jing

Geschmacksrichtung und Temperaturverhalten:

scharf und leicht kalt

Funktionskreise:

Leber und Perikard

Therapeutische Wirkungen:

1. Auflösen von Stauung und Entstauen der Leitbahnen
2. Kühlen des Blutes und Eliminieren von Wind

Indikationen und Kombinationen:

1. Amenorrhoe, verursacht durch Blutstau: Flos Campsis wird mit Radix Angelicae sinensis, Flos Carthami, Radix Paeoniae rubra und Herbe Artemisiae anomalae kombiniert.

2. Jucken (allgemein) infolge von innerem Wind, verursacht durch übermäßige Hitze im Blut: Flos Campsis wird mit Cortex Moutan, Radix Rehmanniae, Fructus Tribuli und Periostracum Cicadae verschrieben.

Dosierung:

3–10 g

Vorsichtsmaßnahmen und Kontraindikationen:

Das Arzneimittel ist während der Schwangerschaft kontraindiziert.

201. Semen Vaccariae (Wangbuliuxing)

Botanischer Name:

Vaccaria segetalis (Neck.) Garcke

Früheste Literaturquelle:

Shennong Bencao Jing

Geschmacksrichtung und Temperaturverhalten:

bitter und neutral

Funktionskreise:

Leber und Magen

Therapeutische Wirkungen:

1. Stärken des Blutes und Fördern der Menstruation
2. Fördern der Laktation

Indikationen und Kombinationen:

1. Dysmenorrhoe durch Behinderung der Blutzirkulation und Amenorrhoe, verursacht durch Blutstau: Semen Vaccariae wird mit Radix Angelicae sinensis, Radix Ligustici chuanxiong, Flos Carthami und Herba Leonuri benutzt.

2. Postpartale Insuffizienz der Laktation: Semen Vaccariae wird mit Squama Manitis und Medulla Tetrapanacis angewendet. Bei Qi- und Blut-Mangel werden Radix Astragali und Radix Angelicae sinensis hinzugefügt.

3. Mastitis mit Schmerzen und Schwellungen: Semen Vaccariae wird mit Herba Taraxaci, Flos Lonicerae und Fructus Trichosanthis kombiniert.

Dosierung:

6–10 g

Vorsichtsmaßnahmen und Kontraindikationen:

Das Arzneimittel sollte während der Schwangerschaft mit Vorsicht angewendet werden.

202. Herba Artemisiae (Liujinu)

Botanischer Name:

1. Artemisia anomala S. Moore
2. Siphonostegia chinensis Benth.

Früheste Literaturquelle:

Xinxiu Bencao

Geschmacksrichtung und Temperaturverhalten:

bitter und warm

Funktionskreise:

Herz und Milz

Therapeutische Wirkungen:

1. Stärken des Blutes und Entstauen der Leitbahnen
2. Lindern von Schmerz

Indikationen und Kombinationen:

1. Stauung von Blut, die sich als Dysmenorrhoe, Amenorrhoe, postpartaler Bauchschmerz oder Schwellung und Schmerz infolge von äußeren Verletzungen manifestiert: Herba Artemisiae wird mit Radix Angelicae sinensis, Rhizoma Corydalis und Radix Ligustici chuanxiong verschrieben.
2. Hämorrhagien und Schmerz infolge von äußeren Verletzungen: Das Pulver von Herba Artemisiae wird als Einzelmittel äußerlich angewendet.

Dosierung:

3–10 g

Vorsichtsmaßnahmen und Kontraindikationen:

Das Arzneimittel ist während der Schwangerschaft kontraindiziert.

203. Lignum Sappan (Sumu)

Botanischer Name:

Caesalpinia sappan L.

Früheste Literaturquelle:

Xinxiu Bencao

Geschmacksrichtung und Temperaturverhalten:

süß, salzig und leicht scharf, neutral

Funktionskreise:

Herz, Leber und Milz

Therapeutische Wirkungen:

1. Stärken des Blutes und Fördern der Menstruation
2. Lindern von Schmerz und Reduzieren von Schwellung

Indikationen und Kombinationen:

1. Stauung von Blut, die sich als Dysmenorrhoe, Amenorrhoe und postpartaler Bauchschmerz manifestiert: Lignum Sappan wird mit Radix Angelicae sinensis, Radix Paeoniae rubra und Flos Carthami verwendet.

2. Schwellungen und Schmerz, verursacht durch äußere Verletzungen: Lignum Sappan wird mit Olibanum und Myrrha kombiniert.

Dosierung:

3–10 g

Vorsichtsmaßnahmen und Kontraindikationen:

Das Arzneimittel ist während der Schwangerschaft kontraindiziert.

204. Sanguis Draconis (Xuejie)

Botanischer Name:

Daemonorops draco Bl.

Früheste Literaturquelle:

Xinxiu Bencao

Geschmacksrichtung und Temperaturverhalten:

süß und salzig, neutral

Funktionskreise:

Herz und Leber

Therapeutische Wirkungen:

1. Stillen von Blutung und Fördern der Heilung von Wunden
2. Stärken des Blutes und Auflösen von Stauung
3. Lindern von Schmerz

Indikationen und Kombinationen:

1. Hämorrhagien infolge äußerer Verletzungen: Sanguis Draconis kann als Einzelmittel äußerlich angewendet oder mit Pollen Typhae kombiniert werden.

2. Chronische Geschwüre: Sanguis Draconis wird mit Olibanum und Myrrha zur äußerlichen Anwendung benutzt.

3. Schwellung und Schmerz infolge von Blutstau, verursacht durch äußere Verletzungen: Sanguis Draconis wird mit Olibanum und Myrrha in der Rezeptur Qili San verschrieben.

Dosierung:

1–1,5 g in Pillenform

Vorsichtsmaßnahmen und Kontraindikationen:

Das Arzneimittel ist bei Fehlen von Zeichen für Blutstauung kontraindiziert.

Kapitel 13

Arzneimittel, die Schleim auflösen und Husten und Asthma lindern

Arzneimittel, die Schleim auflösen und Husten und Asthma lindern, werden bei Patienten mit reichlichem Sputum, dickem und klebrigem Schleim, Asthma oder mit Symptomen, die in Beziehung zu Schleim stehen, wie Skrofula, Struma, Epilepsie, Krämpfe und Karbunkel vom Yin-Typ angewendet.

Die Auswahl der Arzneimittel ist von der Ursache und von den Manifestationen abhängig. Falls z. B. der Schleim von einem äußeren Disharmoniemuster begleitet ist, werden Arzneimittel beigefügt, die das Äußere-Biao entlasten. Falls der Schleim durch Hitzezeichen kompliziert wird, werden Arzneimittel zur Eliminierung von Hitze zugegeben. Falls gleichzeitig innere Kälte vorliegt, werden Arzneimittel zusätzlich verschrieben, die das Innere-Li wärmen und Kälte eliminieren. Bei Zeichen von Husten und Asthma mit Müdigkeit und Schwäche werden nährende und tonisierende Arzneimittel zugefügt. Bei Epilepsie und Krämpfen werden Arzneimittel zur Beruhigung der Leber, Unterdrückung von innerem Wind und Beruhigung des Geistes zusätzlich gegeben. Bei Struma und Skrofula werden Arzneimittel zur Auflösung von Verhärtungen hinzugefügt. Bei Karbunkeln vom Yin-Typ werden Arzneimittel zur Eliminierung von Kälte und Ablösung von Stauung kombiniert.

205. Rhizoma Pinelliae (Banxia)

Botanischer Name:

Pinellia ternata (Thunb.) Breit.

Früheste Literaturquelle:

Shennong Bencao Jing

Geschmacksrichtung und Temperaturverhalten:

scharf, warm und toxisch

Funktionskreise:

Milz, Magen und Lunge

Therapeutische Wirkungen:

1. Eliminieren von Nässe und Auflösen von Schleim
2. Regulieren von rebellierendem Qi und Lindern von Erbrechen
3. Reduzieren von Spannungsgefühl und Auflösen von subkutanen Knoten

Indikationen und Kombinationen:

1. Schleim-Nässe-Husten infolge von Schwäche der Milz, der sich als Husten mit reichlichem, dünnem und weißem Sputum manifestiert: Rhizoma Pinelliae wird mit Pericarpium Citri reticulatae und Poria in der Rezeptur Erchen Tang verschrieben.

2. Übelkeit und Erbrechen infolge von rebellierendem Magen-Qi:

   a) Kälte-Typ: Rhizoma Pinelliae wird mit Rhizoma Zingiberis recens in der Rezeptur Xia Banxia Tang kombiniert.

   b) Hitze-Typ: Rhizoma Pinelliae wird mit Caulis Bambusae und Folium Eriobotryae benutzt.

   c) Bei Schwangerschaft: Rhizoma Pinelliae wird mit Caulis Perillae und Fructus Amomi angewendet.

   d) Magen-Schwäche: Rhizoma Pinelliae wird mit Radix Ginseng und Fructus Jujubae verwendet.

3. Globus hystericus infolge von Qi-Stau und Anhäufung von Schleim-Nässe, die sich als Fremdkörpergefühl in der Kehle, Völle- und Spannungsgefühl in der Brust und im Epigastrium und Übelkeit manifestieren: Rhizoma Pinelliae wird mit Cortex Magnoliae officinalis, Folium Perillae und Poria in der Rezeptur Banxia Houpo Tang kombiniert.

4. Struma, Skrofula und subkutane Knoten: Rhizoma Pinelliae wird mit Thallus Laminariae seu Eckloniae, Sargassum und Bulbus Fritillariae cirrhosae verschrieben.

Dosierung:

5–10 g

Vorsichtsmaßnahmen und Kontraindikationen:

Das Arzneimittel ist in Fällen mit trockenem Husten infolge von Yin-Mangel oder Husten infolge von Schleim-Hitze kontraindiziert. Es verhält sich zu Radix Aconiti antagonistisch.

206a. Rhizoma Arisaematis (Tiannanxing)

Botanischer Name:

1. Arisaema consanguineum Schott.
2. Arisaema amurense Maxim.
3. Arisaema heterophyllum Bl.

Früheste Literaturquelle:

Shennong Bencao Jing

Geschmacksrichtung und Temperaturverhalten:

bitter und scharf, warm

Funktionskreise:

Lunge, Leber und Milz

Therapeutische Wirkungen:

1. Eliminieren von Nässe und Auflösen von Schleim
2. Eliminieren von Wind und Lindern von Krämpfen

Indikationen und Kombinationen:

1. Schleim-Nässe-Husten, der sich als reichlicher, wäßriger und weißer Schleim sowie Erstickungsgefühl in der Brust manifestiert: Rhizoma Arisaematis wird mit Rhizoma Pinelliae, Pericarpium Citri reticulatae und Fructus Aurantii immaturus in der Rezeptur Daotan Tang kombiniert.

2. Schleim-Hitze in der Lunge, die sich als Husten mit reichlichem, gelbem und dickem Sputum sowie Erstickungsgefühl in der Brust manifestiert: Pulvis Arisaematis cum bile (Dannangxing) wird mit Radix Scutellariae und Fructus Trichosanthis benutzt.

3. Wind-Schleim, der sich als Benommenheit, Schwindel, rasselndes Geräusch in der Luftröhre, Fazialislähmung, Epilepsie und Krämpfe bei Tetanus manifestiert: Rhizoma Arisaematis wird mit Rhizoma Pinelliae, Rhizoma Gastrodiae und Rhizoma Typhonii angewendet.

Dosierung:

5–10 g

Vorsichtsmaßnahmen und Kontraindikationen:

Das Arzneimittel ist während der Schwangerschaft kontraindiziert. Das rohe Arzneimittel wird nicht zur inneren Anwendung benutzt.

206b. Pulvis Arisaematis cum bile (Dannanxing)

Wenn Rhizoma Arisaematis mit Rindergalle gemischt wird, wird es als Pulvis Arisaematis cum bile bezeichnet. Die Geschmacksrichtung ist bitter, das Temperaturverhalten kalt. Das Arzneimittel eliminiert Hitze und löst Schleim, eliminiert Wind und lindert Krämpfe. Es wird zur Behandlung von Krämpfen, Schlaganfall und Epilepsie benutzt. Die Dosierung beträgt 2–5 g.

207. Rhizoma Thyponii (Baifuzi)

Botanischer Name:

1. Typhonium giganteum Engl.
2. Aconitum coreanum (Lévl.) Raip.

Früheste Literaturquelle:

Zhongyao Zhi

Geschmacksrichtung und Temperaturverhalten:

scharf und süß, warm und toxisch

Funktionskreise:

Milz und Magen

Therapeutische Wirkungen:

1. Eliminieren von Nässe und Auflösen von Schleim
2. Eliminieren von Wind und Lindern von Spasmus
3. Eliminieren von Toxinen und Auflösen von subkutanen Knoten

Indikationen und Kombinationen:

1. Übermäßiger Wind-Schleim, der sich als Spasmen, Krämpfe und Fazialislähmung manifestiert: Rhizoma Typhonii wird mit Rhizoma Arisaematis, Rhizoma Pinelliae, Rhizoma Gastrodiae und Scorpio kombiniert.

2. Krämpfe und Spasmen bei Tetanus: Rhizoma Typhonii wird mit Rhizoma Arisaematis, Rhizoma Gastrodiae und Radix Ledebouriellae verschrieben.

3. Migräne: Rhizoma Typhonii wird mit Radix Ligustici chuanxiong und Radix Angelicae dahuricae verwendet.

Dosierung:

3–5 g

Vorsichtsmaßnahmen und Kontraindikationen:

Das Arzneimittel ist während der Schwangerschaft kontraindiziert. Das rohe Arzneimittel wird nicht innerlich eingenommen.

208. Semen Sinapis albae (Baijiezi)

Botanischer Name:

1. Sinapis alba (L.) Boiss.
2. Brassica Juncea (L.) Czern. et Coss.

Früheste Literaturquelle:

Mingyi Bielu

Geschmacksrichtung und Temperaturverhalten:

scharf und warm

Funktionskreis:

Lunge

Therapeutische Wirkungen:

1. Erwärmen der Lunge und Lösen von Schleim-Nässe
2. Stärken der Zirkulation von Qi und Auflösen von subkutanen Knoten
3. Öffnen der Leitbahnen und Lindern von Schmerz

Indikationen und Kombinationen:

1. Stauung von Kälte-Schleim in der Lunge, die sich als Husten mit reichlichem, wäßrigem und weißem Sputum und Erstickungsgefühl in der Brust manifestiert: Semen Sinapis albae wird mit Fructus Perillae und Semen Raphani in der Rezeptur Sanzi Yangqing Tang benutzt.

2. Retention von Schleim-Nässe in der Brust und im Zwerchfell, die sich als Spannungsgefühl und Schmerz in der Brust und Hypochondralregion manifestiert: Semen Sinapis albae wird mit Radix Kansui und Radix Euphorbiae seu Knoxiae angewendet.

3. Stauung von Schleim-Nässe in den Leitbahnen und Nebengefäßen, die sich als Gelenkschmerz und Taubheit der Extremitäten manifestiert: Semen Sinapis albae wird mit Myrrha und Radix Aucklandiae kombiniert.

4. Karbunkel vom Yin-Typ und Schwellungen ohne Farbveränderung der Haut: Semen Sinapis albae wird mit Colla cormu Cervi, Cortex Cinnamomi und Radix Rehmanniae praeparata in der Rezeptur Yanghe Tang verschrieben.

Dosierung:

3–10 g

Vorsichtsmaßnahmen und Kontraindikationen:

Das Arzneimittel ist bei Patienten mit Hautallergien kontraindiziert.

209. Radix Platycodi (Jiegeng)

Botanischer Name:

Platycodon grandiflorum (Jacq.) A. DC.

Früheste Literaturquelle:

Shennong Bencao Jing

Geschmacksrichtung und Temperaturverhalten:

bitter und scharf, neutral

Funktionskreis:

Lunge

Therapeutische Wirkungen:

1. Fördern der verteilenden Funktion der Lunge
2. Auflösen von Schleim
3. Eliminieren von Eiter

Indikationen und Kombinationen:

1. Dysfunktion des Lungen-Qi bezüglich der Verteilung infolge von Eindringen äußerer disharmonisierender Faktoren, was sich als Husten mit reichlichem Sputum oder Sputum, das schwierig auszustoßen ist, Völlegefühl und Spannungsgefühl in der Brust und Hypochondralregion, entzündeter Hals und heisere Stimme manifestiert: Radix Platycodi wird bei Wind-Kälte-Husten mit Semen Armeniacae, Folium Perillae und Pericarpium Citri reticulatae kombiniert, bei Wind-Hitze-Husten mit Folium Mori, Semen Armeniacae und Fructus Trichosanthis, bei entzündetem Hals und heiserer Stimme mit Radix Scrophulariae, Radix Glycyrrhizae und Fructus Arctii.

2. Toxische Hitze, die sich in der Lunge angehäuft hat (Lungenabszeß) und sich als Husten mit Blut oder Eiter, gelbem, stark riechendem Sputum und Brustschmerz manifestiert: Radix Platycodi wird mit Herba Houttuyniae, Semen Benincasae und Fructus Trichosanthis benutzt.

Dosierung:

3–10 g

210. Flos Inulae (Xuanfuhua)

Botanischer Name:

1. Inula britannica L.
2. Inula japonica Thunb.

Früheste Literaturquelle:

Shennong Bencao Jing

Geschmacksrichtung und Temperaturverhalten:

bitter, scharf und salzig, leicht warm

Funktionskreise:

Lunge, Milz, Magen und Dickdarm

Therapeutische Wirkungen:

1. Auflösen von Schleim und Fördern des Wasserhaushalts
2. Regulieren von rebellierendem Qi und Lindern von Erbrechen

Indikationen und Kombinationen:

1. Schleim, der die Lungen blockiert und sich als Asthma und Husten mit reichlichem Sputum manifestiert: Flos Inulae wird mit Rhizoma Pinelliae und Herba Asari angewendet.

2. Schleim, der den Magen blockiert und zu rebellierendem Qi führt, was sich als Rülpsen, Erbrechen und Völlegefühl im Epigastrium manifestiert: Flos Inulae wird mit Haematitum in der Rezeptur Xuanfu Daizhe Tang verschrieben.

Dosierung:

3–10 g

Vorsichtsmaßnahmen und Kontraindikationen:

Zum Abkochen sollte das Arzneimittel in ein Stück Stoff eingewickelt werden.

211. Radix et Rhizoma Cynanchi Stauntoni (Baiqian)

Botanischer Name:

1. Cynanchum stauntoni (Decne.) Schltr. ex Lévl
2. Cynanchum glaucescens Hand.-Mazz.

Früheste Literaturquelle:

Mingyi Bielu

Geschmacksrichtung und Temperaturverhalten:

scharf und süß, neutral

Funktionskreis:

Lunge

Therapeutische Wirkungen:

1. Auflösen von Schleim und Lindern von Husten
2. Abwärtsleiten des Qi

Indikationen und Kombinationen:

1. Husten infolge von Eindringen äußerer disharmonisierender Faktoren: Radix et Rhizoma Cynanchi Stauntoni wird mit Herba Schizonepetae und Radix Platycodi in der Rezeptur Zhisuo San kombiniert.

2. Trüber Schleim, der die Lungen blockiert:

a) Kälte-Schleim-Husten: Radix et Rhizoma Cynanchi Stauntoni wird mit Rhizoma Pinelliae und Fructus Perillae benutzt.

b) Schleim-Hitze-Husten: Radix et Rhizoma Cynanchi Stauntoni wird mit Fructus Trichosanthis angewendet.

3. Husten, Asthma, Ödeme und Rasselgeräusche in der Kehle: Radix et Rhizoma Cynanchi Stauntoni wird mit Radix Asteris und Radix Euphorbiae seu Knoxiae in der Rezeptur Baiqian Tang verschrieben.

Dosierung:

3–10 g

212. Radix Peucedani (Qianhu)

Botanischer Name:

1. Peucedanum praeruptorum Dunn.
2. Peucedanum decursivum Maxim.

Früheste Literaturquelle:

Mingyi Bielu

Geschmacksrichtung und Temperaturverhalten:

bitter und scharf, leicht kalt

Funktionskreis:

Lunge

Therapeutische Wirkungen:

1. Fördern der Verteilungsfunktion der Lunge und Eliminieren von Hitze
2. Auflösen von Schleim und Lindern von Husten

Indikationen und Kombinationen:

1. Schleim-Hitze, die sich in der Lunge anhäuft und als Husten mit gelbem und dickem Sputum manifestiert: Radix Peucedani wird mit Cortex Mori, Fructus Trichosanthis und Bulbus Fritillariae cirrhosae in der Rezeptur Qianhu San kombiniert.

2. Husten infolge von Eindringen von äußerem disharmonisierendem Wind und Hitze: Radix Peucedani wird mit Herba Menthae, Fructus Arctii und Radix Platycodi benutzt.

Dosierung:

6–10 g

213. Fructus Trichosanthis (Gualou)

Botanischer Name:

1. Trichosanthes kirilowii Maxim.
2. Trichosanthes rosthornii Harms

Früheste Literaturquelle:

Mingyi Bielu

Geschmacksrichtung und Temperaturverhalten:

süß und kalt

Funktionskreise:

Lunge, Magen und Dickdarm

Therapeutische Wirkungen:

1. Eliminieren von Hitze und Auflösen von Schleim
2. Befeuchten des Darms und Fördern des Stuhlgangs
3. Regulieren des Qi in der Brust und Auflösen von subkutanen Knoten

Indikationen und Kombinationen:

1. Schleim-Hitze-Husten, der sich als Husten mit gelbem und dickem Sputum, Erstickungsgefühl in der Brust und Verstopfung manifestiert: Fructus Trichosanthis wird mit Pulvis Arisaemae cum bile und Radix Scutellariae in der Rezeptur Qingqi Huatan Wan verschrieben.

2. Schleim-Nässe und gestautes Blut, die die Brust blockieren und sich als Erstickungsgefühl und Schmerz in der Brust sowie Brustschmerz, der in den Rücken ausstrahlt, manifestieren: Fructus Trichosanthis wird mit Bulbus Allii macrostemi und Rhizoma Pinelliae in der Rezeptur Gualou Xiebai Banxia Tang kombiniert.

3. Schleim und Hitze, die sich in der Brust und im Epigastrium anhäufen und sich als Völle- und Erstickungsgefühl in der Brust und im Epigastrium manifestieren: Fructus Trichosanthis wird mit Rhizoma Coptidis und Rhizoma Pinelliae in der Rezeptur Xiao Xianxiong Tang benutzt.

4. Verstopfung: Fructus Trichosanthis wird mit Fructus Cannabis, Semen Pruni und Fructus Aurantii angewendet.

5. Mastitis, die sich als Schwellung und Schmerz manifestiert: Fructus Trichosanthis wird mit Herba Taraxaci, Olibanum und Myrrha kombiniert.

Dosierung:

10–20 g

Vorsichtsmaßnahmen und Kontraindikationen:

Das Arzneimittel verhält sich antagonistisch zu Radix Aconiti.

214. Bulbus Fritillariae cirrhosae (Chuanbeimu)

Botanischer Name:

1. Fritillaria cirrhosa D. Don
2. Fritillaria unibracteata Hsiao et K. C. Hsia
3. Fritillaria Przewalskii Maxim
4. Fritillaria Delavayi Franch.

Früheste Literaturquelle:

Shennong Bencao Jing

Geschmacksrichtung und Temperaturverhalten:

bitter und süß, leicht kalt

Funktionskreise:

Lunge und Herz

Therapeutische Wirkungen:

1. Befeuchten der Lunge und Auflösen von Schleim
2. Lindern von Husten
3. Eliminieren von Hitze und Auflösen von subkutanen Knoten

Indikationen und Kombinationen:

1. Husten:

   a) Chronischer Husten infolge von Leere in der Lunge, die sich als trockener Husten und trockene Kehle manifestiert: Bulbus Fritillariae cirrhosae wird mit Radix Ophiopogonis und Radix Glehniae benutzt.

   b) Schleim-Hitze-Husten, der sich als gelbes und dickes Sputum manifestiert: Bulbus Fritillariae cirrhosae wird mit Rhizoma Anemarrhenae, Radix Scutellariae und Fructus Trichosanthis kombiniert.

   c) Wind-Hitze-Husten: Bulbus Fritillariae cirrhosae wird mit Folium Mori, Radix Peucedani und Semen Armeniacae verschrieben.

2. Skrofula, Mastitis und Lungenabszeß:

   a) Skrofula: Bulbus Fritillariae cirrhosae wird mit Radix Scrophulariae und Concha Ostreae angewendet.

   b) Mastitis: Bulbus Fritillariae cirrhosae wird mit Herba Taraxaci und Fructus Forsythiae kombiniert.

   c) Lungenabszeß: Bulbus Fritillariae cirrhosae wird mit Herba Houttuyniae und Semen Coicis benutzt.

Dosierung:

3–10 g

Vorsichtsmaßnahmen und Kontraindikationen:

Das Arzneimittel verhält sich antagonistisch zu Radix Aconiti.

215. Caulis Bambusae in taeniis (Zhuru)

Botanischer Name:

Phyliostachys nigra var.henonis Stapf

Früheste Literaturquelle:

Mingyi Bielu

Geschmacksrichtung und Temperaturverhalten:

süß und leicht kalt

Funktionskreise:

Lunge, Magen und Gallenblase

Therapeutische Wirkungen:

1. Eliminieren von Hitze und Auflösen von Schleim
2. Beruhigen von Reizbarkeit und Lindern von Erbrechen

Indikationen und Kombinationen:

1. Husten infolge von Hitze in der Lunge, die sich als Husten mit gelbem und dickem Sputum manifestiert: Caulis Bambusae wird mit Radix Scutellariae und Fructus Trichosanthis verschrieben.

2. Mentale Störung durch Schleim-Hitze, die sich als Reizbarkeit, Schlaflosigkeit, Palpitationen, Erstickungsgefühl in der Brust und Husten mit gelbem Sputum manifestiert: Caulis Bambusae wird mit Fructus Aurantii immaturus, Pericarpium Citri reticulatae und Poria in der Rezeptur Wendan Tang kombiniert.

3. Übelkeit und Erbrechen, verursacht durch Hitze im Magen: Caulis Bambusae wird mit Rhizoma Coptidis, Pericarpium Citri reticulatae, Rhizoma Pinelliae und Rhizoma Zingiberis recens angewendet.

Dosierung:

6–10 g

216. Succus Bambusae (Zhuli)

Botanischer Name:

1. Phyllostachys nigra var. henonis Stapf
2. Bambusa tuldoides Munro
3. Sinocalamus breecheyanus (Munro) McClure var.pubescens P.F.Li

Früheste Literaturquelle:

Mingyi Bielu

Geschmacksrichtung und Temperaturverhalten:

süß und kalt

Funktionskreise:

Lunge und Magen

Therapeutische Wirkungen:

Eliminieren von Hitze und Auflösen von Schleim

Indikationen und Kombinationen:

1. Schleim-Hitze-Husten, der sich als Husten mit dickem, gelbem Sputum und Brustschmerz manifestiert: Succus Bambusae wird mit Folium Eriobotryae und Fructus Trichosanthis benutzt.

2. Schlaganfall infolge von Schleim im Herzen, Epilepsie oder manischer Psychose: Succus Bambusae wird mit Succus Zingiberis (Jiangzhi) verwendet.

Dosierung:

30–50 g

Vorsichtsmaßnahmen und Kontraindikationen:

Das Arzneimittel ist bei Husten, verursacht durch Kälte, und bei Diarrhoe, verursacht durch Schwäche der Milz, kontraindiziert.

217. Pumex (Haifushi)

Zoologischer Name:

Costazia aculeata Canu et Bassler

Früheste Literaturquelle:

Rihuazi Bencao

Geschmacksrichtung und Temperaturverhalten:

salzig und kalt

Funktionskreis:

Lunge

Therapeutische Wirkungen:

1. Eliminieren von Hitze in der Lunge und Auflösen von Schleim
2. Erweichen von Verhärtungen und Auflösen von subkutanen Knoten

Indikationen und Kombinationen:

1. Schleim-Hitze-Husten, der sich als Husten mit gelbem, klebrigem und dickem Sputum oder mit Sputum, der schwierig auszustoßen ist, manifestiert: Pumex wird zusammen mit Concha Meretricis seu Cycliniae, Fructus Trichosanthis, Fructus Gardeniae und Indigo Naturalis benutzt.

2. Skrofula und Struma, verursacht durch Anhäufung von Schleim und Qi: Pumex wird mit Concha Ostreae, Bulbus Frittillariae Cirrhosae, Radix Scrophulariae und Thallus Laminariae seu Eckloniae angewendet.

Dosierung:

6–10 g

218. Concha Meretricis seu Cyclinae (Haigeqiao)

Zoologischer Name:

1. Cyclina sinensis Gmelin
2. Meretrix meretrix L.

Früheste Literaturquelle:

Shennong Bencao Jing

Geschmacksrichtung und Temperaturverhalten

bitter und salzig, kalt

Funktionskreise:

Lunge und Magen

Therapeutische Wirkungen:

1. Eliminieren von Hitze in der Lunge und Auflösen von Schleim
2. Erweichen von Verhärtungen und Auflösen von subkutanen Knoten

Indikationen und Kombinationen:

1. Schleim-Hitze-Husten, der sich als Husten mit dickem, gelbem Sputum, Asthma, Brustschmerz und Schmerz im Hypochondrium manifestiert: Concha Meretricis seu Cyclinae wird mit Pumex, Radix et Rhizoma Cynanchi Stauntoni, Cortex Mori, Fructus Gardeniae und Fructus Trichosanthis kombiniert.

2. Skrofula und Struma: Concha Meretricis seu Cyclinae wird mit Thallus Laminariae seu Eckloniae, Sargassum und Concha Arcae in der Rezeptur Hanhua Wan verschrieben.

Dosierung:

10–15 g

Bemerkung:

Dieses Arzneimittel wird normalerweise in Pulverform verabreicht und sollte zum Abkochen in ein Stück Stoff eingewickelt oder durch ein Sieb abgegossen werden.

219. Sargassum (Haizao)

Botanischer Name:

1. Sargassum pallidum (Turn.) G. Ag.
2. Sargassum fusiforme (Harv.) Setch.

Früheste Literaturquelle:

Shennong Bencao Jing

Geschmacksrichtung und Temperaturverhalten:

salzig und kalt

Funktionskreise:

Leber, Magen und Niere

Therapeutische Wirkungen:

1. Auflösen von Schleim und Erweichen von Verhärtungen
2. Fördern der Flüssigkeitsausscheidung

Indikationen und Kombinationen:

1. Struma: Sargassum wird mit Thallus Laminariae seu Eckloniae in der Rezeptur Haizao Yuhu Tang angewendet.
2. Skrofula: Sargassum wird mit Spica Prunellae, Radix Scrophulariae und Bulbus Fritillariae cirrhosae in der Rezeptur Neixiao Lei Li Wan verschrieben.
3. Ödeme des Fußes oder allgemeine Ödeme: Sargassum wird mit Poria und Rhizoma Alismatis benutzt.

Dosierung:

10–15 g

Vorsichtsmaßnahmen und Kontraindikationen:

Das Arzneimittel verhält sich antagonistisch zu Radix Glycyrrhizae.

220. Thallus Laminariae seu Eckloniae (Kunbu)

Botanischer Name:

1. Laminaria japonica Aresch.
2. Ecklonia kurome Okam.

Früheste Literaturquelle:

Mingyi Bielu

Geschmacksrichtung und Temperaturverhalten:

salzig und kalt

Funktionskreise:

Leber, Magen und Niere

Therapeutische Wirkungen:

1. Auflösen von Schleim und Erweichen von Verhärtungen
2. Fördern des Wasserhaushalts

Indikationen und Kombinationen:

1. Struma, der sich als vergrößerter Hals und Erstickungsgefühl in der Kehle manifestiert: Thallus Laminariae seu Eckloniae wird mit Sargassum und Concha Meretricis seu Cyclinae in der Rezeptur Kunbu Wan verschrieben.

2. Ödeme des Fußes oder allgemeine Ödeme: Thallus Laminariae seu Eckloniae wird zusammen mit Poria und Rhizoma Alismatis angewendet.

Dosierung:

10–15 g

221. Semen Sterculiae scaphigerae (Pangdahai)

Botanischer Name:

Sterculia lychnophera Hance

Früheste Literaturquelle:

Bencao Gangmu Shiyi

Geschmacksrichtung und Temperaturverhalten:

süß und kalt

Funktionskreise:

Lunge und Dickdarm

Therapeutische Wirkungen:

1. Eliminieren von Hitze in der Lunge und Fördern der Verteilungsfunktion der Lunge
2. Befeuchten des Darms und Fördern des Stuhlgangs

Indikationen und Kombinationen:

1. Dysfunktion des Lungen-Qi bezüglich der Verteilung, die in einer Anhäufung von Hitze in der Lunge resultiert und sich als Halsentzündung, heisere Stimme, Husten mit gelbem, dickem und klebrigem Sputum und schwierig auszustoßendem Sputum manifestiert: Semen Sterculiae scaphigerae wird mit Radix Platycodi, Periostracum Cicadae, Herba Menthae und Radix Glycyrrhizae benutzt. Das Arzneimittel kann auch als Einzelmittel mit heißem Wasser aufgegossen werden.

2. Verstopfung infolge von Anhäufung von Hitze: Semen Sterculiae scaphigerae wird als Einzelmittel mit Wasser aufgegossen oder mit anderen Arzneimitteln, die abführend wirken, kombiniert.

Dosierung:

3–5 g; 1,5–2,5 g als Pulver

222. Radix Dichorae (Changshan)

Botanischer Name:

Dichora fibrifuga Lour.

Früheste Literaturquelle:

Shennong Bencao Jing

Geschmacksrichtung und Temperaturverhalten:

bitter und scharf, kalt und toxisch

Funktionskreise:

Lunge, Herz und Leber

Therapeutische Wirkungen:

Eliminieren von Schleim und Lindern von Malaria

Indikationen und Kombinationen:

Malaria: Radix Dichorae wird mit Fructus Tsaoko, Rhizoma Anemarrhenae und Semen Arecae angewendet.

Dosierung:

5–10 g

Vorsichtsmaßnahmen und Kontraindikationen:

Das Arzneimittel kann Übelkeit und Erbrechen verursachen. Es sollte vor allem bei schwachen Patienten mit Vorsicht angewendet werden.

223. Concha Arcae (Walengzi)

Zoologischer Name:

1. Arca granosa L.
2. Arca subcrenata Lischke
3. Arca inflata Reeve

Früheste Literaturquelle:

Mingyi Bielu

Geschmacksrichtung und Temperaturverhalten:

salzig und neutral

Funktionskreise:

Lunge, Magen und Leber

Therapeutische Wirkungen:

1. Lösen von Schleim und Auflösen von Stauung
2. Erweichen von Verhärtungen und Auflösen von subkutanen Knoten

Indikationen und Kombinationen:

1. Skrofula und Struma: Concha Arcae wird mit Sargassum und Thallus Laminariae seu Eckloniae kombiniert.
2. Magenschmerzen und saures Aufstoßen: Concha Arcae wird mit Os Sepiae seu Sepiellae benutzt.
3. Subkutane Knoten: Concha Arcae wird mit Rhizoma Sparganii, Rhizoma Zedoariae und Carapax Trionycis verschrieben.

Dosierung:

10–30 g

Bemerkung:

Das rohe Arzneimittel wird zur Behandlung von Knoten angewendet. Geröstet ist das Arzneimittel besser zur Behandlung von saurem Aufstoßen und Magenschmerzen geeignet.

224a. Semen Armeniacae (Xingren)

Botanischer Name:

1. Prunus armeniaca L. var. ansu maxim.
2. Prunus mandshurica (Maxim.) Koehne
3. Prunus sibirica L.

Früheste Literaturquelle:

Shennong Bencao Jing

Geschmacksrichtung und Temperaturverhalten:

bitter, leicht warm und leicht toxisch

Funktionskreise:

Lunge und Dickdarm

Therapeutische Wirkungen:

1. Lindern von Husten und Asthma
2. Befeuchten des Darms und Fördern des Stuhlgangs

Indikationen und Kombinationen:

1. Husten und Asthma:
   a) Husten infolge Eindringen von äußerem Wind und Hitze: Semen Armeniacae wird mit Folium Mori und Flos Chrysanthemi in der Rezeptur Sang Ju Yin kombiniert.
   b) Husten infolge von Dysfunktion der Lunge, verursacht durch Trockenheit und Hitze: Semen Armeniacae wird mit Folium Mori, Bulbus Fritillariae cirrhosae und Radix Glehniae in der Rezeptur Sang Xing Tang verschrieben.
   c) Husten und Asthma infolge von Hitze in der Lunge: Semen Armeniacae wird mit Gypsum fibrosum und Herba Ephedrae in der Rezeptur Ma Xing Shi Gan Tang benutzt.

2. Verstopfung infolge von Trockenheit im Darm: Semen Armeniacae wird mit Fructus Cannabis und Radix Angelicae sinensis in der Rezeptur Runchang Wan angewendet.

Dosierung:

3–10 g

Vorsichtsmaßnahmen und Kontraindikationen:

Das Arzneimittel ist leicht toxisch. Deshalb sollte eine Überdosierung vermieden werden. Außerdem soll es bei Kindern mit Vorsicht angewendet werden.

224b. Semen Pruni armeniacae (Tianxingren)

Die Geschmacksrichtung des Arzneimittels ist süß, das Temperaturverhalten kalt. Die therapeutischen Wirkungen sind ähnlich denen von Semen Armeniacae, aber es ist wirksamer in Bezug auf Befeuchten des Darms. Es ist bei Husten und Asthma, verursacht durch allgemeine Schwäche und Mattigkeit, indiziert. Die empfohlene Dosierung ist 3–10 g.

225. Radix Stemonae (Baibu)

Botanischer Name:

1. Stemona sessilifolia Miq.
2. Stemona japonica (Bl.) Miq.
3. Stemona tuberosa Lour.

Früheste Literaturquelle:

Mingyi Bielu

Geschmacksrichtung und Temperaturverhalten:

süß und bitter, neutral

Funktionskreis:

Lunge

Therapeutische Wirkungen:

1. Befeuchten der Lunge und Lindern von Husten
2. Abtöten von Läusen und Parasiten

Indikationen und Kombinationen:

1. Husten bei Erkältung: Radix Stemonae wird mit Herba Schizonepetae, Radix Platycodi und Radix Asteris benutzt.

2. Keuchhusten: Radix Stemonae wird mit Radix Glehniae, Bulbus Fritillariae cirrhosae und Radix et Rhizoma Cynanchi Stauntoni angewendet.

3. Husten bei Tuberkulose: Radix Stemonae wird mit Radix Ophiopogonis und Radix Rehmanniae kombiniert.

4. Kopf- oder Körperläuse: Eine 20%ige Tinktur oder ein 50%iges Dekokt des Arzneimittels wird zu äußeren Waschungen angewendet. Ein 100%iges Dekokt sind 100 ml Dekokt, hergestellt aus 100 g eines Arzneimittels. Ein 50%iges Dekokt sind 100 ml Dekokt, hergestellt aus 50 g eines Arzneimittels.

5. Oxyuris (Madenwurm): 30 ml des 100%igen Dekokts werden vor dem Schlafengehen für fünf Tage lang täglich als Einlauf verabreicht.

Dosierung:

5–10 g

226. Radix Asteris (Ziwan)

Botanischer Name:

Aster tataricus L. f.

Früheste Literaturquelle:

Shennong Bencao Jing

Geschmacksrichtung und Temperaturverhalten:

bitter und süß, leicht warm

Funktionskreis:

Lunge

Therapeutische Wirkungen:

Auflösen von Schleim und Lindern von Husten

Indikationen und Kombinationen:

Husten

a) Husten infolge von Eindringen äußerer disharmonisierender Faktoren, die sich als Husten mit reichlichem Sputum manifestieren: Radix Asteris wird mit Herba Schizonepetae und Radix et Rhizoma Cynanchi Stauntoni benutzt.

b) Husten infolge von Leere der Lunge, die sich als Husten mit spärlichem Sputum oder blutigem Sputum manifestiert: Radix Asteris wird mit Rhizoma Anemarrhenae, Bulbus Fritillariae cirrhosae und Colla corii Asini in der Rezeptur Ziwan Tang kombiniert.

Dosierung:

5–10 g

227. Flos Farfarae (Kuandonghua)

Botanischer Name:

Tussilago farfara L.

Früheste Literaturquelle:

Shennong Bencao Jing

Geschmacksrichtung und Temperaturverhalten:

scharf und warm

Funktionskreis:

Lunge

Therapeutische Wirkungen:

1. Befeuchten der Lunge und Auflösen von Schleim
2. Lindern von Husten

Indikationen und Kombinationen:

Husten: Flos Fanfarae wird mit Radix Asteris angewendet. Das Arzneimittel ist stärker wirksam als Radix Asteris beim Lindern von Husten und Auflösen von Schleim.

Dosierung:

5–10 g

228. Fructus Perillae (Suzi)

Botanischer Name:

Perilla frutescens (L.) Britt.

Früheste Literaturquelle:

Mingyi Bielu

Geschmacksrichtung und Temperaturverhalten:

scharf und warm

Funktionskreise:

Lunge und Dickdarm

Therapeutische Wirkungen:

1. Lindern von Husten und Asthma
2. Befeuchten des Darms und Fördern des Stuhlgangs

Indikationen und Kombinationen:

1. Abwärtsleiten von rebellierendem Lungen-Qi, das durch übermäßigen Schleim verursacht wird und sich als Husten mit weißem, reichlichem Sputum oder Asthma und Völle- und Erstickungsgefühl in der Brust und Hypochondralregion manifestiert: Fructus Perillae wird mit Semen Sinapsis albae und Semen Raphani in der Rezeptur Sanzi Yangqing Tang verschrieben.

2. Verstopfung infolge von Trockenheit im Darm: Fructus Perillae wird mit Fructus Cannabis, Semen Trichosanthis und Semen Armeniacae kombiniert.

Dosierung:

5–10 g

229. Cortex Mori (Sangbaipi)

Botanischer Name:

Morus alba L.

Früheste Literaturquelle:

Shennong Bencao Jing

Geschmacksrichtung und Temperaturverhalten:

süß und kalt

Funktionskreis:

Lunge

Therapeutische Wirkungen:

1. Reduzieren von Hitze in der Lunge und Lindern von Asthma
2. Fördern des Harnflusses und Reduzieren von Ödemen

Indikationen und Kombinationen:

1. Hitze in der Lunge, die sich als Husten mit übermäßigem Sputum und Asthma manifestiert: Cortex Mori wird mit Cortex Lycii und Radix Glycyrrhizae in der Rezeptur Xiebai San verschrieben.

2. Dysurie oder Ödeme: Cortex Mori wird mit Pericarpium Arecae und Poria in der Rezeptur Wupi Yin benutzt.

Dosierung:

10–15 g

230. Semen Lepidii (Tinglizi)

Botanischer Name:

1. Lepidium apetalum Willd.
2. Descurainia sophia (L.) Webb et prantl

Früheste Literaturquelle:

Shennong Bencao Jing

Geschmacksrichtung und Temperaturverhalten:

bitter und scharf, sehr kalt

Funktionskreise:

Lunge und Blase

Therapeutische Wirkungen:

1. Reduzieren von Schleim in der Lunge und Lindern von Asthma
2. Fördern des Harnflusses und Reduzieren von Ödemen

Indikationen und Kombinationen:

1. Retention von Schleim in der Lunge, die sich als Husten mit reichlichem Sputum, Asthma, Völle- und Spannungsgefühl in Brust und im Hypochondrium, Asthma, bei dem der Patient nicht flach liegen kann, und in Ödemen des Gesichts manifestiert: Semen Lepidii wird mit Fructus Jujubae in der Rezeptur Tingli Dazao Xiefei Tang verschrieben.

2. Ödeme oder Dysurie: Semen Lepidii wird mit Radix Stephaniae tetrandrae und Radix et Rhizoma Rhei in der Rezeptur Ji Jiao Li Huang Wan kombiniert.

Dosierung:

3–10 g

231. Flos Daturae (Yangjinhua)

Botanischer Name:

Datura metel L.

Früheste Literaturquelle:

Bencao Gangmu

Geschmacksrichtung und Temperaturverhalten:

scharf und warm, toxisch

Funktionskreise:

Herz, Lunge und Milz

Therapeutische Wirkung:

Lindern von Asthma

Indikationen und Kombinationen:

1. Asthma, das sich durch Husten ohne Sputum und Erstickungsgefühl in der Brust manifestiert: Flos Daturae wird zu einer Zigarette zusammengerollt, die der Patient raucht.

2. Schmerzen im Epigastrium und Bauch, Bi-Syndrom (Schmerzhaftes Stauungs-Syndrom infolge Wind-Nässe) und Schmerz infolge von äußeren Verletzungen: Flos Daturae wird als Einzelmittel oder mit Radix Ligustici chuanxiong und Radix Stephaniae tetrandrae benutzt.

Dosierung:

0,3–0,6 g

Vorsichtsmaßnahmen und Kontraindikationen:

Das Arzneimittel ist toxisch. Es ist bei Glaukomen kontraindiziert und sollte bei Patienten mit allgemeiner Körperschwäche und Bluthochdruck sowie bei Kindern und Schwangeren mit Vorsicht angewendet werden.

232. Folium Eriobotryae (Pipaye)

Botanischer Name:

Eriobotrya japonica (Thunb.) Lindl.

Früheste Literaturquelle:

Mingyi Bielu

Geschmacksrichtung und Temperaturverhalten:

bitter und neutral

Funktionskreise:

Lunge und Magen

Therapeutische Wirkungen:

1. Auflösen von Schleim und Lindern von Husten
2. Regulieren von rebellierendem Qi und Lindern von Erbrechen

Indikationen und Kombinationen:

1. Hitze in der Lunge, die sich als Husten und Asthma manifestiert: Folium Eriobotryae wird mit Cortex Mori, Radix et Rhizoma Cynanchi Stauntoni und Radix Platycodi verwendet.

2. Hitze im Magen, die sich als Übelkeit und Erbrechen manifestiert: Folium Eriobotryae wird mit Caulis Bambusae und Rhizoma Phragmitis kombiniert.

Dosierung:

10–15 g

233. Fructus Aristolochiae (Madouling)

Botanischer Name:

1. Aristolochia contorta Bge.
2. Aristolochia debilis Sieb. et Zucc.

Früheste Literaturquelle:

Yaoxing Lun

Geschmacksrichtung und Temperaturverhalten:

bitter und leicht scharf, kalt

Funktionskreise:

Lunge und Dickdarm

Therapeutische Wirkungen:

1. Entlasten der Lunge und Auflösen von Schleim
2. Lindern von Husten und Asthma

Indikationen und Kombinationen:

1. Hitze in der Lunge, die sich als Husten mit reichlichem, gelbem Sputum und Asthma manifestiert: Fructus Aristolochiae wird mit Folium Eriobotryae, Radix Peucedani, Cortex Mori und Radix Scutellariae benutzt.

2. Leere-Syndrom der Lunge, das sich als Husten mit spärlichem Sputum oder mit blutigem Sputum und Kurzatmigkeit manifestiert: Fructus Aristolochiae wird mit Radix Glehniae, Radix Ophiopogonis, Radix Asteris und Colla corii Asini angewendet.

Dosierung:

3–10 g

Vorsichtsmaßnahmen und Kontraindikationen:

Eine Überdosierung des Arzneimittels kann Übelkeit und Erbrechen verursachen. Neuere Forschungsergebnisse belegen, daß Fructus Aristolochiae kanzerogen ist.

234. Semen Gingko (Baiguo)

Botanischer Name:

Gingko biloba L.

Früheste Literaturquelle:

Bencao Gangmu

Geschmacksrichtung und Temperaturverhalten:

süß und bitter, adstringierend, neutral und leicht toxisch

Funktionskreis:

Lunge

Therapeutische Wirkungen:

1. Stärken des Lungen-Qi und Lindern von Asthma
2. Lindern von Leukorrhoe

Indikationen und Kombinationen:

1. Asthma:

a) Asthma mit Erstickungsgefühl in der Brust und Husten mit reichlichem, wäßrigem Sputum: Semen Gingko wird mit Herba Ephedrae und Radix Glycyrrhizae kombiniert.

b) Asthma mit Erstickungsgefühl in der Brust und Husten mit dickem, gelbem Sputum: Semen Gingko wird mit Radix Scutellariae und Cortex Mori in der Rezeptur Dingchuan Tang verschrieben.

2. Leukorrhae:

   a) Abwärtsfließen von Nässe-Hitze, die sich als gelbe, riechende Leukorrhoe manifestiert: Semen Gingko wird mit Cortex Phellodendri und Semen Plantaginis in der Rezeptur Yihuang Tang kombiniert.

   b) Yang-Mangel der Niere, der sich als weiße, geruchlose Leukorrhoe manifestiert: Semen Gingko wird mit Cortex Cinnamomi, Radix Astragali und Fructus Corni angewendet.

Dosierung

6–10 g

Vorsichtsmaßnahmen und Kontraindikationen:

Bei Überdosierung wirkt das Arzneimittel toxisch.

Kapitel 14

Arzneimittel, die den Geist beruhigen

Arzneimittel, die den Geist beruhigen, werden bei Qi-Mangel des Herzens, Blut-Mangel des Herzens oder aufbrausendem Feuer des Herzens, die sich als Ruhelosigkeit, Palpitationen, Ängstlichkeit, Schlaflosigkeit, traumgestörter Schlaf, Anfälle, Epilepsie und manische Psychosen manifestieren, benutzt. Die Auswahl der Arzneimittel erfolgt entsprechend dem pathologischen Zustand. Falls der Patient zusätzlich an Yin- und Blut-Mangel leidet, werden Arzneimittel beigefügt, die das Blut auffüllen und das Yin nähren. Falls die Unruhe des Geistes durch Überaktivität des Leber-Yang entsteht, werden Arzneimittel hinzugegeben, die die Leber beruhigen und das Yang unterdrücken. Falls Komplikationen von aufbrausendem Herz-Feuer auftreten, werden Arzneimittel beigefügt, die Herz-Feuer eliminieren. In Fällen von Epilepsie und Krämpfen kommen zusätzlich Arzneimittel zum Einsatz, die Schleim lösen, die Körperöffnungen befreien oder die Leber beruhigen und inneren Wind unterdrücken. Letztere werden als Hauptarzneimittel ausgewählt, während die Arzneimittel, die den Geist beruhigen, in diesen Fällen nur als zusätzliche Arzneimittel verabreicht werden.

235. Os Draconis (Ossa Mastodi) (Longgu)

Zoologischer Name:

1. Stegodon orientalis
2. Rhinocerus senensia

Früheste Literaturquelle:

Shennong Bencao Jing

Geschmacksrichtung und Temperaturverhalten:

süß, adstringierend und leicht kalt

Funktionskreise:

Herz und Leber

Therapeutische Wirkungen:

1. Beruhigen der Leber und Unterdrücken des Yang
2. Beruhigen des Herzens und des Geistes
3. Lindern von Leukorrhoe, Verhindern von spontanem Samenerguß und Lindern von Schwitzen

Indikationen und Kombinationen:

1. Yin-Mangel der Leber und der Niere mit Überaktivität des Leber-Yang, der sich als Benommenheit, Schwindel, verschwimmender Gesichtssinn oder Reizbarkeit manifestiert: Os Draconis wird mit Concha Ostreae, Haematitum und Radix Paeoniae alba in der Rezeptur Zhengan Xifeng Tang verschrieben.

2. Spontaner Samenerguß infolge von Leere der Nieren: Os Draconis wird mit Concha Ostreae, Semen Astragali Complanati und Semen Euryalis benutzt.

3. Palpitationen und Schlaflosigkeit: Os Draconis wird mit Concha Ostreae, Radix Polygalae und Semen Ziziphi spinosae angewendet.

4. Leukorrhoe infolge von Leere der Niere: Os Draconis wird mit Concha Ostreae, Rhizoma Dioscoreae und Os Sepiae seu Sepiellae kombiniert.

5. Spontanes Schwitzen und nächtliches Schwitzen: Os Draconis wird mit Concha Ostreae und Fructus Schisandrae verwendet.

Dosierung:

15–30 g

Vorsichtsmaßnahmen und Kontraindikationen:

Das Arzneimittel sollte vor Beifügung anderer Arzneimittel abgekocht werden.

236. Succinum (Hupo)

Botanischer Name:

Pinus spp.

Früheste Literaturquelle:

Mingyi Bielu

Geschmacksrichtung und Temperaturverhalten:

süß und neutral

Funktionskreise:

Herz, Leber und Blase

Therapeutische Wirkungen:

1. Beruhigen des Geistes
2. Stärken des Blutes und Auflösen von Stauung
3. Fördern des Harnflusses

Indikationen und Kombinationen:

1. Krämpfe und Epilepsie bei Kindern: Succinum wird mit Scolopendra und Scorpio benutzt.

2. Palpitationen, Schlaflosigkeit und traumgestörter Schlaf: Succinum wird mit Semen Ziziphi spinosae und Caulis Polygoni multiflori (Yejiaoteng) angewendet.

3. Dysmenorrhoe oder Amenorrhoe infolge von Blutstauung: Succinum wird mit Radix Angelicae sinensis, Rhizoma Zedoariae und Radix Linderae in der Rezeptur Hupo San kombiniert.

4. Störungen des Harntrakts, die sich als häufiges und schmerzhafter Harnfluß, blutiger Urin und Steinbildung im Harntrakt manifestieren: Succinum wird mit Herba Lysimachiae, Caulis Clematidis und Rhizoma Imperatae verwendet.

Dosierung:

1,5–3 g als Pulver

Vorsichtsmaßnahmen und Kontraindikationen:

Das Arzneimittel soll in Pulver- und Pillenform verabreicht werden, nicht als Dekokt.

237. Semen Ziziphi spinosae (Suanzaoren)

Botanischer Name:

Zizyphus spinosa Hu

Früheste Literaturquelle:

Shennong Bencao Jing

Geschmacksrichtung und Temperaturverhalten:

süß und neutral

Funktionskreise:

Herz und Leber

Therapeutische Wirkungen:

1. Nähren des Blutes und Beruhigen des Geistes
2. Lindern von Schwitzen

Indikationen und Kombinationen:

1. Blut-Mangel des Herzens und der Leber, die sich als Reizbarkeit, Schlaflosigkeit, Palpitationen und Vergeßlichkeit manifestieren: Semen Ziziphi spinosae wird mit Radix Angelicae sinensis, Radix Polygalae, Radix Paeoniae alba, Radix Polygoni multiflori und Arillus Longan kombiniert.

2. Spontanes Schwitzen und nächtliches Schwitzen infolge von allgemeiner Körperschwäche: Semen Ziziphi spinosae wird mit Fructus Schisandrae und Radix Ginseng benutzt.

Dosierung:

10–18 g

238. Semen Biotae (Baiziren)

Botanischer Name:

Biota orientalis (L.) Endl.

Früheste Literaturquelle:

Shennong Bencao Jing

Geschmacksrichtung und Temperaturverhalten:

süß und neutral

Funktionskreise:

Herz, Niere und Dickdarm

Therapeutische Wirkungen:

1. Nähren des Blutes und Beruhigen des Geistes
2. Befeuchten des Darms und Fördern des Stuhlgangs

Indikationen und Kombinationen:

1. Blut-Mangel des Herzens, der sich als Reizbarkeit, Schlaflosigkeit, Palpitationen und Ängstlichkeit manifestiert: Semen Biotae wird mit Semen Ziziphi spinosae und Fructus Schisandrae benutzt.

2. Nächtliches Schwitzen infolge von Yin-Mangel: Semen Biotae wird mit Radix Ginseng, Concha Ostreae und Fructus Schisandrae verschrieben.

3. Verstopfung infolge von Trockenheit im Darm: Semen Biotae wird mit Semen Armeniacae, Semen Pruni und Semen Persicae in der Rezeptur Wuren Wan angewendet.

Dosierung:

10–18 g

Vorsichtsmaßnahmen und Kontraindikationen:

Das Arzneimittel ist bei Patienten mit lockerem Stuhl oder übermäßigem Schleim kontraindiziert.

239. Radix Polygalae (Yuanzhi)

Botanischer Name:

1. Polygala tenuifolia Willd.
2. Polygala Sibirica L.

Früheste Literaturquelle:

Shennong Bencao Jing

Geschmacksrichtung und Temperaturverhalten:

scharf und bitter, leicht warm

Funktionskreise:

Lunge und Herz

Therapeutische Wirkungen:

1. Beruhigen des Herzens und des Geistes
2. Auflösen von Schleim und Öffnen der Sinnesorgane

Indikationen und Kombinationen:

1. Schlaflosigkeit und Vergeßlichkeit: Radix Polygalae wird mit Radix Ginseng und Rhizoma Acori graminei in der Rezeptur Buwang San kombiniert.

2. Palpitationen und Ruhelosigkeit: Radix Polygalae wird mit Semen Ziziphi spinosae und Os Draconis benutzt.

3. Trüber Schleim, der das Herz stört und sich als mentale Störung und Bewußtlosigkeit manifestiert: Radix Polygalae wird mit Rhizoma Acori graminei und Radix Curcumae angewendet.

4. Husten mit übermäßigem, dickem Sputum oder Sputum, das schwierig auszustoßen ist: Radix Polygalae wird mit Semen Armeniacae, Radix Platycodi und Radix Glycyrrhizae verwendet.

Dosierung:

3–10 g

Vorsichtsmaßnahmen und Kontraindikationen:

Das Arzneimittel sollte bei Patienten mit Magengeschwür oder Gastritis mit Vorsicht angewendet werden.

240. Cortex Albizziae (Hehuanpi)

Botanischer Name:

Albizia julibrissin Durazz.

Früheste Literaturquelle:

Shennong Bencao Jing

Geschmacksrichtung und Temperaturverhalten:

süß und neutral

Funktionskreise:

Herz und Leber

Therapeutische Wirkungen:

1. Beruhigen des Geistes und Auflösen von Depression
2. Stärken des Blutes und Reduzieren von Schwellung

Indikationen und Kombinationen:

1. Schlaflosigkeit, Vergeßlichkeit und Reizbarkeit infolge von Depression oder Ärger: Cortex Albizziae wird mit Semen Biotae und Caulis Polygoni multiflori (Yejiaoteng) kombiniert.

2. Schwellung und Schmerz infolge von äußeren Verletzungen: Cortex Albizziae wird mit Radix Angelicae sinensis und Radix Ligustici chuanxiong angewendet.

3. Karbunkel und Furunkel: Cortex Albizziae wird mit Flos Chrysanthemi indici, Herba Taraxaci und Fructus Forsythiae kombiniert.

Dosierung:

10–15 g

Kapitel 15

Arzneimittel, die die Leber beruhigen und inneren Wind unterdrücken

Arzneimittel, die die Leber beruhigen und inneren Wind unterdrücken, lindern Tremor und unterdrücken das Yang. Sie sind bei Tremor, Krämpfen und Spasmen, verursacht durch aufbrausenden Leber-Wind, und bei Benommenheit oder Schwindel infolge von Überaktivität des Leber-Yang angezeigt. Da innerer Wind aus übermäßiger Hitze, Überaktivität des Leber-Yang oder Yin- und Blut-Mangel entstehen kann, werden entsprechende Arzneimittel zugefügt. Falls der innere Wind infolge von übermäßiger Hitze auftritt, werden Arzneimittel, die Hitze eliminieren, mit Arzneimitteln, die Wind unterdrücken, kombiniert.

241. Cornu Saigae tataricae (Lingyangjiao)

Zoologischer Name:

Saiga tatarica L.

Früheste Literaturquelle:

Shennong Bencao Jing

Geschmacksrichtung und Temperaturverhalten:

salzig und kalt

Funktionskreise:

Leber und Herz

Therapeutische Wirkungen:

1. Beruhigen der Leber und Unterdrücken von innerem Wind
2. Eliminieren von Leber-Feuer und Klären der Augen
3. Eliminieren von Hitze und Toxinen

Indikationen und Kombinationen:

1. Innerer Wind als Folge von übermäßiger Hitze, die sich als hohes Fieber, Spasmen und Krämpfe manifestiert: Cornus Saigae tataricae wird mit Ramulus Uncariae cum Uncis, Flos Chrysanthemi und Radix Rehmanniae in der Rezeptur Lingjiao Gouteng Tang verschrieben.

2. Überaktivität des Leber-Yang, die sich als Benommenheit, Spannungsgefühl im Kopf und verschwimmender Gesichtssinn manifestiert: Cornu Saigae tataricae wird mit Concha Haliotidis, Spica Prunellae und Flos Chrysanthemi benutzt.

3. Aufbrausendes Leber-Feuer, das sich als gerötete Augen, schmerzhafte und geschwollene Augen und Kopfschmerz manifestiert: Cornu Saigae tataricae wird mit Fructus Gardeniae, Radix Gentianae und Semen Sennae in der Rezeptur Lingyangjiao San kombiniert.

4. Hohes Fieber, Verlust des Bewußtseins, Delirium und Manie: Cornu Saigae tataricae wird mit Gypsum fibrosum, Cornu Rhinocerotis in der Rezeptur Zixue Dan angewendet.

Dosierung:

1–3 g; 0,3–0,5 g als Pulver

242. Concha Haliotidis (Shijueming)

Zoologischer Name:

1. Haliotis diversicolor Reeve
2. Haliotis discus hannai Ino
3. Haliotis ovina Gmelin
4. Haliotis ruber (Leach)
5. Haliotis asinina L.
6. Haliotis laevigata (Donovan)

Früheste Literaturquelle:

Mingyi Bielu

Geschmacksrichtung und Temperaturverhalten:

salzig und kalt

Funktionskreis:

Leber

Therapeutische Wirkungen:

1. Beruhigen der Leber und Unterdrücken des Yang
2. Eliminieren von Leber-Feuer und Klären der Augen

Indikationen und Kombinationen:

1. Yin-Mangel der Leber und der Niere und Überaktivität des Leber-Yang:

   a) Benommenheit, Schwindel und verschwimmender Gesichtssinn: Concha Haliotidis wird mit Concha Ostrae, Radix Paeoniae alba und Plastrum Testudinis benutzt, um das Yin zu nähren und das Yang zu unterdrücken.

   b) Spannungsgefühl in Kopf und Augen, Kopfschmerz, Augenschmerzen und gerötetes Gesicht: Concha Haliotidis wird mit Ramulus Uncariae cum Uncis, Flos Chrysanthemi und Spica Prunellae angewendet, um die Leber zu beruhigen und die Hitze zu eliminieren.

2. Aufbrausendes Leber-Feuer, das sich als gerötete, geschwollene und schmerzhafte Augen und verschwimmender Gesichtssinn manifestiert: Concha Haliotidis wird mit Flos Chrysanthemi und Semen Sennae kombiniert.

3. Blut-Mangel der Leber, der sich als verschwimmender Gesichtssinn und Trockenheit der Augen manifestiert: Concha Haliotidis wird mit Radix Rehmanniae praeparata in der Rezeptur Shijueming Wan verschrieben.

Dosierung:

15–30 g

243. Concha Ostreae (Muli)

Zoologischer Name:

1. Ostrea gigas Thunb.
2. Ostrea talienwhanensis Cross
3. Ostrea rivularia Gould

Früheste Literaturquelle:

Shennong Bencao Jing

Geschmacksrichtung und Temperaturverhalten:

salzig und leicht kalt

Funktionskreise:

Leber und Niere

Therapeutische Wirkungen:

1. Beruhigen der Leber und Unterdrücken des Yang
2. Erweichen von Verhärtungen und Auflösen von subkutanen Knoten
3. Lindern von übermäßiger Schweißbildung, nächtlichem Samenerguß und Leukorrhoe

Indikationen und Kombinationen:

1. Yin-Mangel der Leber und der Nieren und aufbrausendes Yang, die sich als Benommenheit, verschwimmender Gesichtssinn, Tinnitus, Palpitationen, Reizbarkeit und Schlaflosigkeit manifestieren: Concha Ostreae wird mit Os Draconis, Plastrum Testudinis und Radix Paeoniae alba benutzt.

2. Spätstadium von fiebrigen Erkrankungen mit Erschöpfung des Yin und der Körperflüssigkeiten, was zur Unterversorgung von Sehnen und Muskeln führt und sich als Spasmen oder Krämpfe manifestiert: Concha Ostreae wird mit Plastrum Testudinis, Colla corii Asini, Radix Paeoniae alba und Carapax Trionycis in der Rezeptur Sanjia Fumai Tang verschrieben.

3. Skrofula infolge von Schleim-Feuer: Concha Ostreae wird mit Bulbus Fritillariae Thunbergii (Zhebeimu) und Radix Scrophulariae in der Rezeptur Xiaolei Wan kombiniert.

4. Spontanes Schwitzen und nächtliches Schwitzen infolge von allgemeiner Körperschwäche: Concha Ostreae wird mit Radix Astragali, Radix Ephedrae und Fructus Tritici Levis in der Rezeptur Muli San angewendet.

5. Nächtlicher Samenerguß infolge von Leere der Niere: Concha Ostreae wird mit Semen Astragali complanati, Semen Euryalis und Stamen Nelumbinis nuciferae (Lianxu) in der Rezeptur Jinsuo Gujing Wan verschrieben.

6. Uterusblutung und Leukorrhagie infolge von Stauung in der Chong- und Ren-Leitbahn: Concha Ostreae wird mit Os Draconis, Rhizoma Dioscoreae und Fructus Schisandrae verwendet.

Dosierung:

10–30 g

244. Concha Margaritiferae usta (Zhenzhumu)

Zoologischer Name:

1. Pteria martensii (Dunker)
2. Hyriopsis cumingii (Lea)
3. Cristaria plicata (Leach)

Früheste Literaturquelle:

Haiyao Bencao

Geschmacksrichtung und Temperaturverhalten:

salzig und kalt

Funktionskreise:

Herz und Leber

Therapeutische Wirkungen:

1. Beruhigen der Leber und Unterdrücken des Yang
2. Eliminieren von Hitze aus der Leber und Klären der Augen

Indikationen und Kombinationen:

1. Yin-Mangel der Leber und der Nieren und Überaktivität des Leber-Yang, das sich als Kopfschmerz, Benommenheit, Schwindel, Tinnitus, Reizbarkeit und Schlaflosigkeit manifestiert: Concha Margaritiferae usta wird mit Radix Paeoniae alba, Radix Rehmanniae, Concha Haliotidis und Os Draconis benutzt.

2. Blut-Mangel der Leber, der sich als verschwimmender Gesichtssinn und Nachtblindheit manifestiert: Concha Margaritiferae usta wird mit Rhizoma Atractylodis, Schweineleber (Zhugan) und Hühnerleber (Yigan) oder Kaninchenleber (Tugan) angewendet.

3. Wind-Hitze in der Leber-Leitbahn, die sich als gerötete, geschwollene und schmerzhafte Augen und Photophobie manifestiert: Concha Margaritiferae usta wird mit Flos Chrysanthemi und Semen Plantaginis kombiniert.

Dosierung:

15–30 g; 0,3–1 g als Pillen

245. Concha Mauritiae (Zibeichi)

Zoologischer Name:

Mauritia arabica (L.)

Früheste Literaturquelle:

Xinxiu Bencao

Geschmacksrichtung und Temperaturverhalten:

salzig und neutral

Funktionskreis:

Leber

Therapeutische Wirkungen:

1. Beruhigen des Herzens und des Geistes
2. Eliminieren von Hitze aus der Leber und Klären der Augen

Indikationen und Kombinationen:

1. Palpitationen, Reizbarkeit, Schlaflosigkeit, traumgestörter Schlaf oder Krämpfe bei Kindern infolge von hohem Fieber: Concha Mauritiae wird mit Rhizoma Coptidis, Concha Margaritiferae usta und Cornu Saigae tataricae verwendet.

2. Wind-Hitze in der Leber-Leitbahn, die sich als gerötete, geschwollene und schmerzhafte Augen oder gestörter Gesichtssinn manifestiert oder Überaktivität des Leber-Yang, die sich als Benommenheit, Schwindel und Kopfschmerz manifestiert: Concha Mauritiae wird mit Flos Chrysanthemi, Folium Mori und Ramulus Uncariae cum Uncis verschrieben.

Dosierung:

10–15 g

Vorsichtsmaßnahmen und Kontraindikationen:

Das Arzneimittel sollte vor den anderen Arzneimitteln gekocht werden.

246. Hematitum (Daizheshi)

Mineralname:

Hematite

Früheste Literaturquelle:

Shennong Bencao Jing

Geschmacksrichtung und Temperaturverhalten:

bitter und kalt

Funktionskreise:

Leber und Herz

Therapeutische Wirkungen:

1. Beruhigen der Leber und Unterdrücken des Yang
2. Regulieren von rebellierendem Qi und Lindern von Erbrechen
3. Stillen von Blutung

Indikationen und Kombinationen:

1. Yin-Mangel der Leber und der Niere und Überaktivität des Leber-Yang, die sich als Spannungsgefühl und Schmerz in Kopf und in den Augen, Benommenheit und Schwindel manifestieren: Haematitum wird mit Os Draconis, Concha Ostreae, Radix Paeoniae alba, Plastrum Testudinis und Radix Cyathulae in der Rezeptur Zhengan Xifeng kombiniert.

2. Rebellierendes Magen-Qi, das sich als Erbrechen und Aufstoßen manifestiert: Haematitum wird mit Flos Inulae, Rhizoma Zingiberis recens und Rhizoma Pinelliae in der Rezeptur Xuanfu Daizhe verschrieben.

3. Asthma infolge von Leere der Lunge und der Niere: Haematitum wird mit Radix Ginseng und Fructus Corni benutzt.

4. Extravasation von Blut durch Hitze, die sich als Erbrechen mit Blut und Nasenbluten manifestiert: Haematitum wird mit Radix Paeoniae alba, Caulis Bambusae und Fructus Arctii in der Rezeptur Hanjiang Tang angewendet.

5. Chronische Uterusblutung, die sich als Benommenheit und verschwimmender Gesichtssinn als Folge von Blut-Mangel manifestiert: Haematitum wird mit Limonitum (Brauneisenerz, Yuyuliang), Halloysitum rubrum (Chishizhi), Olibanum und Myrrha in der Rezeptur Zhenling Dan verwendet.

Dosierung:

10–30 g

Vorsichtsmaßnahmen und Kontraindikationen:

Das Arzneimittel sollte während der Schwangerschaft mit Vorsicht angewendet werden.

247. Ramulus Uncariae cum Uncis (Gouteng)

Botanischer Name:

1. Uncaria rhynchophylla (Miq.) Jacks.
2. Uncaria hirsuta Havil.
3. Uncaria sinensis (Oliv.) Havil
4. Uncaria sessilifructus Roxb.

Früheste Literaturquelle:

Mingyi Bielu

Geschmacksrichtung und Temperaturverhalten:

süß und leicht kalt

Funktionskreise:

Leber und Perikard

Therapeutische Wirkungen:

1. Eliminieren von innerem Wind und Lindern von Spasmen
2. Eliminieren von Hitze und Beruhigen der Leber

Indikationen und Kombinationen:

1. Aufbrausender Leber-Wind durch übermäßige Hitze, der sich als hohes Fieber, Spasmen und Krämpfe manifestiert: Ramulus Uncariae cum Uncis wird mit Cornu Saigae tataricae, Flos Chrysanthemi und Gypsum fibrosum benutzt.

2. Yin-Mangel der Leber und der Niere und Überaktivität des Leber-Yang oder übermäßige Hitze in der Leber-Leitbahn, die sich als Benommenheit, Schwindel, verschwimmender Gesichtssinn und Kopfschmerz manifestieren: Ramulus Uncariae cum Uncis wird mit Spica Prunellae, Radix Scutellariae, Concha Haliotidis und Flos Chrysanthemi angewendet.

Dosierung:

10–15 g

Vorsichtsmaßnahmen und Kontraindikationen:

Das Arzneimittel sollte nicht zu lange gekocht werden.

248. Rhizoma Gastrodiae (Tianma)

Botanischer Name:

Gastrodia elata Bl.

Früheste Literaturquelle:

Shennong Bencao Jing

Geschmacksrichtung und Temperaturverhalten:

süß und neutral

Funktionskreis:

Leber

Therapeutische Wirkungen:

1. Eliminieren von innerem Wind und Lindern von Spasmen
2. Beruhigen der Leber und Unterdrücken des Yang

Indikationen und Kombinationen:

1. Aufbrausender Leber-Wind, der sich als Spasmen und Krämpfe manifestiert: Rhizoma Gastrodiae wird mit Ramulus Uncariae cum Uncis und Scorpio benutzt.

2. Spasmen und Konvulsionen bei Tetanus: Rhizoma Gastrodiae wird mit Radix Ledebouriellae, Rhizoma Ariseamatis und Rhizoma Typhonii in der Rezeptur Yuzhen San kombiniert.

3. Kopfschmerz und Benommenheit infolge von Überaktivität des Leber-Yang: Rhizoma Gastrodiae wird mit Ramulus Uncariae cum Uncis, Radix Scutellariae und Radix Cyathulae in der Rezeptur Tianma Gouteng Yin verschrieben.

4. Schwindel und Benommenheit, verursacht durch aufsteigenden Wind-Schleim infolge von Schwäche der Milz und Stauung des Qi in der Leber: Rhizoma Gastrodiae wird mit Rhizoma Pinelliae, Rhizoma Atractylodis macrocephalae und Poria in der Rezeptur Banxia Baizhu Tianma Tang angewendet.

5. Migräne und Stirnkopfschmerz: Rhizoma Gastrodiae wird mit Radix Ligustici chuanxiong in der Rezeptur Tianma Wan verwendet.

6. Bi-Syndrom (Schmerzhaftes Stauungs-Syndrom infolge Wind-Nässe, Gelenkschmerz): Rhizoma Gastrodiae wird mit Olibanum und Scorpio benutzt.

7. Taubheitsgefühl in den Extremitäten infolge von Blut-Mangel in den Leitbahnen: Rhizoma Gastrodiae wird mit Radix Angelicae sinensis und Radix Cyathulae benutzt.

Dosierung:

3–10 g; 1–1,5 g als Pulver

249. Fructus Tribuli (Baijili)

Botanischer Name:

Tribulus terestris L.

Früheste Literaturquelle:

Shennong Bencao Jing

Geschmacksrichtung und Temperaturverhalten:

bitter und scharf, neutral

Funktionskreis:

Leber

Therapeutische Wirkungen:

1. Beruhigen der Leber und Unterdrücken des Yang
2. Fördern des freien Flusses des Qi der Leber und Auflösen von Stauung
3. Eliminieren von Wind und Lindern von Jucken
4. Klären der Augen

Indikationen und Kombinationen:

1. Überaktivität des Leber-Yang, die sich als Benommenheit, Schwindel, Spannungsgefühl und Schmerz im Kopf manifestieren: Fructus Tribuli wird mit Ramulus Uncariae cum Uncis, Flos Chrysanthemi und Radix Paeoniae alba benutzt.

2. Stauung des Qi der Leber, der sich als Spannungsgefühl in den Mammae, Spannungsgefühl in der Brust und Hypochondralregion und mangelnde Laktation manifestiert: Fructus Tribuli wird mit Radix Bupleuri, Herba Lophatheri (Juye), Pericarpium Citri reticulatae viride und Rhizoma Cyperi angewendet.

3. Wind-Hitze in der Leber-Leitbahn, die sich als gerötete Augen und übermäßiger Tränenfluß manifestiert: Fructus Tribuli wird mit Flos Chrysanthemi, Fructus Viticis und Semen Sennae kombiniert.

4. Wind-Hitze im Blut, Röteln und Jucken manifestiert: Fructus Tribuli wird mit Herba Schizonepetae und Periostracum Cicadae verschrieben.

Dosierung:

6–10 g

250. Semen Sennae (Juemingzi)

Botanischer Name:

1. Cassia angustifolia Vahl
2. Cassia acutifolia Delile

Früheste Literaturquelle:

Shennong Bencao Jing

Geschmacksrichtung und Temperaturverhalten:

süß und bitter, leicht kalt

Funktionskreise:

Leber und Dickdarm

Therapeutische Wirkungen:

1. Eliminieren von Hitze aus der Leber und Klären der Augen
2. Eliminieren von Wind und Hitze
3. Befeuchten des Darms und Fördern des Stuhlgangs

Indikationen und Kombinationen:

1. Aufbrausendes Leber-Feuer oder Eindringen von äußerer Wind-Hitze, die sich als gerötete, geschwollene und schmerzhafte Augen und Photophobie manifestieren: Semen Sennae wird mit Flos Chrysanthemi, Folium Mori, Fructus Gardeniae und Spica Prunellae benutzt.

2. Verstopfung infolge von Trockenheit im Darm: Semen Sennae wird als Einzelmittel eingesetzt.

3. Überaktivität des Leber-Yang, die sich als Benommenheit, Schwindel und verschwimmender Gesichtssinn manifestiert: Semen Sennae wird mit Ramulus Uncariae cum Uncis und roher Concha Ostreae kombiniert.

4. Yin-Mangel der Leber und der Niere, der sich als verschwimmender Gesichtssinn und Katarakte manifestiert: Semen Sennae wird mit Semen Astragali complanati, Fructus Tribuli, Fructus Ligustri lucidi und Fructus Lycii verschrieben.

Dosierung:

10–15 g

251. Scorpio (Quanxie)

Zoologischer Name:

Buthus martensi Karsch

Früheste Literaturquelle:

Kaibao Bencao

Geschmacksrichtung und Temperaturverhalten:

scharf, neutral und toxisch

Funktionskreis:

Leber

Therapeutische Wirkungen:

1. Unterdrücken von innerem Wind und Lindern von Spasmen
2. Eliminieren von Toxinen
3. Eliminieren von Wind und Lindern von Schmerz

Indikationen und Kombinationen:

1. Krämpfe infolge von hohem Fieber oder Epilepsie: Scorpio wird mit Scolopendra in der Rezeptur Zijing San kombiniert.

2. Fazialislähmung, die sich als abweichende Augenlider und Mundwinkel und unvollständiger Lidschluß manifestiert: Scorpio wird mit Rhizoma Typhonii und Bombyx Batryticatus in der Rezeptur Qianzhen San verschrieben.

3. Tetanus, der sich als Spasmus der Extremitäten und Opisthotonus manifestiert: Scorpio wird mit Rhizoma Arisaematis und Periostracum Cicadae in der Rezeptur Wuhu Zhuifeng San benutzt.

4. Chronische Krämpfe, verursacht durch chronische Diarrhoe infolge von Schwäche der Milz, die sich als Spasmen der Hände und Füße manifestiert: Scorpio wird mit Radix Codonopsis pilosulae, Rhizoma Atractylodis macrocephalae und Rhizoma Gastrodiae angewendet.

5. Hartnäckiger Kopfschmerz und rheumatische Schmerzen: Scorpio wird mit Scolopendra und Bombyx Batryticatus verwendet.

Dosierung:

2–5 g; 0,6–1 g als Pulver

Vorsichtsmaßnahmen und Kontraindikationen:

Das Arzneimittel ist toxisch, deshalb sollte Überdosierung vermieden werden. Es sollte bei Patienten mit innerem Wind, verursacht durch Blut-Mangel, mit Vorsicht angewendet werden. Das Arzneimittel ist während der Schwangerschaft kontraindiziert.

252. Scolopendra (Wugong)

Zoologischer Name:

Scolopendra subspinipes mutilams L. Koch

Früheste Literaturquelle:

Shennong Bencao Jing

Geschmacksrichtung und Temperaturverhalten:

scharf, warm und toxisch

Funktionskreis:

Leber

Therapeutische Wirkungen:

1. Unterdrücken von innerem Wind und Lindern von Spasmen
2. Eliminieren von Toxinen
3. Entstauen der Nebengefäße und Lindern von Schmerz

Indikationen und Kombinationen:

1. Akute und chronische Krämpfe oder Tetanie, die sich als Spasmen, Krämpfe der Extremitäten und Ophisthotonos manifestieren: Scolopendra wird mit Scorpio, Bombyx Batryticatus und Ramulus Uncariae cum Uncis benutzt.
2. Hartnäckiger Kopfschmerz und rheumatischer Schmerz: Scolopendra wird mit Scorpio, Rhizoma Gastrodiae, Bombyx Batryticatus und Radix Ligustici chuanxiong angewendet.

Dosierung:

1–3 g; 0,6–1 g als Pulver

Vorsichtsmaßnahmen und Kontraindikationen:

Das Arzneimittel ist toxisch. Überdosierung sollte vermieden werden. Es ist bei Schwangerschaft kontraindiziert.

253. Bombyx Batryticatus (Baijiangcan)

Zoologischer Name:

Bombyx mori L.

Früheste Literaturquelle:

Shennong Bencao Jing

Geschmacksrichtung und Temperaturverhalten:

salzig und scharf, neutral

Funktionskreise:

Leber und Lunge

Therapeutische Wirkungen:

1. Unterdrücken von innerem Wind und Lindern von Spasmen
2. Eliminieren von Wind und Lindern von Schmerz
3. Eliminieren von Toxinen und Auflösen von subkutanen Knoten

Indikationen und Kombinationen:

1. Krämpfe infolge von hohem Fieber und Epilepsie: Bombyx Batryticatus wird mit Rhizoma Gastrodiae, Rhizoma Arisaematis und Calculus Bovis in der Rezeptur Qianjin San kombiniert.

2. Chronische Krämpfe bei langdauernder Diarrhoe infolge von Schwäche der Milz: Bombyx Batryticatus wird mit Radix Codonopsis pilosulae, Rhizoma Atractylodis macrocephalae und Rhizoma Gastrodiae benutzt.

3. Schlaganfall, der sich als Gesichtslähmung oder -krämpfe manifestiert: Bombyx Batryticatus wird mit Scorpio und Rhizoma Typhonii in der Rezeptur Qianzhen San verschrieben.

4. Wind-Hitze-Kopfschmerz und Tränenfluß bei Exposition an Wind: Bombyx Batryticatus wird mit Herba Schizonepetae, Folium Mori und Herba Equiseti hiemalis in der Rezeptur Baijiangcan San angewendet.

5. Halsentzündung vom Wind-Hitze-Typ: Bombyx Batryticatus wird mit Radix Platycodi, Radix Ledebouriellae und Radix Glycyrrhizae verwendet.

6. Röteln und Jucken: Bombyx Batryticatus wird mit Periostracum Cicadae und Herba Menthae benutzt.

7. Skrofula: Bombyx Batryticatus wird mit Bulbus Fritillariae Cirrhosae und Spica Prunellae kombiniert.

Dosierung:

3–10 g

Vorsichtsmaßnahmen und Kontraindikationen:

Das rohe Arzneimittel wird bei Wind-Hitze, das geröstete Arzneimittel bei den anderen Indikationen benutzt.

254. Lumbricus (Dilong)

Zoologischer Name:

1. Pheretima aspergilum (Perrier)
2. Allolobophora caliginosa (Savigny) trapezoides (Ant. Duges)

Früheste Literaturquelle:

Shennong Bencao Jing

Geschmacksrichtung und Temperaturverhalten:

salzig und kalt

Funktionskreise:

Leber, Milz und Blase

Therapeutische Wirkungen:

1. Eliminieren von Hitze und Unterdrücken von innerem Wind
2. Lindern von Asthma
3. Fördern des Harnflusses
4. Entstauen der Nebengefäße

Indikationen und Kombinationen:

1. Krämpfe und Spasmen infolge von hohem Fieber: Lumbricus wird mit Ramulus Uncariae cum Uncis, Bombyx Batryticatus und Scorpio benutzt.

2. Bi-Syndrom (Schmerzhaftes Stauungs-Syndrom infolge Nässe-Hitze), das sich als gerötete, geschwollene und schmerzhafte Gelenke und Bewegungseinschränkung manifestiert: Lumbricus wird mit Ramulus Mori, Caulis Lonicerae und Radix Paeoniae rubra angewendet.

3. Bi-Syndrom (Schmerzhaftes Stauungs-Syndrom infolge Wind-Kälte-Nässe), das sich als kalte, schmerzhafte Gelenke mit Bewegungseinschränkung manifestiert: Lumbricus wird mit Radix Aconiti und Rhizoma Arisaematis in der Rezeptur Xiao Huoluo Dan kombiniert.

4. Hemiplegie infolge von Verstopfung der Leitbahnen durch Qi-Mangel und Blutstau: Lumbricus wird mit Radix Angelicae sinenis, Radix Ligustici chuanxiong und Radix Astragali in der Rezeptur Buyang Huanwu Tang verschrieben.

5. Hitze in der Blase, die sich als Dysurie manifestiert: Lumbricus wird mit Semen Plantaginis und Caulis Clematidis verwendet.

6. Asthma: Lumbricus wird mit Herba Ephedrae und Semen Armeniacae benutzt.

Dosierung:

5–15 g (das frische Arzneimittel 10–20 g)

255. Folium Apocyni veneti (Luobuma)

Botanischer Name:

Apocynum venetum L.

Früheste Literaturquelle:

Shennong Bencao Jing

Geschmacksrichtung und Temperaturverhalten:

geschmacklos, adstringierend und leicht kalt

Funktionskreis:

Leber

Therapeutische Wirkungen:

1. Beruhigen der Leber und Eliminieren von Hitze
2. Fördern des Harnflusses

Indikationen und Kombinationen:

1. Überaktivität des Leber-Yang, die sich als Kopfschmerz, Schwindel, Benommenheit, Reizbarkeit und Schlaflosigkeit manifestiert: Folium Apocyni veneti wird mit Spica Prunellae, Ramulus Uncariae cum Uncis und Flos Chrysanthemi angewendet. Es kann auch als Einzelarzneimittel als Tee aufgegossen werden.

2. Dysurie und Ödeme: Folium Apocyni veneti kann allein oder mit anderen Arzneimitteln zum Fördern des Harnflusses benutzt werden.

Dosierung:

3–10 g

Kapitel 16

Arzneimittel, die die Sinnesorgane öffnen

Arzneimittel, die die Sinnesorgane öffnen, sind aromatische Substanzen. Sie wirken vor allem wiederbelebend. Sie werden benutzt, wenn Hitze das Perikard angreift oder trüber Schleim das Herz verwirrt. Die Manifestationen schließen Bewußtlosigkeit, Delirium, Epilepsie und Krämpfe oder Koma durch Schlaganfall ein.

Koma wird entsprechend dem Schweregrad in zwei Typen eingeteilt: Spannungs-Syndrom und Schwäche-Syndrom. Das Spannungs-Syndrom ist ein Fülle-Syndrom und manifestiert sich als offener Mund, verkrampfte Fäuste und kräftiger Puls. Das Schwäche-Syndrom ist ein Leere-Syndrom und manifestiert sich als kalter Schweiß, kalte Extremitäten und feiner Puls. Das Spannungs-Syndrom kann wiederum in Kälte-Spannungs-Syndrom und Hitze-Spannungs-Syndrom unterteilt werden. Das Kälte-Spannungs-Syndrom manifestiert sich in grünlicher Gesichtsfarbe, kaltem Körper, weißem Zungenbelag und langsamem Puls. Das Hitze-Spannungs-Syndrom manifestiert sich in gerötetem Gesicht, heißem Körper, gelbem Zungenbelag und schnellem Puls. Zur Behandlung des Schwäche-Syndroms werden Arzneimittel zur Tonisierung des Yang und Vermeiden des Kollaps des Yang sowie Arzneimittel zur Tonisierung des Qi benutzt. Arzneimittel, die die Sinnesorgane öffnen, können zur Behandlung des Spannungs-Syndroms beigefügt werden. Bei Kälte-Spannungs-Syndrom werden Arzneimittel zur Eliminierung von Kälte und Tonisierung des Qi beigegeben. Beim Hitze-Spannungs-Syndrom werden Arzneimittel zur Eliminierung von Hitze und Toxinen hinzugefügt.

Aromatische Arzneimittel, die die Sinnesorgane öffnen, werden zur Ersten-Hilfe-Behandlung angewendet. Da sie Ursprungs-Qi verbrauchen, dürfen sie nur für kurze Zeit angewendet werden.

256. Moschus (Shexiang)

Zoologischer Name:

1. Moschus berezovskii Flerov
2. Moschus sifanicus Przewalski
3. Moschus moschiferus L.

Früheste Literaturquelle:

Shennong Bencao Jing

Geschmacksrichtung und Temperaturverhalten:

scharf und warm

Funktionskreise:

Herz und Milz

Therapeutische Wirkungen:

1. Öffnen der Sinnesorgane und Klären des Geistes
2. Stärken des Blutes und Auflösen von subkutanen Knoten
3. Lindern von Schmerz
4. Abstoßen der Plazenta

Indikationen und Kombinationen:

1. Bewußtlosigkeit infolge von hohem Fieber: Moschus wird mit Calculus Bovis und Cornu Rhinocerotis in der Rezeptur Zhibao Dan kombiniert.

2. Bewußtlosigkeit infolge von Schlaganfall: Moschus wird mit Styrax und Flos Caryophylli in der Rezeptur Suhexiang Wan verschrieben.

3. Karbunkel, Furunkel und Schwellungen: Moschus wird mit Olibanum, Myrrha und Realgar (xianghuang) in der Rezeptur Xingxiao Wan benutzt.

4. Plötzliche starke Schmerzen in der Brust und im Bauch: Moschus wird mit Radix Aucklandiae, Semen Persicae und Arzneimittel, die das Blut stärken, in Rezepturen wie z.B. Shexiang Tang angewendet.

5. Schwellung und Schmerz, verursacht durch äußere Verletzungen: Moschus wird mit Lignum Sappan, Myrrha und Flos Carthami in der Rezeptur Bali San kombiniert.

6. Toter Fötus oder Placenta, die nicht abgestoßen werden kann: Moschus wird mit Cortex Cinnamomi in der Rezeptur Xiang Gui San verschrieben.

Dosierung:

0,06–0,1 g in Pillenform

Vorsichtsmaßnahmen und Kontraindikationen:

Das Arzneimittel darf nicht gekocht werden. Es ist während der Schwangerschaft kontraindiziert.

257. Borneolum syntheticum (Bingpian)

Mineralname:

1. Dryobalanops aromatica Gaertn. f.
2. Blumea balsamifera DC.

Früheste Literaturquelle:

Xinxiu Bencao

Geschmacksrichtung und Temperaturverhalten:

scharf und bitter, leicht kalt

Funktionskreise:

Herz, Milz und Lunge

Therapeutische Wirkungen:

1. Öffnen der Sinnesorgane und Klären des Geistes
2. Eliminieren von Hitze und Lindern von Schmerz

Indikationen und Kombinationen:

1. Bewußtlosigkeit infolge von hohem Fieber: Borneolum syntheticum wird mit Moschus in der Rezeptur Angong Niuhuang Wan kombiniert.

2. Gerötete, geschwollene und schmerzhafte Augen: Borneolum syntheticum kann als Einzelmittel als Augentropfen verwendet werden.

3. Halsentzündung oder Geschwüre im Mund: Borneolum syntheticum wird mit Borax (Pengsha) und einer Mischung aus Radix Glycyrrhizae und Natrii sulfas (als Xuanming Feng bezeichnet) in der Rezeptur Bing Peng San verschrieben.

Dosierung:

0,03–0,1 g in Pillenform

Vorsichtsmaßnahmen und Kontraindikationen:

Das Arzneimittel soll während der Schwangerschaft mit Vorsicht angewendet werden.

258. Styrax (Suhexiang)

Botanischer Name:

Liquidambar orientalis Mill.

Früheste Literaturquelle:

Mingyi Bielu

Geschmacksrichtung und Temperaturverhalten:

scharf und warm

Funktionskreise:

Herz und Milz

Therapeutische Wirkungen:

1. Öffnen der Sinnesorgane und Klären des Geistes
2. Lindern von Schmerz

Indikationen und Kombinationen:

1. Plötzliches Koma, verursacht durch Stauung von Qi oder Bewußtlosigkeit infolge von Schlaganfall: Styrax wird mit Moschus, Flos Cariophylati und Benzoinum (Anxixiang) in der Rezeptur Suhexiang Wan kombiniert.

2. Erstickungsgefühl und Schmerz in der Brust: Styrax wird mit Borneolum, Lignum Santati album und Flos Cariophylate in Rezepturen wie Guanxin Suhexiang Wan und Su Bing Diwan verschrieben.

Dosierung:

0,3–1 g in Pillenform

259. Rhizoma Acori graminei (Shichangpu)

Botanischer Name:

Acorus gramineus Soland.

Früheste Literaturquelle:

Shennong Bencao Jing

Geschmacksrichtung und Temperaturverhalten:

scharf und warm

Funktionskreise:

Herz und Magen

Therapeutische Wirkungen:

1. Öffnen der Sinnesorgane
2. Umwandeln von Nässe und Harmonisieren des Magens
3. Beruhigen des Geistes

Indikationen und Kombinationen:

1. Bewußtlosigkeit infolge von Blockierung des Perikards durch trübe Flüssigkeit oder Anhäufung von Nässe und Hitze: Rhizoma Acori graminei wird mit frischem Succus Bambusae und Radix Curcumae in der Rezeptur Changpu Yujin Tang kombiniert.

2. Nässe, die den Mittleren Erwärmer (Milz und Magen) blockiert und sich als Erstickungsgefühl, Spannung und Schmerz in der Brust- und Bauchregion manifestiert: Rhizoma Acori graminei wird mit Pericarpium Citri reticulatae und Cortex Magnoliae angewendet.

3. Nässe-Hitze, die den Mittleren Erwärmer blockiert und sich als Dysenterie und Erbrechen nach dem Essen manifestiert: Rhizoma Acori graminei wird mit Rhizoma Coptidis benutzt.

4. Schlaflosigkeit, Vergeßlichkeit, Tinnitus und Taubheit: Rhizoma Acori graminei wird mit Radix Polygalae und Poria in der Rezeptur Anshen Dingzhi Wan verschrieben.

Dosierung:

5–8 g (Verdoppelung der Dosierung beim frischen Arzneimittel)

Kapitel 17

Tonisierende Arzneimittel

Tonisierende Arzneimittel stärken oder ergänzen die Widerstandskraft des Körpers gegen Erkrankungen. Diese Arzneimittel werden üblicherweise in Arzneimittel zur Tonisierung des Qi, des Yang, des Blutes und des Yin eingeteilt. Da Qi, Blut, Yin und Yang voneinander abhängig sind, betrifft jede Mangelsituation einer dieser Grundsubstanzen auch die anderen. Deshalb ist bei der Anwendung dieser Arzneimittel große Flexibilität notwendig. Es ist sehr wichtig, die tonisierenden Arzneimittel nur bei Patienten mit Schwäche des Abwehr-Qi zu benutzen. Bei übermäßigen disharmonisierenden Faktoren sind diese Arzneimittel kontraindiziert.

17A. Arzneimittel, die das Qi tonisieren

Arzneimittel, die das Qi tonisieren, werden bei Qi-Mangel-Syndromen eingesetzt, die bei Milz-Qi-Mangel oder Lungen-Qi-Mangel auftreten. Milz-Qi-Mangel manifestiert sich als Appetitlosigkeit, lockerer Stuhl, Spannungsgefühl im Bauch, Mattigkeit, Ödeme oder Anusprolaps. Die Symptome von Lungen-Qi-Mangel sind Kurzatmigkeit, Dysphasie und spontanes Schwitzen.

Falls der Qi-Mangel von Yang- oder Yin-Mangel begleitet ist, werden Arzneimittel hinzugefügt, die das Yin oder Yang tonisieren. Da das Qi für die Bildung und Zirkulation des Blutes verantwortlich ist, werden diese Arzneimittel auch in akuten Phasen von schwerem Blutverlust, zur Prävention von Kollaps und zum Stillen von Blutungen eingesetzt.

Im allgemeinen sei vor einer Überdosierung dieser Arzneimittel gewarnt, da sie Erstickungsgefühl in der Brust, Spannungsgefühl im Bauch oder Appetitlosigkeit verursachen können.

260. Radix Ginseng (Renshen)

Botanischer Name:

Panax ginseng C. A. Mey.

Früheste Literaturquelle:

Shennong Bencao Jing

Geschmacksrichtung und Temperaturverhalten:

süß und leicht warm

Funktionskreise:

Milz und Lunge

Therapeutische Wirkungen:

1. Auffüllen des Qi, Vorbeugen gegen einen Kollaps des Yang und Stärken des Yang
2. Tonisieren der Milz und der Lunge
3. Fördern der Körperflüssigkeiten und Lindern von Durst
4. Beruhigen des Herzens und des Geistes

Indikationen und Kombinationen:

1. Kollaps-Syndrom infolge von schwerem Mangel des Ursprungs-Qi, schwerem Blutverlust, schwerem Erbrechen oder schwerer Diarrhoe, das sich als Schwitzen, kalte Extremitäten, Kurzatmigkeit und schwacher, feiner Puls manifestiert: Radix Ginseng kann als Einzelmittel oder mit Radix Aconiti lateralis praeparata in der Rezeptur Shen Fu Tang benutzt werden.

2. Schwäche der Milz und des Magens, die sich als Appetitlosigkeit, Mattigkeit, Völlegefühl im Epigastrium und Bauch und lockerer Stuhl manifestiert: Radix Ginseng wird mit Rhizoma Atractylodis macrocephalae, Poria und Radix Glycyrrhizae in der Rezeptur Sijunzi Tang angewendet.

3. Qi-Mangel der Lunge, der sich als Kurzatmigkeit, spontanes Schwitzen und Mattigkeit manifestiert: Radix Ginseng wird mit Gecko in der Rezeptur Renshen Gejie San kombiniert.

4. Diabetes oder Erschöpfung des Qi und der Körperflüssigkeiten durch fiebrige Erkrankungen, die sich als Durst, Schwitzen, Reizbarkeit, Kurzatmigkeit und schwacher Puls manifestieren: Radix Ginseng wird mit Radix Ophiopogonis und Fructus Schisandrae in der Rezeptur Shengmai San verschrieben. Falls die o. g. Symptome von Fieber begleitet sind, kann Radix Ginseng auch mit Gypsum fibrosum und mit Rhizoma Anemarrhenae in der Rezeptur Baihu Jia Renshen Tang eingenommen werden.

5. Mentale Ruhelosigkeit, die sich als Palpitationen, Ängstlichkeit, Schlaflosigkeit und traumgestörter Schlaf und Vergeßlichkeit manifestiert: Radix Ginseng wird mit Semen Ziziphi spinosae und Radix Angelicae sinensis in der Rezeptur Guipi Tang benutzt.

6. Impotenz und frühzeitiger Samenerguß bei Männern oder Frigidität bei Frauen: Radix Ginseng kann als Einzelmittel oder mit Cornu Cervi pantotrichum und Placenta hominis (Ziheche) angewendet werden.

Dosierung:

5–10 g als Dekokt; 1–2 g als Pulver; 15–30 g als Dekokt bei schwerem Kollaps

Vorsichtsmaßnahmen und Kontraindikationen:

Das Arzneimittel ist bei Patienten mit Hitze-Zeichen oder Fülle-Syndromen ohne Schwäche des Abwehr-Qi kontraindiziert. Es darf nicht mit Rhizoma Veratri nigri (Lilu), Excrementum Trogopterorum (Wulingzhi) und Fructus Gleditsiae sinensis (Zaojia) angewendet. werden. Wenn Radix Ginseng eingenommen wird, dürfen kein Tee getrunken oder Rüben gegessen werden.

261. Radix Panacis quinquefolii (Xiyangshen)

Botanischer Name:

Panax quinquefolium L.

Früheste Literaturquelle:

Shennong Bencao Jing

Geschmacksrichtung und Temperaturverhalten:

bitter und leicht süß, kalt

Funktionskreise:

Herz, Lunge und Niere

Therapeutische Wirkungen:

1. Auffüllen des Qi und Fördern der Körperflüssigkeiten
2. Nähren des Yin und Eliminieren von Hitze

Indikationen und Kombinationen:

1. Yin-Mangel der Lunge und übermäßiges Feuer, die sich als Asthma mit Husten und blutigem Sputum manifestieren: Radix Panacis quinquefolii wird mit Radix Ophiopogonis, Colla corii Asini, Rhizoma Anemarrhenae und Bulbus Fritillariae cirrhosae kombiniert.

2. Erschöpfung des Qi und des Yin durch fiebrige Erkrankungen, die sich als Durst, Reizbarkeit, Kurzatmigkeit und Leere-Puls manifestiert: Radix Panacis quinquefolii wird mit Radix Rehmanniae, frischem Herba Dendrobii und Radix Ophiopogonis verschrieben.

Dosierung:

3–6 g

Vorsichtsmaßnahmen und Kontraindikationen:

Das Arzneimittel sollte getrennt abgekocht werden und erst dann zu den anderen Arzneimitteln begegeben werden. Es ist bei Patienten mit Kälte und Nässe im Magen kontraindiziert. Es verhält sich antagonistisch zu Rhizoma Veratri nigri (Lilu). Beim Rösten oder Abkochen sollten keine Töpfe aus Eisen benutzt werden.

262. Radix Codonopsis pilosulae (Dangshen)

Botanischer Name:

Codonopsis pilosula (Franch.) Nannf.

Früheste Literaturquelle:

Bencao Congxin

Geschmacksrichtung und Temperaturverhalten:

süß und neutral

Funktionskreise:

Milz und Lunge

Therapeutische Wirkungen:

Auffüllen des Qi

Indikationen und Kombinationen:

1. Qi-Mangel im Mittleren Erwärmer (Milz und Magen), der sich als schwache Extremitäten manifestiert: Radix Codonopsis pilosulae wird mit Rhizoma Atractylodis macrocephalae und Poria benutzt.
2. Qi-Mangel der Lunge, der sich als Kurzatmigkeit, Husten, Asthma, Mattigkeit, Dysphasie, schwache Stimme, flache Atmung und kraftloser Leere-Puls manifestiert: Radix Codonopsis pilosulae wird mit Radix Astragali und Fructus Schisandrae angewendet.

Dosierung:

10–30 g

Vorsichtsmaßnahmen und Kontraindikationen:

Das Arzneimittel verhält sich antagonistisch zu Rhizoma Veratri nigri (Lilu).

263. Radix Pseudostellariae (Taizishen)

Botanischer Name:

Pseudostellaria heterophylla (Miq.) Pax ex Pax et Hoffm.

Früheste Literaturquelle:

Zhongguo Yaoyong Zhiwu Zhi

Geschmacksrichtung und Temperaturverhalten:

süß und leicht bitter, neutral

Funktionskreise:

Milz und Lunge

Therapeutische Wirkungen:

Auffüllen des Qi und Fördern der Körperflüssigkeiten

Indikationen und Kombinationen:

1. Schwäche der Milz, die sich als Appetitlosigkeit und Mattigkeit manifestiert: Radix Pseudostellariae wird mit Rhizoma Dioscoreae, Semen Dolichoris, Fructus Oryzae germinatus und Fructus Hordei germinatus kombiniert.

2. Yin-Mangel der Lunge, der sich als trockener Husten oder Husten mit spärlichem Sputum manifestiert: Radix Pseudostellariae wird mit Radix Glehniae und Radix Ophiopogonis verschrieben.

3. Yin-Mangel des Magens, der sich als Durst manifestiert: Radix Pseudostellariae wird mit Herba Dendrobii und Radix Trichosanthis verwendet.

4. Schwäche der Milz, die zu einer Schwäche des Qi und des Blutes führt, die sich als Palpitationen, Schlaflosigkeit und Schwitzen manifestieren: Radix Pseudostellariae wird mit Semen Ziziphi spinosae und Fructus Schisandrae benutzt.

Dosierung:

10–30 g

264. Radix Astragali (Huangqi)

Botanischer Name:

1. Astragalus membranaceus (Fisch.) Bge.
2. Astragalus membranaceus Bge. var. mongolicus (Bge.) Hsiao

Früheste Literaturquelle:

Shennong Bencao Jing

Geschmacksrichtung und Temperaturverhalten:

süß und leicht warm

Funktionskreise:

Milz und Lunge

Therapeutische Wirkungen:

1. Auffüllen des Qi und Aufwärtsleiten des Yang
2. Fördern des Qi und Stabilisieren des Äußeren-Biao
3. Eliminieren von Toxinen und Fördern der Heilung
4. Fördern des Wasserhaushalts und Reduzieren von Ödemen

Indikationen und Kombinationen:

1. Qi-Mangel der Milz und der Lunge, der sich als Appetitlosigkeit, lockerer Stuhl, Kurzatmigkeit und Mattigkeit manifestiert: Radix Astragali wird mit Radix Ginseng und Rhizoma Atractylodis macrocephalae angewendet.

2. Qi-Mangel und geschwächtes Yang, die sich als Frösteln und Schwitzen manifestieren: Radix Astragali wird mit Radix Aconiti lateralis praeparata benutzt.

3. Sinkendes Qi im Mittleren Erwärmer infolge von Schwäche der Milz und des Magens, die sich als Anusprolaps, Uterusprolaps und Gastroptosis manifestiert: Radix Astragali wird mit Radix Ginseng, Rhizoma Atractylodis macrocephalae und Rhizoma Cimicifugae in der Rezeptur Buzhong Yiqi Tang kombiniert.

4. Qi-Mangel der Milz, so daß die Milz das Blut nicht mehr kontrollieren kann, was sich als blutiger Stuhl und Uterusblutung manifestiert: Radix Astragali wird mit Radix Ginseng und Radix Angelicae sinensis in der Rezeptur Guipi Tang verschrieben.

5. Qi- und Blut-Mangel, die sich als Palpitationen, Ängstlichkeit und Schlaflosigkeit und Vergeßlichkeit manifestieren: Radix Astragali wird mit Arillus Longan, Semen Ziziphi Spinosae und Radix Polygalae in der Rezeptur Guipi Tang verwendet.

6. Spontanes Schwitzen infolge von äußerer Schwäche: Radix Astragali wird mit Concha Ostreae, Fructus Tritici Levis und Radix Ephedrae in der Rezeptur Muli San benutzt.

7. Schwitzen in der Nacht infolge von Yin-Mangel und übermäßigem Feuer: Radix Astragali wird mit Radix Rehmanniae und Cortex Phellodendri in der Rezeptur Danggui Liuhuang Tang angewendet.

8. Schwäche der Milz, die zu einer Dysfunktion in Bezug auf Transport und Umwandlung von Wasser führt und sich als Ödeme und spärlicher Urin manifestiert: Radix Astragali wird mit Radix Stephaniae tetrandrae und Rhizoma Atractylodis macrocephalae in der Rezeptur Fangji Huangqi Tang kombiniert.

9. Hautbeulen und Geschwüre infolge von Qi- und Blut-Mangel, die sich als Entzündungen mit Eiterbildung ohne Durchbruch und Heilung manifestieren: Radix Astragali wird mit Cortex Cinnamomi, Radix Angelicae sinensis und Radix Ginseng verschrieben.

10. Behinderung der Blutzirkulation infolge von Qi- und Blut-Mangel, die sich als Hemiplegie manifestiert: Radix Astragali wird mit Radix Angelicae Sinensis, Radix Ligustici chuanxiong und Lumbricus in der Rezeptur Buyang Huanwu Tang benutzt.

Dosierung:

10–15 g. Die maximale Dosis kann 30–60 g betragen.

Vorsichtsmaßnahmen und Kontraindikationen:

Das Arzneimittel ist bei Yin-Mangel und Überaktivität des Yang, Qi-Stauung und Anhäufung von Nässe, Retention von Nahrung, äußerem Fülle-Syndrom und in frühen Stadien von Karbunkeln und Furunkeln kontraindiziert.

265. Rhizoma Atractylodis macrocephalae (Baizhu)

Botanischer Name:

Atractylodes macrocephala Koidz.

Früheste Literaturquelle:

Shennong Bencao Jing

Geschmacksrichtung und Temperaturverhalten:

bitter und süß, warm

Funktionskreise:

Milz und Magen

Therapeutische Wirkungen:

1. Auffüllen des Qi und Stärken der Milz
2. Eliminieren von Nässe und Fördern des Wasserhaushalts
3. Lindern von Schwitzen und Beruhigen des Fötus

Indikationen und Kombinationen:

1. Schwäche der Milz bezüglich der Funktion des Transports und der Umwandlung von Wasser, die sich als Appetitlosigkeit, lockerer Stuhl, Mattigkeit und Völle- und Spannungsgefühl im Epigastrium manifestiert: Rhizoma Atractylodis macrocephalae wird mit Radix Ginseng und Poria in der Rezeptur Sijunzi Tang benutzt.

2. Schwäche und Kälte in Milz und Magen, die sich als Kältegefühl und Schmerz im Epigastrium und Bauch, Diarrhoe und Erbrechen manifestieren: Rhizoma Atractylodis macrocephalae wird mit Rhizoma Zingiberis und Radix Ginseng in der Rezeptur Lizhong Wan angewendet.

3. Stauung von Qi infolge von Schwäche der Milz und des Magens, der sich als Völlegefühl im Epigastrium und Bauch manifestiert: Rhizoma Atractylodis macrocephalae wird mit Fructus Aurantii immaturus in der Rezeptur Zhi Zhu Wan kombiniert.

4. Innere Anhäufung von Wasser und Nässe infolge von Dysfunktion der Milz und des Magens, begleitet durch Ödeme oder Schleim-Nässe-Syndrom:

   a) Ödeme und Aszites: Rhizoma Atractylodis macrocephalae wird mit Semen Arecae und Poria verschrieben.

   b) Schleim-Nässe-Syndrom, das sich als Palpitation, Asthma, Husten mit übermäßigem Sputum und Erstickungsgefühl in der Brust manifestiert: Rhizoma Atractylodis macrocephalae wird mit Ramulus Cinnamomi und Poria in der Rezeptur Ling Gui Zhu Gan Tang verwendet.

5. Spontanes Schwitzen infolge von Qi-Mangel: Rhizoma Atractylodis macrocephalae wird mit Radix Astragali und Radix Ledebouriellae in der Rezeptur Yupingfeng San benutzt.

6. Unruhe des Fötus infolge von Schwäche des Qi der Milz:

   a) begleitet von Vaginalblutung und Schmerz im unteren Abdomen: Rhizoma Atractylodis macrocephalae wird mit Radix Ginseng und Poria angewendet.

   b) begleitet von Benommenheit, Schwindel und Palpitationen: Rhizoma Atractylodis macrocephalae wird mit Radix Rehmanniae, Radix Angelicae sinensis, Radix Paeoniae alba und Colla corii Asini kombiniert.

   c) begleitet von Wundheitsgefühl und Schmerz in der Lumbalregion infolge von Schwäche der Niere: Rhizoma Atractylodis macrocephalae wird mit Cortex Eucommiae, Radix Dipsaci und Ramulus Taxilli verschrieben.

d) begleitet von Spannungs- und Völlegefühl in der Brust und im Bauch infolge von Qi-Stauung: Rhizoma Atractylodis macrocephalae wird mit Caulis Perillae und Fructus Amomi benutzt.

e) begleitet von roter Zunge mit gelbem Belag und schnellem Puls infolge von innerer Hitze: Rhizoma Atractylodis macrocephalae wird mit Radix Scutellariae angewendet.

Dosierung:

5–15 g

Bemerkungen und Kontraindikationen:

Das rohe Arzneimittel wird zum Auflösen von Nässe und Fördern des Wasserhaushalts benutzt. Das geröstete Arzneimittel wird zum Auffüllen des Qi und Stärken der Milz angewendet. Das verkohlte Arzneimittel wird zum Tonisieren der Milz und Lindern von Diarrhoe verwendet. Rhizoma Atractylodis Macrocephalae ist bei Patienten mit Durst in Verbindung mit Erschöpfung der Körperflüssigkeiten kontraindiziert.

266. Rhizoma Dioscoreae (Shanyao)

Botanischer Name:

Dioscorea opposita Thunb.

Früheste Literaturquelle:

Shennong Bencao Jing

Geschmacksrichtung und Temperaturverhalten:

süß und neutral

Funktionskreise:

Milz, Lunge und Niere

Therapeutische Wirkungen:

1. Stärken der Milz und des Magens
2. Tonisieren der Lunge und der Niere

Indikationen und Kombinationen:

1. Schwäche der Milz und des Magens, die sich als Appetitlosigkeit, Diarrhoe und Mattigkeit manifestieren: Rhizoma Dioscoreae wird mit Radix Ginseng, Rhizoma Atractylodis macrocephalae und Poria in der Rezeptur Shen Ling Baizhu San benutzt.

2. Übermäßige Nässe infolge von Schwäche der Milz, die sich als weißliche und wäßrige Leukorrhagie und Mattigkeit manifestiert: Rhizoma Dioscoreae wird mit Rhizoma Atractylodis macrocephalae, Poria und Semen Euryalis angewendet.

3. Übermäßige Nässe, die sich in Hitze umwandelt und sich als gelbliche Leukorrhoe manifestiert: Rhizoma Dioscoreae wird mit Cortex Phellodendri und Semen Plantaginis in der Rezeptur Yihuang Tang kombiniert.

4. Leukorrhoe infolge von Schwäche der Niere, die sich als Leukorrhoe und Schmerzen im unteren Rücken manifestiert: Rhizoma Dioscoreae wird mit Fructus Corni und Semen Cuscutae verschrieben.

5. Diabetes, der sich als extremer Durst, übermäßiges Trinken, übermäßige Nahrungsaufnahme, reichlicher Urin und Mattigkeit manifestiert: Rhizoma Dioscoreae wird mit Radix Astragali, Radix Trichosanthis, Radix Rehmanniae und Radix Puerariae in der Rezeptur Yuye Tang verschrieben.

6. Nächtlicher Samenerguß infolge von Schwäche der Niere: Rhizoma Dioscoreae wird mit Fructus Corni und Radix Rehmanniae praeparata in der Rezeptur Liuwei Dihuang Wan benutzt.

7. Häufiger Harnfluß infolge von Schwäche der Niere: Rhizoma Dioscoreae wird mit Fructus Alpiniae oxyphyllae und Ootheca Mantidis benutzt.

8. Chronischer Husten infolge von Schwäche der Lunge: Rhizoma Dioscoreae wird mit Radix Glehniae, Radix Ophiopogonis und Fructus Schisandrae angewendet.

Dosierung:

10–30 g; 6–10 g als Pulver

Vorsichtsmaßnahmen und Kontraindikationen:

Das Arzneimittel ist bei Patienten mit Retention von Nahrung kontraindiziert.

267. Semen Dolichoris (Biandou)

Botanischer Name:

Dolichos lablab L.

Früheste Literaturquelle:

Mingyi Bielu

Geschmacksrichtung und Temperaturverhalten:

süß und leicht warm

Funktionskreise:

Milz und Magen

Therapeutische Wirkungen:

Stärken der Milz und Umwandeln von Nässe

Indikationen und Kombinationen:

1. Schwäche der Milz bei Umwandlung und Transport von Wasser, die sich als Mattigkeit, Appetitlosigkeit, lockerer Stuhl oder Diarrhoe oder Leukorrhoe infolge von nach unten fließender trüber Nässe manifestiert: Semen Dolichoris wird mit Radix Ginseng, Rhizoma Atractylodis macrocephalae und Poria in der Rezeptur Shen Ling Baizhu San verschrieben.

2. Disharmonie von Milz und Magen infolge von Eindringen äußerer disharmonisierender Sommer-Nässe-Hitze, die sich als Erbrechen und Diarrhoe manifestiert: Semen Dolichoris wird mit Herba Elsholtziae und Cortex Mangoliae in der Rezeptur Xiangru San kombiniert.

Dosierung:

10–20 g

Bemerkungen:

Das rohe Arzneimittel wird zur Eliminierung von Sommer-Hitze, das geröstete Arzneimittel zum Stärken von Milz und Lindern von Diarrhoe eingesetzt.

268. Radix Glycyrrhizae (Gancao)

Botanischer Name:

1. Glycyrrhiza uralensis Fisch.
2. Glycyrrhiza inflata Bat.
3. Glycyrrhiza glabra L.

Früheste Literaturquelle:

Shennong Bencao Jing

Geschmacksrichtung und Temperaturverhalten:

süß und neutral

Funktionskreise:

Herz, Lunge, Milz und Magen

Therapeutische Wirkungen:

1. Tonisieren der Milz und Auffüllen des Qi
2. Befeuchten der Lunge und Lindern von Husten
3. Entspannen von Spasmen und Lindern von Schmerz
4. Harmonisieren der therapeutischen Wirkungen von chinesischen Arzneimitteln
5. Reduzieren von Feuer und Eliminieren von Toxinen

Indikationen und Kombinationen:

1. Qi-Mangel der Milz und des Magens, die sich als Appetitlosigkeit, lockerer Stuhl und Mattigkeit manifestieren: Radix Glycyrrhizae wird mit Rhizoma Atractylodis macrocephalae, Poria und Radix Ginseng in der Rezeptur Sijunzi Tang benutzt.

2. Husten und Asthma: Radix Glycyrrhizae wird mit Semen Armeniacae und Herba Ephedrae in der Rezeptur Sanniu Tang kombiniert.

3. Karbunkel, Furunkel, Halsentzündung und Schwellung infolge von toxischer Hitze: Radix Glycyrrhizae wird mit Radix Platycodi, Radix Scrophulariae und Fructus Arctii bei Halsentzündung angewendet. Es kann auch mit Flos Lonicerae und Fructus Forsythiae bei Karbunkel, Furunkel und Schwellungen verschrieben werden.

4. Bauchschmerz infolge von Spasmen des Magens und des Darms: Radix Glycyrrhizae wird mit Radix Paeoniae Albae verwendet.

5. Harmonisieren der therapeutischen Wirkungen von chinesischen Arzneimitteln: In Kombination von Radix Glycyrrhizae mit Radix Aconiti Lateralis Praeparata und Rhizoma Zingiberis mildert es die wärmenden Eigenschaften und Nebenwirkungen dieser Arzneimittel. Diese Rezeptur wird als Sini Tang bezeichnet.

Dosierung:

2–10 g

Vorsichtsmaßnahmen und Kontraindikationen:

Das Arzneimittel ist bei Patienten mit übermäßiger Nässe, die Völle- und Spannungsgefühl in Brust und Bauch oder Erbrechen verursacht, kontraindiziert. Das Arzneimittel verhält sich zu Radix Euphorbiae seu Knoxiae, Flos Genkwa, Radix Kansui und Sargassum antagonistisch. Längere Überdosierung des Arzneimittels kann Ödeme verursachen.

269. Fructus Jujubae (Dazao)

Botanischer Name:

Ziziphus jujuba Mill.

Früheste Literaturquelle:

Shennong Bencao Jing

Geschmacksrichtung und Temperaturverhalten:

süß und warm

Funktionskreise:

Milz und Magen

Therapeutische Wirkungen:

1. Auffüllen des Qi im Mittleren Erwärmer (Milz und Magen)
2. Nähren des Blutes und Beruhigen des Geistes
3. Harmonisieren der therapeutischen Wirkungen von chinesischen Arzneimitteln

Indikationen und Kombinationen:

1. Schwäche der Milz und des Magens, die sich als Mattigkeit, Appetitlosigkeit und lockerer Stuhl manifestiert: Fructus Jujubae wird mit Radix Ginseng und Rhizoma Atractylodis macrocephalae benutzt.

2. Hysterie, die sich als Kummer, Weinen und Seufzen manifestiert: Fructus Jujubae wird mit Radix Glycyrrhizae und Fructus Tritici levis in der Rezeptur Gan Mai Dazao Tang angewendet.

3. Harmonisieren der therapeutischen Wirkung von chinesischen Arzneimitteln: Fructus Jujubae wird mit Radix Euphorbiae seu Knoxiae, Radix Kansui und Flos Genkwa in der Rezeptur Shizao Tang kombiniert.

Dosierung:

3–12 g oder 10–30 g

Vorsichtsmaßnahmen und Kontraindikationen:

Das Arzneimittel ist bei Patienten mit übermäßiger Nässe, Spannungs- und Völlegefühl im Epigastrium und Bauch, Retention von Nahrung, intestinalen Parasiten, Zahnschmerzen und Husten infolge von Schleim-Hitze kontraindiziert.

17B. Arzneimittel, die das Yang tonisieren

Arzneimittel, die das Yang tonisieren, werden zur Behandlung von Yang-Mangel-Syndromen, hauptsächlich Yang-Mangel der Niere, benutzt. Yang-Mangel manifestiert sich als Aversion gegen Kälte, kalte Extremitäten, Wundheitsgefühl und Schwäche oder Kälteschmerz im unteren Rücken und in den Knien, Impotenz, Spermatorrhoe, Sterilität, wäßrige Leukorrhoe, Enuresis, weißer Zungenbelag, tiefer Puls, keuchendes Atmen und Diarrhoe.

Im allgemeinen sind Arzneimittel, die das Yang tonisieren, warm und trocken. Sie können das Yin verletzen und Feuer entstehen lassen. Deshalb sind sie bei Patienten mit Yin-Mangel mit übermäßigem Feuer kontraindiziert.

270a. Cornu Cervi pantotrichum (Lurong)

Zoologischer Name:

1. Cervus nippon Temminck
2. Cervus elaphus L.

Früheste Literaturquelle:

Shennong Bencao Jing

Geschmacksrichtung und Temperaturverhalten:

süß und salzig, warm

Funktionskreise:

Leber und Niere

Therapeutische Wirkungen:

1. Auffüllen von Blut und Essenz
2. Tonisieren der Niere und Stärken des Yang
3. Stärken der Knochen und Sehnen

Indikationen und Kombinationen:

1. Nieren-Yang-Mangel, der sich als allgemeine Körperschwäche, Aversion gegen Kälte, kalte Extremitäten, Impotenz bei Männern, Frigidität bei Frauen, Unfruchtbarkeit, häufiger Harnfluß, Wundheitsgefühl und Schmerz im unteren Rücken und in den Knien, Benommenheit, Tinnitus, schrittweiser Verlust des Gehörs und Lustlosigkeit manifestiert: Cornu Cerni pantotrichum wird mit Radix Ginseng, Radix Rehmanniae praeparata und Semen Cuscutae benutzt.

2. Mangel an Blut und Essenz, der sich als Wundheitsgefühl und Schwäche der Knochen und Sehnen und Fehlentwicklung bei Kindern manifestiert: Cornu Cervi pantotrichum wird mit Radix Rehmanniae praeparata, Rhizoma Dioscoreae und Fructus Corni angewendet.

3. Schwäche und Kälte in der Chong- und Ren-Leitbahn, die sich als weiße, wäßrige Leukorrhoe oder Uterusblutung manifestieren: Cornu Cervi pantotrichum wird mit Colla corii Asini, Radix Angelicae sinensis, Fructus Corni und Os Sepiae seu Sepiellae kombiniert.

4. Chronische Geschwüre: Cornu Cervi pantotrichum wird mit Radix Rehmanniae praeparata, Cortex Cinnamomi und Radix Astragali verschrieben.

Dosierung:

1–3 g als Pulver

Vorsichtsmaßnahmen und Kontraindikationen:

Überdosierung des Arzneimittels kann Benommenheit oder gerötete Augen verursachen und das Yin verbrauchen. Es ist bei Patienten mit Yin-Mangel und Überaktivität des Yang, Hitze im Blut, übermäßigem Magen-Feuer, Schleim-Feuer in Lunge und fiebrigen Erkrankungen aufgrund von äußerer disharmonisierender Hitze kontraindiziert.

270b. Cornu Cervi (Lujiao), Colla cornu Cervi (Lujiaojiao) und Cornu Cervi degelatinatum (Lujiaoshuang)

Cornu Cervi ist das verknöcherte Horn eines Hirsches. Die Geschmacksrichtung ist salzig, das Temperaturverhalten warm. Es wirkt auf die Funktionskreise Leber und Niere. Es tonisiert die Nieren und stärkt das Yang. Die Wirkung bezüglich der Stärkung des Blutes und der Reduzierung von Schwellung ist schwächer als bei Cornu Cervi pantotrichum. Es ist bei Hautbeulen, Geschwüren, Schwellungen, Mastitis, Schmerzen infolge von Stauung von Qi und Schmerzen der Sehnen, Knochen und im unteren Rücken indiziert. Die Dosierung beträgt 5–10 g. Das Arzneimittel ist bei Yin-Mangel mit übermäßiger Hitze kontraindiziert.

Colla cornu Cervi ist von süßer und salziger Geschmacksrichtung sowie warmem Temperaturverhalten. Es wirkt auf die Funktionskreise Leber und Niere, füllt das Blut und die Essenz auf und stillt Blutungen. Es ist bei Körperschwäche, Erbrechen, Nasenbluten, Gebärmutterblutung, Blut im Urin und Hautbeulen vom Yin-Typ indiziert. Die Dosierung beträgt 5–10 g.

Cornu Cervi deglutinatum wirkt schwächer adstringierend als Cornu Cervi. Es wird hauptsächlich bei Nieren-Yang-Mangel, Schwäche und Kälte in Milz und Magen, Erbrechen, Appetitlosigkeit, Frigidität, Gebärmutterblutung, Leukorrhoe, Hämorrhagien infolge äußerer Verletzungen, Hautbeulen und Geschwüren benutzt. Die Dosierung beträgt 5–10 g.

271. Radix Morindae officinalis (Baijitian)

Botanischer Name:

Morinda officinalis How

Früheste Literaturquelle:

Shennong Bencao Jing

Geschmacksrichtung und Temperaturverhalten:

scharf und süß, leicht warm

Funktionskreis:

Niere

Therapeutische Wirkungen:

1. Tonisieren der Niere und Stärken des Yang
2. Eliminieren von Wind und Umwandeln von Nässe

Indikationen und Kombinationen:

1. Nieren-Yang-Mangel, der sich als Wundheitsgefühl und Schwäche im unteren Rücken und in den Knien, Impotenz, frühzeitiger Samenerguß, Unfruchtbarkeit, Frigidität, unregelmäßige Menstruation und Kältegefühl und Schmerz im Unterbauch manifestiert:
   a) Radix Morindae officinalis wird mit Radix Ginseng, Herba Cistanchis, Semen Cuscutae bei Impotenz, frühzeitigem Samenerguß und Unfruchtbarkeit benutzt.

b) Radix Morindae officinalis wird mit Radix Dipsaci und Cortex Eucommiae bei Wundheitsgefühl und Schwäche im unteren Rücken und in den Knien angewendet.

c) Radix Morindae officinalis wird mit Cortex Cinnamomi, Rhizoma Alpiniae officinarum und Fructus Evodiae bei unregelmäßiger Menstruation kombiniert.

2. Radix Morindae officinalis wird mit Radix Dipsaci, Ramulus Taxilli und Rhizoma Dioscoreae Hypoglaucae bei Kälteempfindung und Schmerz in der Lumbalregion und in den Knien oder Bewegungseinschränkung verwendet.

Dosierung:

10–15 g

Vorsichtsmaßnahmen und Kontraindikationen:

Das Arzneimittel ist bei Patienten mit Yin-Mangel mit übermäßigem Feuer oder Nässe-Hitze kontraindiziert.

272. Herba Cistanchis (Roucongrong)

Botanischer Name:

Cistanche deserticola Y.C.Ma

Früheste Literaturquelle:

Shennong Bencao Jing

Geschmacksrichtung und Temperaturverhalten:

süß und salzig, warm

Funktionskreise:

Niere und Dickdarm

Therapeutische Wirkungen:

1. Tonisieren der Niere und Stärken des Yang
2. Befeuchten des Darms und Fördern des Stuhlgangs

Indikationen und Kombinationen:

1. Schwäche der Niere, die sich als Impotenz manifestiert: Herba Cystanches wird mit Radix Rehmanniae praeparata, Semen Cuscutae und Fructus Schisandrae in der Rezeptur Roucongrong Wan kombiniert.

2. Frigidität und Unfruchtbarkeit: Herba Cistanchis wird mit Colla Cornu cervi, Placenta hominis (Zihede) und Radix Rhizoma praeparata benutzt.

3. Schmerzen im unteren Rücken und in den Knien sowie brüchige Knochen und verletzliche Sehnen infolge von Nieren-Schwäche: Herba Cistanchis wird mit Radix Morindae und Cortex Eucommiae in der Rezeptur Jingang Wan verschrieben.

4. Verstopfung infolge von Trockenheit im Darm: Herba Cistanchis wird mit Fructus Cannabis in der Rezeptur Runchang Wan angewendet.

Dosierung:

10–20 g

Vorsichtsmaßnahmen und Kontraindikationen:

Das Arzneimittel ist bei Patienten mit Yin-Mangel mit übermäßigem Feuer, Diarrhoe oder Verstopfung infolge übermäßiger Hitze im Magen und im Darm kontraindiziert.

273. Rhizoma Curculiginis (Xianmao)

Botanischer Name:

Curculigo orchioides Gaertn.

Früheste Literaturquelle:

Haiyao Bencao

Geschmacksrichtung und Temperaturverhalten:

scharf, heiß und toxisch

Funktionskreis:

Niere

Therapeutische Wirkungen:

1. Tonisieren der Niere und Stärken des Yang
2. Eliminieren von Kälte und Nässe

Indikationen und Kombinationen:

Nieren-Yang-Mangel, der sich als Impotenz, Frigidität und Kälteschmerz im unteren Rücken und den Knie infolge von Verstopfung durch Eindringen von Wind-Kälte-Nässe manifestiert: Rhizoma Curculiginis wird mit Herba Epimedii verwendet.

Dosierung:

10–15 g

Vorsichtsmaßnahmen und Kontraindikationen:

Das Arzneimittel ist bei Patienten mit Yin-Mangel mit übermäßigem Feuer kontraindiziert.

274. Herba Epimedii (Yinyanghuo)

Botanischer Name:

1. Epimedium koreanum Nakai
2. Epimedium sagittatum (Sieb. et Zucc.) Maxim.
3. Epimedium brevicornum Maxim.
4. Epimedium pubescens Maxim.

Früheste Literaturquelle:

Haiyao Bencao

Geschmacksrichtung und Temperaturverhalten:

scharf und süß, warm

Funktionskreise:

Leber und Niere

Therapeutische Wirkungen:

1. Tonisieren der Niere und Stärken des Yang
2. Eliminieren von Wind und Nässe

Indikationen und Kombinationen:

1. Nieren-Yang-Mangel, der sich als Impotenz, Schwäche im unteren Rücken und in den Knien und häufiger Harnfluß manifestiert: Herba Epimedii wird mit Rhizoma Curculiginis und Radix Rehmanniae praeparata benutzt.

2. Kälteschmerz im unteren Rücken und in den Knien und Taubheit der Extremitäten infolge von Verstopfung durch Eindringen von Wind-Kälte-Nässe: Herba Epimedii wird mit Radix Clematidis, Cortex Eucommiae und Ramulus Cinnamomi angewendet.

Dosierung:

10–15 g

Vorsichtsmaßnahmen und Kontraindikationen:

Das Arzneimittel ist bei Patienten mit Yin-Mangel mit übermäßigem Feuer kontraindiziert.

275. Cortex Eucommiae (Duzhong)

Botanischer Name:

Eucommia ulmoides oliv.

Früheste Literaturquelle:

Shennong Bencao Jing

Geschmacksrichtung und Temperaturverhalten:

süß und warm

Funktionskreise:

Leber und Niere

Therapeutische Wirkungen:

1. Tonisieren der Leber und der Niere und Stärken von Knochen und Sehnen
2. Beruhigen des Fötus und Prävention von Abort

Indikationen und Kombinationen:

1. Schwäche der Leber und der Niere, die sich als Wundheitsgefühl und Schmerz im unteren Rücken und in den Knien manifestiert: Cortex Eucommiae wird mit Fructus Psoraleae und Semen Juglandis kombiniert.

2. Impotenz infolge von Schwäche der Niere: Cortex Eucommiae wird mit Fructus Corni, Semen Cuscutae und Fructus Schisandrae verschrieben.

3. Drohender Abort und Ruhelosigkeit des Fötus, die sich als Unterbauchschmerz und Uterusblutung manifestieren: Cortex Eucommiae wird mit Radix Dipsaci und Rhizoma Dioscoreae verwendet.

Dosierung:

10–15 g

Vorsichtsmaßnahmen und Kontraindikationen:

Das geröstete Arzneimittel ist wirksamer als das rohe. Cortex Eucommiae ist kontraindiziert bei Patienten mit Yin-Mangel mit übermäßigem Feuer.

276. Radix Dipsaci (Xuduan)

Botanischer Name:

Dipsacus asper Wall.

Früheste Literaturquelle:

Shennong Bencao Jing

Geschmacksrichtung und Temperaturverhalten:

bitter, süß und scharf, leicht warm

Funktionskreise:

Leber und Niere

Therapeutische Wirkungen:

1. Tonisieren der Leber und der Niere
2. Fördern der Blutzirkulation
3. Stärken von Knochen und Sehnen

Indikationen und Kombinationen:

1. Schwäche von Leber und Niere, die sich als Wundheitsgefühl und Schmerzen im unteren Rücken und in den Knien oder Schwäche in den Beinen manifestiert: Radix Dipsaci wird mit Cortex Eucommiae und Radix Cyathulae kombiniert.

2. Störung der Chong- und Ren-Leitbahnen infolge von Schwäche der Leber und der Niere, die sich als starker Menstruationsfluß, Uterusblutung und drohender Abort (ruheloser Fötus) manifestiert: Radix Dipsaci wird mit Cortex Eucommiae, Colla corii Asini, Folium Artemisiae (Aiye), Radix Astragali und Radix Angelicae sinensis verschrieben.

3. Äußere Verletzung: Radix Dipsaci wird mit Rhizoma Drynariae und Os Draconis zur Reduzierung von Schwellung und Lindern von Schmerz angewendet.

Dosierung:

10–20 g

Bemerkungen:

Das geröstete Arzneimittel wird bei Uterusblutung, das pulverisierte Arzneimittel zur äußeren Anwendung benutzt.

277. Rhizoma Cibotii (Gouji)

Botanischer Name:

Cibotium barometz (L.) J. Sm.

Früheste Literaturquelle:

Shennong Bencao Jing

Geschmacksrichtung und Temperaturverhalten:

bitter und süß, warm

Funktionskreise:

Leber und Niere

Therapeutische Wirkungen:

1. Tonisieren der Leber und der Niere
2. Stärken der Knochen und Sehnen
3. Eliminieren von Wind und Nässe

Indikationen und Kombinationen:

1. Schwäche der Leber und der Niere, die sich als Wundheitsgefühl und Schmerzen im unteren Rücken und in den Knien manifestiert: Rhizoma Cibotii wird mit Cortex Eucommiae, Radix Dipsaci und Radix Cyathulae kombiniert.

2. Schwäche der Leber und der Niere in Verbindung mit Eindringen von Wind und Nässe, die sich als Wundheitsgefühl und Schmerz im unteren Rücken und in den Knien und Bewegungseinschränkung manifestieren: Rhizoma Cibotii wird mit Ramulus Cinnamomi, Radix Gentianae macrophyllae und Caulis Piperis Futokadsurae verschrieben.

Dosierung:

10–15 g

Vorsichtsmaßnahmen und Kontraindikationen:

Das Arzneimittel ist bei Patienten mit Dysurie, spärlichem, gelbem oder braunem Urin, bitterem Geschmack im Mund oder Trockenheit der Zunge kontraindiziert.

278. Rhizoma Drynariae (Gusuibu)

Botanischer Name:

1. Drynaria frotunei (Kunze) J. Sm.
2. Drynaria baronii (Christ) Diels

Früheste Literaturquelle:

Kaibao Bencao

Geschmacksrichtung und Temperaturverhalten:

bitter und warm

Funktionskreise:

Leber und Niere

Therapeutische Wirkungen:

1. Tonisieren der Niere
2. Stärken des Blutes und Stillen von Blutung
3. Heilen von Wunden

Indikationen und Kombinationen:

1. Schwäche der Niere, die sich als Schmerzen im unteren Rücken, Schwäche der Beine, Tinnitus, Taubheit oder Zahnschmerzen manifestiert: Rhizoma Drynariae wird mit Fructus Psoraleae, Radix Cyathulae und Semen Juglandis bei Schmerzen im unteren Rücken und Schwäche der Beine benutzt. Bei Tinnitus, Taubheit und Zahnschmerzen wird es mit Radix Rehmanniae praeparata und Fructus Corni kombiniert.

2. Schwellung und Schmerzen infolge von äußeren Verletzungen: Rhizoma Drynariae wird mit Os Tigris, Plastrum Testudinis und Myrrha angewendet.

Dosierung:

10–20 g

Vorsichtsmaßnahmen und Kontraindikationen:

Das Arzneimittel ist bei Patienten mit Yin-Mangel und innerer Hitze sowie Symptomen ohne Blutstau kontraindiziert.

279. Fructus Psoraleae (Buguzhi)

Botanischer Name:

Psoralea corylifolia L.

Früheste Literaturquelle:

Yaoxing Lun

Geschmacksrichtung und Temperaturverhalten:

bitter und scharf, sehr warm

Funktionskreise:

Niere und Milz

Therapeutische Wirkung:

1. Tonisieren der Niere und Stärken des Yang
2. Vermeiden von nächtlichem Samenerguß und nächtlichem Harndrang
3. Erwärmen der Milz und Lindern von Diarrhoe

Indikationen und Kombinationen:

1. Schwäche der Niere, die sich als Impotenz und Wundheitsgefühl und Schwäche im unteren Rücken und in den Knien manifestiert: Fructus Psoraleae wird mit Semen Cuscutae, Herba Cistanchis und Cortex Eucommiae verschrieben.

2. Nächtlicher Harnfluß und spontaner Samenerguß infolge von Schwäche der Niere: Fructus Psoraleae wird mit Fructus Alpiniae oxyphyllae und Rhizoma Dioscoreae verwendet.

3. Diarrhoe infolge von Yang-Mangel der Milz und der Niere: Fructus Psoraleae wird mit Fructus Evodiae, Semen Myristicae und Fructus Schisandrae in der Rezeptur Sishen Wan kombiniert.

Dosierung:

5–10 g

Vorsichtsmaßnahmen und Kontraindikationen:

Das Arzneimittel ist bei Patienten mit Yin-Mangel und übermäßiger Hitze sowie bei Verstopfung kontraindiziert.

280. Fructus Alpiniae oxyphyllae (Yizhiren)

Botanischer Name:

Alpinia oxyphylla Miq.

Früheste Literaturquelle:

Bencao Shiyi

Geschmacksrichtung und Temperaturverhalten:

scharf und warm

Funktionskreise:

Milz und Niere

Therapeutische Wirkungen:

1. Erwärmen und Tonisieren der Milz und der Niere
2. Verhindern von vorzeitigem Samenerguß und Lindern von Diarrhoe

Indikationen und Kombinationen:

1. Eindringen von Kälte in Milz und Niere, die sich als Bauchschmerz und Erbrechen manifestiert: Fructus Alpiniae oxyphyllae wird mit Radix Codonopsis pilosulae, Rhizoma Atractylodis macrocephalae und Rhizoma Zingiberis benutzt.

2. Schwäche der Niere, die sich als Enuresis und spontaner Samenerguß manifestiert: Fructus Alpiniae oxyphyllae wird mit Rhizoma Dioscoreae und Radix Linderae in der Rezeptur Suoquan Wan kombiniert.

3. Diarrhoe und übermäßiger Speichelfluß infolge von Schwäche der Milz: Fructus Alpiniae oxyphyllae wird mit Poria, Rhizoma Dioscoreae, Radix Codonopsis pilosulae und Rhizoma Pinelliae angewendet.

Dosierung:

3–6 g

Vorsichtsmaßnahmen und Kontraindikationen:

Das Arzneimittel ist bei Patienten mit Yin-Mangel mit übermäßigem Feuer sowie spontanem Samenerguß, häufigem Harnfluß und Gebärmutterblutung, verursacht durch Hitze, kontraindiziert.

281. Cordyceps (Dongchongxiacao)

Botanischer Name:

Cordyceps sinensis (Berk.) Sacc

Früheste Literaturquelle:

Bencao Congxin

Geschmacksrichtung und Temperaturverhalten:

süß und warm

Funktionskreise:

Niere und Lunge

Therapeutische Wirkungen:

1. Tonisieren der Lunge und der Niere
2. Stillen von Blutung
3. Auflösen von Schleim

Indikationen und Kombinationen:

1. Schwäche der Niere, die sich als Impotenz, spontaner Samenerguß und Wundheitsgefühl und Schmerz im unteren Rücken und in den Knien manifestiert: Cordyceps wird mit Fructus Corni, Rhizoma Dioscoreae und Semen Cuscutae verwendet. Das Arzneimittel kann auch einzeln angewendet werden.

2. Chronischer Husten und Asthma oder Husten mit blutigem Sputum infolge von Schwäche der Lunge: Cordyceps wird mit Radix Glehniae, Colla corii Asini und Bulbus Fritillariae cirrhosae verschrieben.

3. Spontanes Schwitzen und Aversion gegen Kälte infolge von allgemeiner Schwäche des Körpers oder Erkrankung: Cordyceps wird mit Hühnchen, Ente oder Schwein gekocht.

Dosierung:

5–10 g

Vorsichtsmaßnahmen:

Das Arzneimittel ist bei Patienten mit äußeren Disharmoniemustern mit Vorsicht anzuwenden.

282. Gecko (Gejie)

Zoologischer Name:

Gekko gecko L.

Früheste Literaturquelle:

Leigong Paozhi Lun

Geschmacksrichtung und Temperaturverhalten:

salzig und neutral

Funktionskreise:

Lunge und Niere

Therapeutische Wirkungen:

1. Tonisieren der Lunge und der Niere
2. Lindern von Husten und Asthma
3. Auffüllen von Blut und Essenz

Indikationen und Kombinationen:

1. Husten und Asthma infolge von Schwäche der Lunge und der Niere: Gecko wird mit Radix Ginseng, Semen Armeniacae und Bulbus Fritillariae cirrhosae in der Rezeptur Renshen Gejie San kombiniert.

2. Impotenz infolge von Schwäche der Niere: Gecko wird mit Radix Ginseng, Cornu Cervi Pantotrichum und Herba Epimedii benutzt. Gecko kann auch als Einzelmittel verwendet werden.

Dosierung:

3–10 g als Dekokt; 1–1,2 g als Pulver

Vorsichtsmaßnahmen und Kontraindikationen:

Das Arzneimittel ist bei Patienten mit Husten und Asthma infolge von übermäßiger innerer Hitze oder Eindringen von äußerem Wind und Kälte kontraindiziert.

283. Semen Juglandis (Hutaoren)

Botanischer Name:

Juglans regia L.

Früheste Literaturquelle:

Kaibao Bencao

Geschmacksrichtung und Temperaturverhalten:

süß und warm

Funktionskreise:

Niere, Lunge und Dickdarm

Therapeutische Wirkung:

1. Tonisieren der Lunge und der Niere
2. Befeuchten des Darms und Fördern des Stuhlgangs

Indikationen und Kombinationen:

1. Schmerzen im unteren Rücken und Schwäche der Beine infolge von Schwäche der Niere: Semen Juglandis wird mit Cortex Eucommiae und Fructus Psoraleae in der Rezeptur Qing'e Wan verschrieben.

2. Husten und Asthma infolge von Schwäche der Lunge: Semen Juglandis wird mit Radix Ginseng angewendet.

3. Verstopfung infolge von Trockenheit im Darm: Semen Juglandis wird mit Fructus Cannabis und Herba Cistanchis kombiniert.

Dosierung:

10–30 g

Vorsichtsmaßnahmen und Kontraindikationen:

Das Arzneimittel ist bei Patienten mit Yin-Mangel mit übermäßigem Feuer sowie Husten infolge von Schleim-Hitze oder Diarrhoe kontraindiziert.

284. Semen Cuscutae (Tusizi)

Botanischer Name:

1. Cuscuta chinensis Lam.
2. Cuscuta japonica Choisy

Früheste Literaturquelle:

Shennong Bencao Jing

Geschmacksrichtung und Temperaturverhalten:

scharf und süß, neutral

Funktionskreise:

Leber und Niere

Therapeutische Wirkungen:

1. Tonisieren der Niere und Kontrollieren der Essenz
2. Tonisieren der Leber und Klären der Augen

Indikationen und Kombinationen:

1. Schwäche der Niere, die sich als Impotenz, nächtlicher Samenerguß, frühzeitiger Samenerguß und Schmerzen im unteren Rücken oder Leukorrhagie manifestiert: Semen Cuscutae wird mit Cortex Eucommiae, Rhizoma Dioscoreae und Rhizoma Cibotii bei Schmerzen im unteren Rücken und Leukorrhagie angewendet. Bei Impotenz wird es mit Fructus Schisandrae, Fructus Cnidii, Semen Astragali complanati und Fructus Ligustri Lucidi kombiniert.

2. Diarrhoe infolge von Schwäche der Milz: Semen Cuscutae wird mit Radix Codonopsis pilosulae, Rhizoma Atractylodis macrocephalae und Rhizoma Dioscoreae verschrieben.

Dosierung:

10–15 g

Vorsichtsmaßnahmen und Kontraindikationen:

Das Arzneimittel ist bei Patienten mit Yin-Mangel mit übermäßigem Feuer sowie Verstopfung und rötlichem, spärlichem Urin kontraindiziert.

285. Semen Astragali complananti (Shayuanzi)

Botanischer Name:

Astragalus complanatus R. Br.

Früheste Literaturquelle:

Bencao Yanyi

Geschmacksrichtung und Temperaturverhalten:

süß und warm

Funktionskreise:

Leber und Niere

Therapeutische Wirkungen:

1. Tonisieren der Niere und Kontrollieren der Essenz
2. Tonisieren der Leber und Klären der Augen

Indikationen und Kombinationen:

1. Schwäche der Niere, die sich als Impotenz, spontaner Samenerguß, vorzeitiger Samenerguß und Leukorrhoe manifestiert: Semen Astragali complanati wird mit Os Draconis, Concha Ostreae und Semen Euryals benutzt.

2. Verschwimmender Gesichtssinn infolge von Leber-Blut-Mangel: Semen Astragali complanati wird mit Semen Cuscutae, Flos Chrysanthemi, Fructus Lycii und Fructus Ligustri lucidi angewendet.

Dosierung:

10–20 g

Vorsichtsmaßnahmen und Kontraindikationen:

Das Arzneimittel ist bei Patienten mit Yin-Mangel mit übermäßigem Feuer sowie Dysurie kontraindiziert.

286. Testis et Penis Canis familiaris (Huanggoushen)

Zoologischer Name:

Canis familiaris L.

Früheste Literaturquelle:

Shennong Bencao Jing

Geschmacksrichtung und Temperaturverhalten:

salzig und warm

Funktionskreis:

Niere

Therapeutische Wirkungen:

Tonisieren der Niere und Stärken des Yang

Indikationen und Kombinationen:

Nieren-Yang-Mangel, der sich als Impotenz, Aversion gegen Kälte und in kalten Extremitäten manifestiert: Testis et Penis Canis familiaris wird mit Fructus Lycii, Radix Morindae und Semen Cuscutae verwendet.

Dosierung:

1,5–3 g als Pillen

Vorsichtsmaßnahmen und Kontraindikationen:

Das Arzneimittel ist Patienten mit innerer Hitze und übermäßigem Feuer kontraindiziert.

287. Semen Allii tuberosi (Jiuzi)

Botanischer Name:

Allium tuberosum Rottl.

Früheste Literaturquelle:

Bencao Jingji Zhi

Geschmacksrichtung und Temperaturverhalten:

scharf und süß, warm

Funktionskreise:

Leber und Niere

Therapeutische Wirkungen:

1. Tonisieren der Leber und der Niere
2. Stärken des Yang und Kontrolle der Essenz

Indikationen und Kombinationen:

1. Nieren-Yang-Mangel, der sich als Impotenz und Kälteschmerz im unteren Rücken und in den Knien manifestiert: Semen Allii tuberosi wird mit Herba Cistanchis und Radix Morindae benutzt.

2. Häufiger Harnfluß oder Leukorrhoe infolge von Schwäche der Niere: Semen Allii tuberosi wird mit Fructus Psoraleae, Rhizoma Dioscoreae und Fructus Alpiniae oxyphyllae angewendet.

Dosierung:

5–10 g als Dekokt oder Pillen

Vorsichtsmaßnahmen und Kontraindikationen:

Das Arzneimittel ist bei Patienten mit Yin-Mangel mit übermäßigem Feuer kontraindiziert.

288. Fructus Cnidii (Shechuanzi)

Botanischer Name:

Cnidium monnieri (L.) Cuss.

Früheste Literaturquelle:

Shennong Bencao Jing

Geschmacksrichtung und Temperaturverhalten:

scharf und bitter, warm

Funktionskreis:

Niere

Therapeutische Wirkungen:

1. Tonisieren der Niere und Stärken des Yang
2. Eliminieren von Nässe und Abtöten von Würmern

Indikationen und Kombinationen:

1. Nieren-Yang-Mangel, der sich als Impotenz und Unfruchtbarkeit manifestiert: Fructus Cnidii wird mit Fructus Schisandrae und Semen Cuscutae kombiniert.
2. Vaginale Trichomoniasis: Das Dekokt von Fructus Cnidii wird äußerlich angewendet.

Dosierung:

3–10 g

Vorsichtsmaßnahmen und Kontraindikationen:

Das Arzneimittel ist bei Patienten mit Yin-Mangel mit übermäßigem Feuer oder Nässe-Hitze kontraindiziert.

17C. Arzneimittel, die das Blut tonisieren

Arzneimittel, die das Blut tonisieren, werden hauptsächlich für Disharmoniemuster des Blut-Mangels, der sich als blasse Gesichtsfarbe, blasse Lippen und Nägel, Benommenheit, verschwimmender Gesichtssinn, Palpitationen, Ängstlichkeit, spärlicher und hellroter Menstruationsfluß oder Amenorrhoe manifestiert, benutzt. Da Qi das Blut erzeugt, stärken Arzneimittel, die das Qi tonisieren, die therapeutische Wirkung von Arzneimitteln zur Tonisierung des Blutes.

Die Arzneimittel sind auch durch eine gewisse Klebrigkeit charakterisiert, die die Verdauung schädlich beeinflussen kann. Deshalb sind sie bei Patienten mit Appetitlosigkeit und Spannungs- und Völlegefühl im Bauch infolge von trüber Nässe in Milz und Magen mit Vorsicht anzuwenden. Bei Patienten mit diesen Symptomen sollen Arzneimittel zum Stärken der Milz und zum Unterstützen der Verdauung zugefügt werden.

289. Radix Angelicae sinensis (Danggui)

Botanischer Name:

Angelica sinensis (oliv.) Diels

Früheste Literaturquelle:

Shennong Bencao Jing

Geschmacksrichtung und Temperaturverhalten:

süß und scharf, warm

Funktionskreise:

Leber, Herz und Milz

Therapeutische Wirkungen:

1. Auffüllen des Blutes
2. Stärken des Blutes und Lindern von Schmerz
3. Befeuchten des Darms

Indikationen und Kombinationen:

1. Disharmoniemuster infolge von Blut-Mangel: Radix Angelicae sinensis wird mit Radix Paeoniae alba, Radix Rehmanniae praeparata und Radix Astragali in der Rezeptur Siwu Tang oder Danggui Buxue Tang kombiniert.

2. Unregelmäßige Menstruation: Radix Angelicae sinensis wird mit Radix Rehmanniae praeparata, Radix Paeoniae alba und Radix Ligustici chuanxiong in der Rezeptur Siwu Tang verschrieben.

3. Dysmenorrhoe: Radix Angelicae sinensis wird mit Rhizoma Cyperi, Rhizoma Corydalis und Herba Leonuri benutzt.

4. Amenorrhoe: Radix Angelicae sinensis wird mit Semen Persicae und Flos Carthami verwendet.

5. Uterusblutung: Radix Angelicae sinensis wird mit Colla corii Asini, Folium Artemisiae (Aiye) und Radix Rehmanniae benutzt.

6. Schmerzen infolge von Stauung des Blutes:

a) Schmerzen, verursacht durch äußere Verletzungen: Radix Angelicae sinensis wird mit Flos Carthami, Semen Persicae, Olibanum und Myrrha kombiniert.

b) Schmerzen, verursacht durch Karbunkel und Furunkel: Radix Angelicae sinensis wird mit Cortex Moutan, Radix Paeoniae rubra, Flos Lonicerae und Fructus Forsythiae verschrieben.

c) Postpartaler Bauchschmerz: Radix Angelicae sinensis wird mit Herba Leonuri, Semen Persicae und Radix Ligustici chuanxiong angewendet.

d) Bi-Syndrom (Schmerzhaftes Stauungs-Syndrom infolge Wind-Nässe, rheumatischer Schmerz): Radix Angelicae sinensis wird mit Ramulus Cinnamomi, Caulis Spatholobi und Radix Paeoniae alba verwendet.

7. Verstopfung infolge von Trockenheit des Darms: Radix Angelicae sinensis wird mit Herba Cistanchis und Fructus Cannabis angewendet.

Dosierung:

5–15 g

Vorsichtsmaßnahmen und Kontraindikationen:

Der Kopf des Arzneimittels ist zum Nähren des Blutes wirksamer. Die Wurzelfäden des Arzneimittels sind zum Bewegen des Blutes besser geeignet. Der Körper des Arzneimittels wird zum Stärken und Nähren des Blutes verwendet. Das Mischen des Arzneimittels mit Wein kann die Funktion des Stärken des Blutes verbessern. Das Arzneimittel ist bei Patienten mit übermäßiger Nässe in Magen und Milz, Diarrhoe und lockerem Stuhl kontraindiziert.

290. Radix Rehmanniae praeparata (Shudihuang)

Botanischer Name:

Rehmannia gultinosa Libosch.

Früheste Literaturquelle:

Bencao Tujing

Geschmacksrichtung und Temperaturverhalten:

süß und leicht warm

Funktionskreise:

Leber und Niere

Therapeutische Wirkungen:

Nähren des Blutes und Auffüllen des Yin

Indikationen und Kombinationen:

1. Blut-Mangel, der sich als blasse Gesichtsfarbe, Benommenheit, Vertigo, Palpitationen, Schlaflosigkeit, unregelmäßige Menstruation und Uterusblutung manifestiert: Radix Rehmanniae praeparata wird mit Radix Angelicae sinensis und Radix Paeoniae alba in der Rezeptur Siwu Tang kombiniert.

2. Schwäche der Niere, die sich als Fieber am Nachmittag, nächtliches Schwitzen, nächtlicher Samenerguß, Diabetes, Benommenheit und verschwimmender Gesichtssinn manifestiert: Radix Rehmanniae wird mit Fructus Corni und Rhizoma Dioscoreae in der Rezeptur Liuwei Dihuang Wan verschrieben.

3. Yin-Mangel mit übermäßigem Feuer, der sich als Fieber am Nachmittag, fiebrige Empfindungen an Handinnenfläche und Fußsohlen und auf der Brust, nächtliches Schwitzen, nächtlicher Samenerguß, rote Zunge mit spärlichem Belag und fadenförmiger, rollender und schneller Puls manifestiert: Radix Rehmanniae praeparata wird mit Plastrum Testudinis, Rhizoma Anemarrhenae und Cortex Phellodendri in der Rezeptur Dihuang Wan benutzt.

Dosierung:

10–30 g

Vorsichtsmaßnahmen und Kontraindikationen:

Das Arzneimittel ist bei Patienten mit Stauung von Qi, reichlichem Schleim, Spannungsgefühl und Schmerz im Epigastrium und Bauch, Appetitlosigkeit und Diarrhoe kontraindiziert.

291. Radix Polygoni multiflori (Heshouwu)

Botanischer Name:

Polygonum multiflorum Thunb.

Früheste Literaturquelle:

Kaibao Bencao

Geschmacksrichtung und Temperaturverhalten:

bitter, süß, adstringierend, leicht warm

Funktionskreise:

Leber und Niere

Therapeutische Wirkungen:

1. Nähren des Blutes und Auffüllen der Essenz
2. Befeuchten des Darms und Bewegen des Stuhls
3. Eliminieren von Toxinen

Indikationen und Kombinationen:

1. Blut-Mangel, der sich als fahle Gesichtsfarbe, Benommenheit, Schwindel, Schlaflosigkeit, frühes Ergrauen des Haars und Wundheitsgefühl und Schwäche in der Lumbalregion und in den Knien manifestiert: Radix Polygoni multiflori wird mit Radix Rehmanniae praeparata, Fructus Ligustri lucidi, Fructus Lycii, Semen Cuscutae und Ramulus Taxilli angewendet.

2. Verstopfung infolge von Trockenheit im Darm: Radix Polygoni multiflori wird mit Radix Angelicae sinensis und Fructus Cannabis kombiniert.

3. Chronische Malaria infolge von allgemeiner Schwäche des Körpers: Radix Polygoni multiflori wird mit Radix Ginseng und Radix Angelicae sinensis in der Rezeptur He Ren Yin verschrieben.

4. Skrofula: Radix Polygoni multiflori wird mit Spica Prunellae und Bulbus Fritillariae cirrhosae benutzt.

Dosierung:

10–30 g

Vorsichtsmaßnahmen und Kontraindikationen:

Das Arzneimittel ist bei Patienten mit schwerer Schleim-Nässe oder Diarrhoe kontraindiziert.

292. Radix Paeoniae alba (Baishao)

Botanischer Name:

Paeonia lactiflora pall.

Früheste Literaturquelle:

Shennong Bencao Jing

Geschmacksrichtung und Temperaturverhalten:

bitter, sauer und leicht kalt

Funktionskreise:

Leber und Milz

Therapeutische Wirkungen:

1. Nähren des Blutes und Stärken des Yin
2. Beruhigen der Leber und Lindern von Schmerz
3. Beruhigen des Leber-Yang

Indikationen und Kombinationen:

1. Blut-Mangel, der sich als unregelmäßige Menstruation, Dysmenorrhoe und Uterusblutung manifestiert: Radix Paeoniae alba wird mit Radix Angelicae sinensis, Radix Rehmanniae praeparata und Radix Ligustici chuanxiong in der Rezeptur Siwu Tang kombiniert.

2. Blut- und Yin-Mangel, der zu einem Abfließen des Yang an die Körperoberfläche führt und sich als nächtliches und spontanes Schwitzen manifestiert: Radix Paeoniae alba wird mit Os Draconis, Concha Ostreae und Fructus Tritici Levis benutzt.

3. Allgemeine Körperschwäche infolge von Eindringen von äußerem disharmonisierendem Wind und Kälte, die sich als spontanes Schwitzen und Aversion gegen Wind manifesiert: Radix Paeoniae alba wird mit Ramulus Cinnamomi in der Rezeptur Guizhi Tang verschrieben.

4. Stauung des Qi der Leber, die sich als Schmerzen im Hypochondrium, Spannungsgefühl der Mammae und unregelmäßige Menstruation manifestiert: Radix Paeoniae alba wird mit Radix Bupleuri und Radix Angelicae sinensis in der Rezeptur Xiaoyao San angewendet.

5. Muskelspasmen und Schmerzen der Hände und Füße oder Bauchschmerz: Radix Paeoniae alba wird mit Radix Glycyrrhizae verwendet.

6. Bauchschmerz und Tenesmus bei Dysenterie: Radix Paeoniae alba wird mit Rhizoma Coptidis und Fructus Aurantii kombiniert.

7. Kopfschmerz und Benommenheit, verursacht durch Überaktivität des Leber-Yang: Radix Paeoniae alba wird mit Radix Cyathulae, Ramulus Uncariae cum Uncis und Flos Chrysanthemi verschrieben.

Dosierung:

5–10 g

Vorsichtsmaßnahmen und Kontraindikationen:

Das Arzneimittel ist bei Patienten mit Kälte oder Yang-Mangel kontraindiziert. Es verhält sich antagonistisch zu Rhizoma Veratri nigri (Lilu).

293. Colla corii Asini (Ejiao)

Zoologischer Name:

Equus asinus L.

Früheste Literaturquelle:

Shennong Bencao Jing

Geschmacksrichtung und Temperaturverhalten:

süß und neutral

Funktionskreise:

Lunge, Leber und Niere

Therapeutische Wirkungen:

1. Nähren des Blutes
2. Stillen von Blutung
3. Auffüllen des Yin und Befeuchten der Lunge

Indikationen und Kombinationen:

1. Blut-Mangel, der sich als Benommenheit, verschwimmender Gesichtssinn und Palpitationen manifestiert: Colla corii Asini wird mit Radix Ginseng, Radix Angelicae sinensis und Radix Rehmanniae praeparata benutzt.

2. Hämorrhagien, die sich als Erbrechen mit Blut, Nasenbluten, blutigem Stuhl und übermäßiger Menstruation sowie Blutungen während der Schwangerschaft und Uterusblutungen manifestieren: Colla corii Asini wird mit Folium Artemisiae (Aiye), Radix Rehmanniae, Pollen Typhae und Nodus Nelumbinis rhizomatis angewendet.

3. Fiebrige Erkrankungen, die das Yin verbrauchen und sich als Reizbarkeit und Schlaflosigkeit oder Spasmen und Zittern der Hände und Füße manifestieren: Colla corii Asini wird mit Rhizoma Coptidis, Radix Paeoniae alba, Ramulus Uncariae cum Uncis und Concha Ostreae kombiniert.

4. Husten infolge von Yin-Mangel, der sich als Husten mit spärlichem Sputum oder Husten mit blutigem Sputum, trockenem Mund, Reizbarkeit und fadenförmigem und schnellem Puls manifestiert: Colla corii Asini wird mit Radix Glehniae, Radix Ophiopogonis, Semen Armeniacae und Bulbus Fritillariae cirrhosae verschrieben.

Dosierung:

5–10 g

Vorsichtsmaßnahmen und Kontraindikationen:

Das Arzneimittel ist bei Patienten mit Schwäche der Milz und des Magens, die sich als Appetitlosigkeit und Verdauungsstörung oder Erbrechen und Diarrhoe manifestieren, kontrainidiziert.

294. Arillus Longan (Longyanrou)

Botanischer Name:

Euphoria longan (Lour.) steud.

Früheste Literaturquelle:

Shennong Bencao Jing

Geschmacksrichtung und Temperaturverhalten:

süß und warm

Funktionskreise:

Herz und Milz

Therapeutische Wirkungen:

1. Nähren des Blutes und Beruhigen des Geistes
2. Stärken der Milz und Auffüllen des Qi

Indikationen und Kombinationen:

Qi- und Blut-Mangel, die sich als Palpitationen, Schlaflosigkeit und Vergeßlichkeit manifestieren: Arillus Longan wird mit Radix Ginseng, Radix Astragali, Radix Angelicae sinensis und Semen Ziziphi spinosae in der Rezeptur Guipi Tang kombiniert.

Dosierung:

10–30 g

Vorsichtsmaßnahmen und Kontraindikationen:

Das Arzneimittel ist bei Patienten mit Schleim-Feuer oder Nässe im Mittleren Erwärmer (Milz und Magen) kontraindiziert.

17D. Arzneimittel, die das Yin tonisieren

Arzneimittel, die das Yin tonisieren, werden hauptsächlich bei Yin-Mangel eingesetzt, der im Spätstadium fiebriger Erkrankungen oder bei chronischen Erkrankungen auftritt. Yin-Mangel-Disharmoniemuster sind Lungen-Yin-Mangel, Magen-Yin-Mangel, Leber-Yin-Mangel und Nieren-Yin-Mangel. Der Lungen-Yin-Mangel manifestiert sich als trockener Husten, Husten mit spärlichem Sputum oder Husten mit Blut, als Fieber infolge von Yin-Mangel und trockener Mund und trockene Zunge. Bei Magen-Yin-Mangel treten tiefrote Zunge mit sich ablösendem Belag, trockene Kehle, Durst, Appetitlosigkeit und Verstopfung auf. Leber-Yin-Mangel ist durch trockene Augen, verschwimmenden Gesichtssinn, Benommenheit und Vertigo gekennzeichnet. Nieren-Yin-Mangel manifestiert sich in Wundheitsgefühl und Schmerzen im unteren Rücken und in den Knien, fiebrigen Empfindungen an den Handinnflächen, Fußsohlen und auf der Brust, Reizbarkeit, Schlaflosigkeit, spontanem Samenerguß und Fieber am Nachmittag.

Bei der Behandlung dieser Disharmoniemuster werden die Arzneimittel, die das Yin tonisieren, mit Arzneimitteln, die Hitze eliminieren, kombiniert, wenn Symptome einer Leere-Hitze auftreten. Falls Yin-Mangel mit übermäßiger Hitze im Inneren-Li kombiniert ist, werden diese Arzneimittel mit Arzneimitteln die Hitze infolge von Yin-Mangel eliminieren kombiniert. Falls der Yin-Mangel zusammen mit einer Überaktivität des Leber-Yang auftritt, werden Arzneimittel beigefügt, die das Yang unterdrücken. Bei Zuständen, in denen der Yin-Mangel durch Qi-Mangel kompliziert wird, werden Arzneimittel, die das Qi tonisieren, hinzugegeben.

Im allgemeinen sind Arzneimittel, die das Yin tonisieren, kalt oder süß, sie sind bei Patienten mit Schwäche der Milz und des Magens, innerem Stau von Schleim und Nässe, Spannungsgefühl im Bauch oder Diarrhoe kontraindiziert.

295. Radix Glehniae (Shashen)

Botanischer Name:

1. Glehnia littoralis Fr. Schmidt ex Miq
2. Adenophora tetraphylla (Thunb.) Fisch

Früheste Literaturquelle:

Shennong Bencao Jing

Geschmacksrichtung und Temperaturverhalten:

süß und leicht kalt

Funktionskreise:

Lunge und Magen

Therapeutische Wirkungen:

1. Reinigen der Lunge und Tonisieren des Yin
2. Stärken des Magens und Fördern der Produktion von Körperflüssigkeit

Indikationen und Kombinationen:

1. Yin-Mangel der Lunge mit Hitze, der sich als trockener Husten oder Husten mit spärlichem Sputum, heiserer Stimme durch chronischen Husten, trockene Kehle und Durst manifestiert: Radix Glehniae wird mit Radix Ophiopogonis und Bulbus Fritillariae cirrhosae benutzt.

2. Durch fiebrige Erkrankung verbrauchte Körperflüssigkeiten, was sich als trockene Zunge und Appetitlosigkeit manifestiert: Radix Glehniae wird mit Radix Ophiopogonis, Radix Rehmanniae und Rhizoma Polygonati odorati in der Rezeptur Yiwei Tang kombiniert.

Dosierung:

10–15 g (15–30 g des frischen Arzneimittels)

Vorsichtsmaßnahmen und Kontraindikationen:

Das Arzneimittel ist bei Patienten mit Leere-Kälte kontraindiziert. Es wirkt antagonistisch zu Rhizoma Veratri nigri (Lilu).

296. Radix Ophiopogonis (Maidong)

Botanischer Name:

1. Ophipogonis japanicus (Thunb.) Ker-Gawl.
2. Liriope spicata

Früheste Literaturquelle:

Shennong Bencao Jing

Geschmacksrichtung und Temperaturverhalten:

süß und leicht bitter, leicht kalt

Funktionskreise:

Lunge, Herz und Magen

Therapeutische Wirkungen:

1. Nähren des Yin und Befeuchten der Lunge
2. Stärken des Magens und Fördern der Produktion von Körperflüssigkeiten
3. Eliminieren von Hitze aus dem Herzen und Beruhigen von Reizbarkeit

Indikationen und Kombinationen:

1. Trockenheit und Hitze in der Lunge infolge von Yin-Mangel, der sich als Husten mit spärlichem und klebrigem Sputum oder Husten mit blutigem Sputum manifestiert: Radix Ophiopogonis wird mit Radix Glehniae, Radix Asparagi, Bulbus Fritillariae cirrhosae und Radix Rehmanniae angewendet.

2. Yin-Mangel des Magens, der sich als trockene Zunge und Durst manifestiert: Radix Ophiopogonis wird mit Rhizoma Polygonati odorati, Radix Glehniae und Radix Rehmanniae kombiniert.

3. Reizbarkeit und Schlaflosigkeit:

a) Eindringen von disharmonisierender Hitze in die nährende-Ying-Ebene: Radix Ophiopogonis wird mit Radix Rehmanniae, Folium Bambusae und Rhizoma Coptidis in der Rezeptur Qingying Tang verschrieben.

b) Herz-Yin-Mangel mit innerer Hitze, der Schlaflosigkeit verursacht: Radix Ophiopogonis wird mit Radix Rehmanniae und Semen Ziziphi spinosae in der Rezeptur Tianwang Buxin Dan benutzt.

4. Verstopfung, verursacht durch Trockenheit im Darm: Radix Ophiopogonis wird mit Radix Rehmanniae und Radix Scrophulariae in der Rezeptur Zengye Tang verwendet.

Dosierung:

6–15 g

Vorsichtsmaßnahmen und Kontraindikationen:

Das Arzneimittel ist bei Patienten mit Husten infolge von Wind-Kälte bei Erkältungskrankheiten, mit Schleim und trüber Nässe, mit Diarrhoe infolge von Schwäche und Kälte in Milz und Magen kontraindiziert.

297. Radix Asparagi (Tianmendong)

Botanischer Name:

Asparagus cochinchinensis (Lour.) Merr.

Früheste Literaturquelle:

Shennong Bencao Jing

Geschmacksrichtung und Temperaturverhalten:

süß und bitter, sehr kalt

Funktionskreise:

Lunge und Niere

Therapeutische Wirkungen:

1. Reinigen der Lunge und Reduzieren von Feuer
2. Nähren des Yin und Befeuchten von Trockenheit

Indikationen und Kombinationen:

1. Aufbrausendes Feuer, verursacht durch Yin-Mangel in Lunge und Niere, das sich als spärlicher und klebriger Sputum und Husten mit blutigem Sputum manifestiert: Radix Asparagi wird mit Radix Ophiopogonis in der Rezeptur Erdong Gao kombiniert.

2. Verbrauch des Yin und des Qi bei fiebrigen Erkrankungen, der sich als Durst, Kurzatmigkeit oder Diabetes manifestiert: Radix Asparagi wird mit Radix Rehmanniae und Radix Ginseng in der Rezeptur Sancai Tang verschrieben.

3. Verstopfung infolge von Trockenheit im Darm: Radix Asparagi wird mit Radix Angelicae sinensis und Herba Cistanchis benutzt.

Dosierung:

6–15 g

Vorsichtsmaßnahmen und Kontraindikationen:

Das Arzneimittel ist bei Patienten mit Schwäche und Kälte in Milz und Magen, Appetitlosigkeit und Diarrhoe kontraindiziert.

298. Herba Dendrobii (Shihu)

Botanischer Name:

1. Dendrobium nobile Lindl.
2. Dendrobium loddigesii Rolfe.
3. Dendrobium candidum Wall. ex Lindl.
4. Dendrobium chrysanthum Wall.
5. Dendrobium fimbriatum Hook. var. oculatum Hook.

Früheste Literaturquelle:

Shennong Bencao Jing

Geschmacksrichtung und Temperaturverhalten:

süß und leicht kalt

Funktionskreise:

Lunge und Niere

Therapeutische Wirkungen:

1. Tonisieren des Yin und Eliminieren von Hitze
2. Fördern der Produktion von Körperflüssigkeiten und Stärken des Magens

Indikationen und Kombinationen:

1. Verbrauch von Yin durch fiebrige Erkrankungen oder Yin-Mangel im Magen, die sich als trockene Zunge, Durst und rote Zunge mit spärlichem Belag manifestieren: Herba Dendrobii wird mit Radix Ophiopogonis, Radix Glehniae und Radix Rehmanniae angewendet.
2. Fieber am Nachmittag, verursacht durch Yin-Mangel und innere Hitze: Herba Dendrobii wird mit Radix Rehmanniae, Radix Cynanchi und Radix Asparagi verwendet.

Dosierung:

6–15 g

Vorsichtsmaßnahmen und Kontraindikationen:

Das Arzneimittel sollte getrennt abgekocht werden, bevor es den anderen Arzneimitteln beigegeben wird. Es ist bei Patienten im Frühstadium von fiebrigen Erkrankungen kontraindiziert.

299. Rhizoma Polygonati odorati (Yuzhu)

Botanischer Name:

Polygonatum odoratum (Mill.) Druce

Früheste Literaturquelle:

Shennong Bencao Jing

Geschmacksrichtung und Temperaturverhalten:

süß und neutral

Funktionskreise:

Lunge und Magen

Therapeutische Wirkungen:

1. Nähren des Yin und Befeuchten der Lunge
2. Fördern der Produktion von Körperflüssigkeit und Stärken des Magens

Indikationen und Kombinationen:

Lungen-Yin-Mangel, der sich als trockener Husten mit spärlichem Sputum manifestiert oder Magen-Yin-Mangel, der sich als Durst und intensiver Hunger manifestiert: Rhizoma Polygonati odorati wird mit Radix Glehniae, Radix Ophiopogonis und Radix Asparagi kombiniert.

Dosierung:

10–15 g

Vorsichtsmaßnahmen und Kontraindikationen:

Das Arzneimittel ist bei Patienten mit Schwäche der Milz oder Schleim-Nässe kontraindiziert.

300. Rhizoma Polygonati (Huangjing)

Botanischer Name:

1. Polygonatum sibiricum Red.
2. Polygonatum cyrtonema Hua
3. Polygonatum kingianum Coll., et Hemsl.

Früheste Literaturquelle:

Mingyi Bielu

Geschmacksrichtung und Temperaturverhalten:

süß und neutral

Funktionskreise:

Milz, Lunge und Niere

Therapeutische Wirkungen:

1. Nähren des Yin und Befeuchten der Lunge
2. Tonisieren der Milz und Auffüllen des Qi

Indikationen und Kombinationen:

1. Husten infolge von Yin-Mangel der Lunge: Rhizoma Polygonati wird mit Radix Glehniae, Bulbus Fritillariae cirrhosae und Rhizoma Anemarrhenae benutzt.

2. Nieren-Essenz-Mangel, der sich als Wundheitsgefühl im unteren Rücken, Benommenheit und Hitzegefühl in den Füßen manifestiert: Rhizoma Polygonati wird mit Fructus Lycii und Fructus Ligustri lucidi angewendet.

3. Qi-Mangel von Milz und Magen, der sich als Mattigkeit, Appetitlosigkeit und schwacher, kraftloser Puls manifestiert: Rhizoma Polygonati wird mit Radix Codonopsis pilosulae und Rhizoma Atractylodis macrocephalae kombiniert.

4. Yin-Mangel von Milz und Magen, der sich als Appetitlosigkeit, trockener Mund, Verstopfung und rote Zunge ohne Belag manifestiert: Rhizoma Polygonati wird mit Radix Glehniae, Radix Ophiopogonis und Fructus Oryzae germinatus verschrieben.

5. Diabetes: Rhizoma Polygonati wird mit Radix Astragali, Radix Trichosanthis, Radix Ophiopogonis und Radix Rehmanniae verwendet.

Dosierung:

10–20 g (30–60 g des frischen Arzneimittels)

Vorsichtsmaßnahmen und Kontraindikationen:

Das Arzneimittel ist bei Patienten mit Schwäche der Milz, mit Nässe oder Husten, mit reichlichem Sputum oder mit Diarrhoe infolge von Kälte in Milz und Magen kontraindiziert.

301. Bulbus Lilii (Baihe)

Botanischer Name:

1. Lilium brownii var. viridulum Baker
2. Lilium pumilum DC.
3. Lilium lancifolium Thunb.

Früheste Literaturquelle:

Shennong Bencao Jing

Geschmacksrichtung und Temperaturverhalten:

süß und leicht kalt

Funktionskreise:

Lunge und Herz

Therapeutische Wirkungen:

1. Befeuchten der Lunge und Lindern von Husten
2. Eliminieren von Hitze im Herzen und Beruhigen des Geistes

Indikationen und Kombinationen:

1. Yin-Mangel der Lunge mit übermäßigem Feuer, der sich als Husten und Hemoptisis manifestiert: Bulbus Lilii wird mit Radix Scrophulariae, Bulbus Fritillariae cirrhosae und Radix Rehmanniae in der Rezeptur Baihe Gujin Tang kombiniert.

2. Spätstadium von fiebrigen Erkrankungen mit verbleibender Hitze, das sich als Reizbarkeit, Palpitationen, Schlaflosigkeit und starken Träumen manifestiert: Bulbus Lilii wird mit Rhizoma Anemarrhenae und Radix Rehmanniae in der Rezeptur Baihe Dihuang Tang verschrieben.

Dosierung:

10–30 g

Vorsichtsmaßnahmen und Kontraindikationen:

Das Arzneimittel ist bei Patienten mit Husten infolge von Eindringen äußerer-Wind-Kälte oder mit Diarrhoe infolge von Kälte in Milz und Magen kontraindiziert.

302. Fructus Lycii (Gouqizi)

Botanischer Name:

Lycium barbarum L.

Früheste Literaturquelle:

Shennong Bencao Jing

Geschmacksrichtung und Temperaturverhalten:

süß und neutral

Funktionskreise:

Leber, Niere und Lunge

Therapeutische Wirkungen:

1. Tonisieren der Niere und Fördern der Essenz
2. Tonisieren der Leber und Klären der Augen
3. Befeuchten der Lunge

Indikationen und Kombinationen:

1. Yin-Mangel der Leber und der Niere, der sich als Benommenheit, verschwimmender Gesichtssinn und Abnehmen des Augenlichts manifestiert: Fructus Lycii wird mit Flos Chrysanthemi und Radix Rehmanniae praeparata in der Rezeptur Qiju Dihuang Wan benutzt.

2. Yin-Mangel der Leber und der Niere, der sich als Wundheitsgefühl im unteren Rücken und in den Knien und nächtlichem Samenerguß manifestiert: Fructus Lycii wird mit Radix Rehmanniae praeparata und Radix Asparagi angewendet.

3. Yin-Mangel der Lunge, der sich als Husten manifestiert: Fructus Lycii wird mit Radix Ophiopogonis, Rhizoma Anemarrhenae und Bulbus Fritillariae cirrhosae kombiniert.

Dosierung:

5–10 g

Vorsichtsmaßnahmen und Kontraindikationen:

Das Arzneimittel ist bei Patienten mit Diarrhoe infolge von Schwäche der Milz kontraindiziert.

303. Fructus Mori (Sangshen)

Botanischer Name:

Morus alba L.

Früheste Literaturquelle:

Xinxiu Bencao

Geschmacksrichtung und Temperaturverhalten:

süß und kalt

Funktionskreise:

Herz, Leber und Niere

Therapeutische Wirkungen:

1. Nähren des Yin und Auffüllen des Blutes
2. Fördern der Produktion von Körperflüssigkeiten und Lindern von Durst
3. Befeuchten des Darms und Fördern des Stuhlgangs

Indikationen und Kombinationen:

1. Yin- und Blut-Mangel, die sich als Benommenheit, Vertigo, verschwimmender Gesichtssinn, Tinnitus, Taubheit, Schlaflosigkeit und früh ergrauendes Haar manifestieren: Fructus Mori wird mit Radix Polygoni multiflori, Fructus Ligustri lucidi und Herba Ecliptae in der Rezeptur Shouwu Yanshou Dan verschrieben.

2. Durst und trockener Mund infolge von Mangel an Körperflüssigkeiten oder Diabetes, der sich als Durst mit Wunsch nach Trinken, reichlichem Urin und Mattigkeit manifestiert. Fructus Mori wird mit Radix Ophiopogonis, Fructus Ligustri lucidi und Radix Trichosanthis benutzt.

3. Verstopfung infolge von Trockenheit des Darms: Fructus Mori wird mit Semen Sesami, rohem Radix Polygoni multiflori und Fructus Cannabis angewendet.

Dosierung:

10–15 g

Vorsichtsmaßnahmen und Kontraindikationen:

Das Arzneimittel ist bei Patienten mit Diarrhoe infolge von Kälte und Schwäche in Milz und Magen kontraindiziert.

304. Herba Ecliptae (Mohanlian)

Botanischer Name:

Eclipta prostrata L.

Früheste Literaturquelle:

Xinxiu Bencao

Geschmacksrichtung und Temperaturverhalten:

süß und sauer, kalt

Funktionskreise:

Leber und Niere

Therapeutische Wirkungen:

1. Nähren des Yin und Tonisieren der Niere
2. Kühlen des Blutes und Stillen von Blutung

Indikationen und Kombinationen:

1. Yin-Mangel der Leber und der Niere, der sich als frühes Ergrauen des Haares, Benommenheit, Schwindel und verschwimmender Gesichtssinn manifestiert: Herba Ecliptae wird mit Fructus Ligustri lucidi in der Rezeptur Erzhi Wan kombiniert.

2. Yin-Mangel mit innerer Hitze, der Extravasation von Blut verursacht und sich als Erbrechen mit Blut, Nasenbluten, Hämaturie, blutigem Stuhl und Uterusblutung manifestiert: Herba Ecliptae wird mit Radix Rehmanniae, Colla corii Asini, Rhizoma Imperatae und Pollen Typhae verschrieben.

3. Hämorrhagien infolge von äußerer Verletzung: Herba Ecliptae wird als Einzelmittel äußerlich zum Stillen von Blutung angewendet.

Dosierung:

10–15 g (20–30 g des frischen Arzneimittels)

Vorsichtsmaßnahmen und Kontraindikationen:

Das Arzneimittel ist bei Patienten mit Diarrhoe infolge von Kälte und Schwäche in Milz und Magen kontraindiziert.

305. Fructus Ligustri Lucidi (Nüzhenzi)

Botanischer Name:

Ligustrum lucidum Ait.

Früheste Literaturquelle:

Shennong Bencao Jing

Geschmacksrichtung und Temperaturverhalten:

süß und bitter, kalt

Funktionskreise:

Leber und Niere

Therapeutische Wirkungen:

1. Tonisieren der Leber und der Niere
2. Eliminieren von Hitze und Klären der Augen

Indikationen und Kombinationen:

1. Yin-Mangel der Leber und der Niere, die sich als frühes Ergrauen des Haares, Abnehmen des Augenlichts, Trockenheit der Augen, Tinnitus und Wundheitsgefühl und Schwäche im unteren Rücken und in den Knien manifestiert: Fructus Ligustri lucidi wird mit Fructus Mori, Herba Ecliptae und Fructus Lycidi kombiniert.

2. Yin-Mangel und Hitze: Fructus Ligustri Lucidi wird mit Cortex Lycii, Cortex Moutan und Radix Rehmanniae verschrieben.

Dosierung:

10–15 g

Vorsichtsmaßnahmen und Kontraindikationen:

Das Arzneimittel ist bei Patienten mit Diarrhoe infolge von Kälte und Schwäche der Milz und des Magens oder mit Yang-Mangel kontraindiziert.

306. Plastrum Testudinis (Guiban)

Zoologischer Name:

Clinemys reevesii (Gray)

Früheste Literaturquelle:

Shennong Bencao JIng

Geschmacksrichtung und Temperaturverhalten:

süß, salzig, kalt

Funktionskreise:

Leber, Niere und Herz

Therapeutische Wirkungen:

1. Nähren des Yin und Unterdrücken des Yang
2. Tonisieren der Niere und Stärken der Knochen

Indikationen und Kombinationen:

1. Überaktivität des Leber-Yang infolge von Yin-Mangel der Leber und der Niere, der sich als Benommenheit, Spannungsgefühl und Schmerz im Kopf und verschwimmender Gesichtssinn manifestiert: Plastrum Testudinis wird mit Radix Paeoniae alba, Radix Cyathulae, Concha Haliotidis und Ramulus Uncariae cum Uncis benutzt.

2. Fehlernährung der Sehnen und Muskeln infolge von verbrauchtem Yin durch fiebrige Erkrankungen, die sich als Spasmen und Krämpfe der Hände und Füße manifestiert: Plastrum Testudinis wird mit Colla corii Asini, Radix Rehmanniae und Concha Ostreae angewendet.

3. Yin-Mangel der Leber und der Niere, der sich als Wundheitsgefühl und Schwäche im unteren Rücken und in den Knien sowie brüchigen Knochen und verletzlichen Sehnen manifestiert: Plastrum Testudinis wird mit Radix Cyathulae, Os Draconis und Radix Rehmanniae praeparata verwendet.

4. Yin-Mangel und übermäßiges Feuer, die sich als Fieber am Nachmittag, Husten mit Blut, Nachtschweiß und spontanem Samenerguß manifestieren: Plastrum Testudinis wird mit Radix Rehmanniae praeparata in der Rezeptur Da Buyin Wan kombiniert.

5. Mentale Störungen durch Yin- und Blut-Mangel, die sich als Schlaflosigkeit, Vergeßlichkeit, Palpitationen und Furcht manifestieren: Plastrum Testudinis wird mit Os Draconis, Rhizoma Acori graminei und Radix Polygalae in der Rezeptur Kongsheng Zhenzhong Dan verschrieben.

6. Yin-Mangel und Hitze im Blut, die sich als übermäßige Menstruation und Uterusblutung manifestieren: Plastrum Testudinis wird mit Radix Rehmanniae und Herba Ecliptae benutzt.

Dosierung:

10–30 g (Das Arzneimittel wird zuerst abgekocht, bevor es den anderen Arzneimitteln beigefügt wird.)

Vorsichtsmaßnahmen und Kontraindikationen:

Das Arzneimittel sollte während der Schwangerschaft mit Vorsicht angewendet werden.

307. Carapax Trionycis (Biejia)

Zoologischer Name:

Trionyx sinensis Wiegmann

Früheste Literaturquelle:

Shennong Bencao Jing

Geschmacksrichtung und Temperaturverhalten:

salzig und kalt

Funktionskreis:

Leber

Therapeutische Wirkungen:

1. Nähren des Yin und Unterdrücken des Yang
2. Erweichen von Verhärtungen und Auflösen von subkutanen Knoten

Indikationen und Kombinationen:

1. Aufbrausen von innerem Wind, der dem Spätstadium von fiebrigen Erkrankungen folgt, und bei dem Yin und Körperflüssigkeiten verbraucht sind oder Sehnen und Muskeln nicht genügend ernährt sind, was sich als Zittern der Finger, Spasmen und Krämpfe, fadenförmiger und schneller Puls, trockene Zunge mit spärlichem Belag manifestiert: Carapax Trionycis wird mit Concha Ostreae, Radix Rehmanniae, Colla corii Asini und Radix Paeoniae alba in der Rezeptur Erjia Fumai Tang kombiniert.

2. Yin-Mangel mit Fieber:

   a) Mangel an Yin und Körperflüssigkeiten im Spätstadium fiebriger Erkrankungen, die sich als Nachtfieber ohne Schwitzen, das am Morgen nachläßt, sowie roter Zunge mit spärlichem Belag manifestieren: Carapax Trionycis wird mit Herba Artemisia annuae und Cortex Moutan in der Rezeptur Qinghao Biejia Tang verschrieben.

   b) Yin-Mangel mit innerer Hitze, der sich als Fieber am Nachmittag und Nachtschweiß manifestiert: Carapax Trionycis wird mit Radix Stellariae und Cortex Lycii in der Rezeptur Qinggu San benutzt.

3. Chronische Malaria mit Amenorrhoe, die sich als Schmerzen im Hypochondrium und palpierbare Verhärtungen im Epigastrium und im Bauch manifestiert: Carapax Trionycis wird mit Rhizoma Sparganii, Rhizoma Zedoariae, Cortex Moutan und Radix et Rhizoma Rhei angewendet.

Dosierung:

10–30 g

Vorsichtsmaßnahmen und Kontraindikationen:

Das Arzneimittel ist bei Patienten mit Kälte und Schwäche in der Milz und Magen, mit Appetitlosigkeit und Diarrhoe sowie während der Schwangerschaft kontraindiziert.

308. Semen Sesami (Heizhima)

Botanischer Name:

Sesamum indicum nigrum L.

Früheste Literaturquelle:

Semen Sesami

Geschmacksrichtung und Temperaturverhalten:

süß und neutral

Funktionskreis:

Leber und Niere

Therapeutische Wirkungen:

1. Tonisieren der Essenz und des Blutes
2. Befeuchten des Darms und Fördern des Stuhlgangs

Indikationen und Kombinationen:

1. Mangel an Essenz und Blut, die sich als Benommenheit, verschwimmender Gesichtssinn und frühzeitiges Ergrauen des Haares manifestieren: Semen Sesami wird mit Folium Mori in der Rezeptur Sang Ma Wan kombiniert.

2. Verstopfung infolge von Trockenheit des Darms: Semen Sesami wird mit Radix Angelicae sinensis, Herba Cistanchis und Semen Biotae verschrieben.

Dosierung:

10–30 g (Das Arzneimittel ist geröstet am wirksamsten.)

Vorsichtsmaßnahmen und Kontraindikationen:

Das Arzneimittel ist bei Patienten mit Diarrhoe kontraindiziert.

Kapitel 18

Adstringierende Arzneimittel

Adstringierende Arzneimittel sind sauer. Sie lindern Schwitzen und Diarrhoe, kontrollieren die Essenz, halten den Urin zurück und stillen Leukorrhoe, Blutung und Husten. Sie sind bei Patienten mit allgemeiner Körperschwäche durch chronische Erkrankungen oder Schwäche des Abwehr-Qi, die zu spontanem Schwitzen, Nachtschweiß, chronischer Diarrhoe, chronischer Dysenterie, spontanem Samenerguß, nächtlichem Samenerguß, Bettnässen, häufigem Harnfluß, chronischem Husten und Asthma, oder Uterusblutung, Leukorrhoe und Prolaps von Uterus oder Rektum führen, indiziert.

Diese Arzneimittel lindern die Symptome und schützen das Abwehr-Qi vor Schwäche. Um die Symptome und die Wurzel der Erkrankung gleichzeitig zu behandeln, sollten tonisierende Arzneimittel beigefügt werden.

Adstringierende Arzneimittel sollten nicht bei starkem Abwehr-Qi gegeben werden, da es sonst zu einer Anhäufung von innerer Nässe oder Hitze kommt.

309. Fructus Schisandrae (Wuweizi)

Botanischer Name:

1. Schisandra chinensis (Turcz.) Baill.
2. Schisandra sphenanthera Rehd. et Wils.

Früheste Literaturquelle:

Shennong Bencao Jing

Geschmacksrichtung und Temperaturverhalten:

sauer und warm

Funktionskreise:

Lunge, Niere und Herz

Therapeutische Wirkungen:

1. Adstringieren der Lunge und Tonisieren der Niere
2. Fördern der Produktion von Körperflüssigkeiten und Adstringieren von Schweiß
3. Kontrollieren der Essenz und Lindern von Diarrhoe
4. Beruhigen des Herzens und des Geistes

Indikationen und Kombinationen:

1. Chronischer Husten und Asthma infolge von rebellierendem Lungen-Qi, verursacht durch Schwäche der Lunge und der Niere, die sich als Husten mit spärlichem Sputum und Asthma, das sich bei leichter Anstrengung verschlimmert, manifestiert: Fructus Schisandrae wird mit Fructus Corni, Radix Rehmanniae praeparata und Radix Ophiopogonis in der Rezeptur Baxian Changshou Wan kombiniert.

2. Mangel an Qi und Körperflüssigkeiten, der sich als spontanes Schwitzen, Nachtschwitzen, Durst und Palpitationen, Kurzatmigkeit und kraftloser Leere-Puls manifestiert: Fructus Schisandrae wird mit Radix Ginseng und Radix Ophiopogonis in der Rezeptur Shengmai San verschrieben.

3. Diabetes, der sich als Durst, starkes Trinken, Kurzatmigkeit, Mattigkeit und kraftloser Leere-Puls manifestiert: Fructus Schisandrae wird mit Radix Astragali, Radix Rehmanniae, Radix Ophiopogonis und Radix Trichosanthis in der Rezeptur Huangqi Tang benutzt.

4. Spontaner und nächtlicher Samenerguß, verursacht durch Schwäche der Niere: Fructus Schisandrae wird mit Os Draconis und Ootheca Mantidis angewendet.

5. Chronische Diarrhoe, verursacht durch Schwäche der Milz und der Niere: Fructus Schisandrae wird mit Semen Myristicae und Fructus Evodiae in der Rezeptur Sishen Wan kombiniert.

6. Yin- und Blut-Mangel des Herzens und der Niere, die sich als Palpitationen, Reizbarkeit, Schlaflosigkeit, starkes Träumen und Vergeßlichkeit manifestieren: Fructus Schisandrae wird mit Radix Rehmanniae, Radix Ophiopogonis und Semen Ziziphi spinosae in der Rezeptur Tianwang Buxin Dan verschrieben.

Dosierung:

2–6 g

Vorsichtsmaßnahmen und Kontraindikationen:

Das Arzneimittel ist im Frühstadium von Husten und Röteln und bei übermäßiger innerer Hitze ohne Entlastung des Äußeren-Biao kontraindiziert.

310. Fructus Mume (Wumei)

Botanischer Name:

Prunus mume (Sieb.) Sieb. et Zucc.

Früheste Literaturquelle:

Shennong Bencao Jing

Geschmacksrichtung und Temperaturverhalten:

sauer und neutral

Funktionskreise:

Milz, Lunge und Dickdarm

Therapeutische Wirkungen:

1. Adstringieren der Lunge und Lindern von Husten
2. Entlasten des Darms und Lindern von Diarrhoe
3. Fördern der Produktion von Körperflüssigkeiten
4. Eliminieren von Askariasis (Rundwürmer)

Indikationen und Kombinationen:

1. Chronischer Husten infolge von Schwäche der Lunge: Fructus Mume wird mit Pericarpium Papaveris, Colla corii Asini und Semen Armeniacae benutzt.

2. Chronische Diarrhoe oder Dysenterie: Fructus Mume wird mit Semen Myristicae, Fructus Chebulae und Pericarpium Papaveris angewendet.

3. Akute Dysenterie: Fructus Mume wird mit Rhizoma Coptidis verwendet.

4. Diabetes: Fructus Mume wird mit Radix Trichosanthis, Radix Ophiopogonis, Radix Ginseng und Radix Puerariae kombiniert.

5. Askariasis (Rundwürmer) im Gallenblasentrakt, die sich als Bauchschmerz, Übelkeit und Erbrechen manifestiert: Fructus Mume wird mit Herba Asari und Rhizoma Coptidis in der Rezeptur Wumei Wan verschrieben.

Dosierung:

3–10 g

Vorsichtsmaßnahmen und Kontraindikationen:

Das Arzneimittel ist bei Patienten mit äußerem Disharmoniemuster oder Anhäufung von übermäßiger Hitze im Inneren-Li kontraindiziert.

311. Fructus Tritici levis (Fuxiaomai)

Botanischer Name:

Triticum aestivum

Früheste Literaturquelle:

Bencao Mengquan

Geschmacksrichtung und Temperaturverhalten:

süß und kalt

Funktionskreis:

Herz

Therapeutische Wirkungen:

1. Tonisieren des Qi und Eliminieren von Hitze
2. Lindern von Schwitzen

Indikationen und Kombinationen:

Allgemeine Körperschwäche, die sich als spontaner Schweiß oder Nachtschweiß manifestiert: Fructus Tritici levis wird mit Concha Ostreae, Radix Astragali und Radix Ephedrae in der Rezeptur Muli San kombiniert.

Dosierung:

15–30 g

312. Radix Ephedrae (Mahuanggen)

Botanischer Name:

1. Ephedra sinica stapf
2. Ephedra equisetina Bge.
3. Ephedra intermedia schrenk et C. A. Mey.

Früheste Literaturquelle:

Mingyi Bielu

Geschmacksrichtung und Temperaturverhalten:

süß und neutral

Funktionskreis:

Lunge

Therapeutische Wirkung:

Lindern von Schwitzen

Indikationen und Kombinationen:

1. Spontanes Schwitzen: Radix Ephedrae wird mit Radix Astragali und Radix Angelicae sinensis benutzt.

2. Nachtschwitzen: Radix Ephedrae wird mit Radix Rehmanniae und Concha Ostreae angewendet.

Dosierung:

3–10 g

Vorsichtsmaßnahmen und Kontraindikationen:

Das Arzneimittel ist bei äußeren Disharmoniemustern kontraindiziert.

313. Cortex Ailanthi (Chunpi)

Botanischer Name:

Ailanthus altissima (Mill.) Swingle

Früheste Literaturquelle:

Xinxiu Bencao

Geschmacksrichtung und Temperaturverhalten:

bitter und adstringierend, kalt

Funktionskreise:

Dickdarm, Magen und Leber

Therapeutische Wirkungen:

1. Eliminieren von Hitze und Nässe sowie Lindern von Leukorrhoe
2. Adstringieren des Darms
3. Stillen von Blutungen
4. Abtöten von Würmern

Indikationen und Kombinationen:

1. Diarrhoe oder Dysenterie vom Nässe-Hitze-Typ: Cortex Ailanthi wird mit Rhizoma Coptidis, Radix Scutellariae und Radix Aucklandiae kombiniert.

2. Gelbliche Leukorrhoe infolge von Nässe-Hitze: Cortex Ailanthi wird mit Cortex Phellodendri verwendet.

3. Menorrhagie oder Uterusblutung, verursacht durch Hitze im Blut: Cortex Ailanthi wird mit Plastrum Testudinis, Radix Paeoniae alba und Radix Scutellariae verschrieben.

Dosierung:

3–5 g

314. Fructus Chebulae (Hezi)

Botanischer Name:

1. Terminalia chebula Retz.
2. Terminalia chebula Retz. var. tomentella Kurt.

Früheste Literaturquelle:

Yaoxing Lun

Geschmacksrichtung und Temperaturverhalten:

bitter und sauer, adstringierend, neutral

Funktionskreise:

Lunge und Dickdarm

Therapeutische Wirkungen:

1. Adstringieren des Darms
2. Adstringieren der Lunge

Indikationen und Kombinationen:

1. Chronische Diarrhoe, chronische Dysenterie und Anusprolaps:

a) Hitze-Disharmoniemuster: Fructus Chebulae wird mit Rhizoma Coptidis und Radix Aucklandiae in der Rezeptur Hezi San benutzt.

b) Schwäche- und Kälte-Disharmoniemuster: Fructus Chebulae wird mit Rhizoma Zingiberis und Pericarpium Papaveris angewendet.

2. Husten und Asthma infolge von Schwäche der Lunge oder chronischer Husten mit heiserer Stimme: Fructus Chebulae wird mit Radix Platycodi, Radix Glycyrrhizae und Semen Armeniacae kombiniert.

Dosierung:

3–10 g (Das rohe Arzneimittel wird zur Behandlung von heiserer Stimme, das geröstete Arzneimittel zur Behandlung von Diarrhoe angewendet.)

Vorsichtsmaßnahmen und Kontraindikationen:

Dieses Arzneimittel ist bei Patienten mit äußeren Disharmoniemustern und bei Anhäufung von Nässe-Hitze im Inneren-Li kontraindiziert.

315. Semen Myristicae (Roudoukou)

Botanischer Name:

Myristica fragrans Houtt.

Früheste Literaturquelle:

Yaoxing Lung

Geschmacksrichtung und Temperaturverhalten:

scharf und warm

Funktionskreise:

Milz, Magen und Dickdarm

Therapeutische Wirkungen:

1. Tonisieren der Milz und des Magens und Fördern der Zirkulation des Qi
2. Adstringieren des Darms und Lindern von Diarrhoe

Indikationen und Kombinationen:

1. Chronische Diarrhoe: Semen Myristicae wird mit Fructus Chebulae, Rhizoma Atractylodis macrocephalae und Radix Codonopsis pilosulae benutzt.

2. Stauung von Qi infolge von Schwäche und Kälte in Milz und Magen, die sich als Schmerzen im Epigastrium und Bauch, Übelkeit und Erbrechen manifestiert: Semen Myristicae wird mit Radix Aucklandiae, Rhizoma Zingiberis recens und Rhizoma Pinelliae angewendet:

Dosierung:

3–10 g (1,5–3 g als Pillen oder Pulver)

Vorsichtsmaßnahmen und Kontraindikationen:

Das Arzneimittel ist bei Patienten mit Diarrhoe oder Dysenterie vom Nässe-Hitze-Typ kontraindiziert.

316. Pericarpium Papaveris (Yingsuqiao)

Botanischer Name:

Papaver somniferum L.

Früheste Literaturquelle:

Kaibao Bencao

Geschmacksrichtung und Temperaturverhalten:

sauer, adstringierend, neutral und toxisch

Funktionskreise:

Lunge, Dickdarm und Niere

Therapeutische Wirkungen:

1. Adstringieren der Lunge
2. Adstringieren des Darms
3. Lindern von Schmerz

Indikationen und Kombinationen:

1. Chronischer Husten infolge von Schwäche der Lunge: Pericarpium Papaveris wird mit Fructus Mume benutzt.

2. Chronische Diarrhoe oder Dysenterie: Pericarpium Papaveris wird mit Rhizoma Coptidis, Radix Aucklandiae und Rhizoma Zingiberis angewendet.

3. Schmerz: Pericarpium Papaveris wird als Einzelmittel zur Schmerzbehandlung eingesetzt.

Dosierung:

3–10 g (Geröstet mit Honig wird das Arzneimittel bei Husten eingesetzt. In Essig aufbereitet wird es zur Behandlung von schmerzhafter Diarrhoe benutzt.)

Vorsichtsmaßnahmen und Kontraindikationen:

Das Arzneimittel ist im frühen Stadium von Husten und Dysenterie kontraindiziert. Überdosierung sollte vermieden werden.

317. Semen Nelumbinis (Lianzi)

Botanischer Name:

Nelumbo nucifera Gaertn.

Früheste Literaturquelle:

Shennong Bencao Jing

Geschmacksrichtung und Temperaturverhalten:

süß, adstringierend und neutral

Funktionskreise:

Milz, Niere und Herz

Therapeutische Wirkungen:

1. Tonisieren der Milz und Lindern von Diarrhoe
2. Tonisieren der Niere und Kontrollieren der Essenz
3. Nähren des Blutes und Beruhigen des Geistes

Indikationen und Kombinationen:

1. Palpitationen, Schlaflosigkeit und Reizbarkeit: Semen Nelumbinis wird mit Semen Ziziphi spinosae, Semen Biotae und Sclerotium Poriae Cocos pararadicis (Fushen) kombiniert.

2. Schwäche der Niere, die sich als spontaner Samenerguß oder Leukorrhagie manifestiert: Semen Nelumbinis wird mit Semen Cuscutae, Rhizoma Dioscoreae und Semen Euryalis verschrieben.

3. Chronische Diarrhoe infolge von Schwäche der Milz: Semen Nelumbinis wird mit Rhizoma Atractylodis macrocephalae, Rhizoma Dioscoreae und Poria verwendet.

Dosierung:

6–15 g

Vorsichtsmaßnahmen und Kontraindikationen:

Das Arzneimittel ist bei Patienten mit Verstopfung kontraindiziert.

318. Semen Euryalis (Qianshi)

Botanischer Name:

Euryale ferox Salisb.

Früheste Literaturquelle:

Shennong Bencao Jing

Geschmacksrichtung und Temperaturverhalten:

süß, adstringierend und neutral

Funktionskreise:

Milz und Niere

Therapeutische Wirkungen:

1. Tonisieren der Milz und Lindern von Diarrhoe
2. Stärken der Niere und Kontrollieren von Essenz
3. Eliminieren von Nässe und Lindern von Leukorrhoe

Indikationen und Kombinationen:

1. Chronische Diarrhoe infolge von Schwäche der Milz: Semen Euryalis wird mit Rhizoma Atractylodis macrocephalae und Rhizoma Dioscoreae benutzt.

2. Spontaner Samenerguß oder Leukorrhoe: Semen Euryalis wird mit Semen Astragali complanati und Fructus Rosae laevigatae angewendet.

Dosierung:

10–15 g

319. Fructus Corni (Shanzhuyu)

Botanischer Name:

Cornus officinalis Sieb. et Zucc.

Früheste Literaturquelle:

Shennong Bencao Jing

Geschmacksrichtung und Temperaturverhalten:

sauer und leicht warm

Funktionskreise:

Leber und Niere

Therapeutische Wirkung:

1. Tonisieren der Leber und der Niere
2. Adstringieren der Essenz
3. Lindern von Schwitzen

Indikationen und Kombinationen:

1. Schwäche der Leber und der Niere, die sich als Benommenheit, verschwimmender Gesichtssinn, Wundheitsgefühl im unteren Rücken, Schwäche der Beine, spontaner Samenerguß und Impotenz manifestieren: Fructus Corni wird mit Radix Rehmanniae praeparata, Semen Cuscutae, Fructus Lycii und Cortex Eucommiae kombiniert.

2. Spontanes Schwitzen infolge von allgemeiner Körperschwäche: Fructus Corni wird mit Radix Ginseng, Radix Aconiti lateralis praeparata und Concha Ostreae verschrieben.

Dosierung:

5–10 g

Vorsichtsmaßnahmen und Kontraindikationen:

Das Arzneimittel ist bei Patienten mit Nässe-Hitze oder Dysurie kontraindiziert.

320. Fructus Rosae laevigatae (Jinyingzi)

Botanischer Name:

Rosa laevigata Michx.

Früheste Literaturquelle:

Shu Bencao

Geschmacksrichtung und Temperaturverhalten:

sauer, adstringierend und neutral

Funktionskreise:

Niere, Blase und Dickdarm

Therapeutische Wirkungen:

1. Kontrollieren der Essenz
2. Adstringieren des Darms und Lindern von Diarrhoe
3. Vermindern des Harnflusses

Indikationen und Kombinationen:

1. Schwäche der Niere, die sich als spontaner Samenerguß, nächtlicher Samenerguß oder Leukorrhagie manifestiert: Fructus Rosae laevigatae wird mit Semen Euryalis und Semen Cuscutae benutzt.

2. Chronische Diarrhoe infolge von Schwäche der Milz: Fructus Rosae laevigatae wird mit Radix Codonopsis pilosulae, Rhizoma Atractylodis macrocephalae und Rhizoma Dioscoreae angewendet.

Dosierung:

6–18 g

Vorsichtsmaßnahmen und Kontraindikationen:

Das Arzneimittel ist bei Patienten mit übermäßigem Feuer oder mit übermäßigen disharmonisierenden Faktoren kontraindiziert.

321. Ootheca Mantidis (Sangpiaoxiao)

Zoologischer Name:

1. Tenodera sinensis Saussure
2. Statilia maculata (Thunb.)
3. Hierodula patellifera (Serville)

Früheste Literaturquelle:

Shennong Becao Jing

Geschmacksrichtung und Temperaturverhalten:

süß und salzig, neutral

Funktionskreise:

Leber und Niere

Therapeutische Wirkungen:

1. Tonisieren der Niere und Stärken des Yang
2. Kontrollieren der Essenz und Vermindern des Harnflusses

Indikationen und Kombinationen:

Yang-Mangel der Niere, der sich als spontaner Samenerguß, Bettnässen oder Leukorrhoe manifestiert: Ootheca Mantidis wird mit Os Draconis, Concha Ostreae, Semen Cuscutae und Fructus Psoraleae kombiniert.

Dosierung:

3–10 g

Vorsichtsmaßnahmen und Kontraindikationen:

Das Arzneimittel ist bei Patienten mit Yin-Mangel und übermäßigem Feuer oder Hitze in der Blase mit häufigem Harnfluß kontraindiziert.

322. Os Sepiae seu Sepiellae (Wuzeigu)

Zoologischer Name:

1. Sepiella maindroni de Rochebrune
2. Sepia esculenta Hoyle

Früheste Literaturquelle:

Shennong Bencao Jing

Geschmacksrichtung und Temperaturverhalten:

salzig, adstringierend und leicht warm

Funktionskreise:

Leber und Niere

Therapeutische Wirkungen:

1. Adstringieren und Stillen von Blutung
2. Kontrollieren der Essenz und Lindern von Leukorrhoe
3. Vermindern von Hyperazidität und Lindern von Schmerz
4. Fördern der Heilung von Geschwüren

Indikationen und Kombinationen:

1. Hämorrhagie: Os Sepiae seu Sepiellae wird mit Radix Rubiae, Petiolus Trachycarpi carbonisatus und Colla corii Asini angewendet. Es kann auch als Einzelmittel bei Blutungen infolge von äußeren Verletzungen benutzt werden.

2. Schwäche der Niere, die sich als spontaner Samenerguß oder Leukorrhoe manifestiert: Os Sepiae seu Sepiellae wird mit Fructus Corni, Rhizoma Dioscoreae, Semen Cuscutae und Concha Ostreae verschrieben.

3. Magenschmerzen und saures Aufstoßen: Os Sepiae seu Sepiellae wird mit Bulbus Fritillariae cirrhosae in der Rezeptur Wu Bei San kombiniert.

4. Ekzeme oder chronische Geschwüre: Os Sepiae seu Sepiellae wird mit Cortex Phellodendri und Indigo naturalis in Pulverform äußerlich verwendet.

Dosierung:

6–12 g

Vorsichtsmaßnahmen und Kontraindikationen:

Dieses Arzneimittel ist bei Patienten mit Yin-Mangel und übermäßiger Hitze kontraindiziert.

Index 1

Pharmazeutische Namen

Index 2

Pinyin-Namen

Index 3

Therapeutische Wirkungen

Index 4

Indikationen und Kombinationen